U0284873

萝卜
常吃萝卜可降低血脂、软化血管、稳定血压，预防冠心病、动脉硬化、胆石症等疾病。

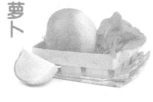

芹菜
吃芹菜，尤其是吃芹菜叶，预防高血压、降血糖、抗动脉硬化等都十分有益。

黑蒜
抗菌消炎，抗病毒，降血脂降血糖等，还能够保护血管和肝。

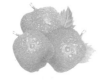

山楂
山楂的花、叶、果中都含降压成分，兴奋性而使血压下降。

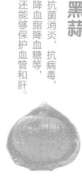

杞子
可"滋肾、润肺、补肝、"有抗脂肪肝和碱样作用，能使血压降低、兴奋等。

冬瓜
冬瓜可利尿消肿，其含维生素C较多，且钾盐含量高，钠盐含量较低。高血压、肾脏病、浮肿病等患者食之，可达到消肿而不伤正气的作用。

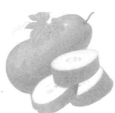

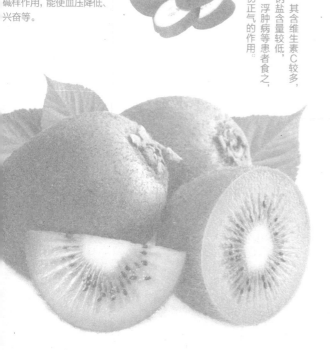

高血压吃什么

怎么吃？吃什么？如何搭配？

潘国忠◎编著

宜忌速查手册

江苏凤凰科学技术出版社

图书在版编目（CIP）数据

高血压吃什么宜忌速查手册 / 潘国忠编著 . -- 南京：江苏凤凰科学技术出版社 , 2015.6
ISBN 978-7-5537-4657-9

Ⅰ . ①高… Ⅱ . ①潘… Ⅲ . ①高血压—食物疗法—手册 Ⅳ . ① R247.1-62

中国版本图书馆 CIP 数据核字 (2015) 第 116794 号

高血压吃什么宜忌速查手册

编　　　者	潘国忠
责任编辑	刘　强　孙连民
责任校对	郝慧华
责任监制	曹叶平　方　晨

出版发行	凤凰出版传媒股份有限公司 江苏科学技术出版社
出版社地址	南京市湖南路 1 号 A 楼，邮编：210009
出版社网址	http://www.pspress.cn
印　　　刷	北京建泰印刷有限公司

开　　　本	710mm×1000mm　1/16
印　　　张	16
字　　　数	205 千字
版　　　次	2015 年 7 月第 1 版
印　　　次	2015 年 7 月第 1 次印刷

标准书号	ISBN 978-7-5537-4657-9
定　　　价	35.00 元

图书如有印装质量问题，可随时向我社出版科调换

前 言
PREFACE

　　高血压是目前中国的中老年朋友面临的一个极其普遍的慢性病，已经不仅仅是医学问题，而且成为一个社会问题了。以往将高血压囿于医学领域看待的观念，已经不再适应今天的现实状况。所以，怎样在日常生活中，以一个医学与社会学结合的角度来看待高血压的预防、治疗和调护，都是医学工作者不应回避的。

　　药膳是中医和中国饮食文化的有机结合，自古有之，源远流长。不仅起到了医疗作用，而且照顾到了患者对营养、口味、饮食知识等生活和文化内容的需求。正是出于这样的考虑，为了满足广大高血压患者的需求，拓展慢性病的医学和社会学研究、实践，编者收集整理了大量相关资料，编写了这本关于高血压药膳食疗的专题图书。

　　本书对高血压疾病的基础知识，做了精编处理，只留取和药膳食疗密切相关的必要内容，简明扼要地进行讲解。全书重点则放在药膳和药材、食材、食疗方法的介绍，致力于使读者更丰富地、更详实地、更实用地获得相关信息。能够参考本书的内容，了解高血压食疗的各种药材、食材的特性，选择自己需要的，避免自己禁忌的；能够依据口味和喜好，参考本书的食谱，配制出于己有益而又美味实用的养生馔食。

　　在各种药材、食材，以及药膳配方的功效分析中，编者特别将中医、西医两方面综合展示。旨在使患者不但能够根据自己的证型来选择相应的药膳配方，而且还能够了解药膳配方当中的重点食材、药材，其重要的现代药理成分和药理作用。不但更全面地掌握自己的药膳的针对性，而且有助于患者更全面地比较和分析食材、药材的特性，避免不恰当地应用，损害药膳应当达到的调养功效。这是本书一个亮点。

患者使用本书，应当注意原则性的知识和具体的药材、食材应用相结合。应当根据书中的描述，分辨自己的病证分型属于哪一种，自己的重要的症状可能源于什么病因、病机或西医病理。在这个基础上，才能更好地选择药膳，达到最佳治疗和调养的效果。

本书编写过程中，参考和编辑应用了大量的现当代的医学和营养学资料。由于资料来自于数百种期刊、图书，在这里无法一一列举，所以谨在此对所有从事高血压中西医研究，和从事营养学研究，以及药膳研究的工作者，表示诚挚的感谢！

编者

2015 年 4 月

目录
CONTENTS

第四章　肉蛋奶鲜有讲究

第五章　米菜瓜果能治病

第六章　小元素影响高血压

第七章　高血压合并症的饮食药膳

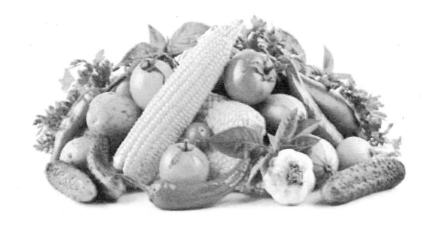

第一章

这样吃和做，血压有风险

  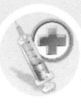

风险饮食要小心

避孕药会升血压

服用避孕药的妇女血压升高的程度及患病率与服用避孕药的时间长短有关。此因素所致的血压升高是可以逆转的，停用避孕药半年后血压可以恢复到正常水平。

锌少镉多升血压

研究发现，体内锌/镉的比值降低时血压会上升，增加含锌的饮食可阻止镉增多而诱发高血压。长时间接触镉的工人的高血压患病率比不接触镉的工人高。饮茶可以降低血压也是因为茶叶中锌含量较高而镉含量较低。

饮食缺镁升血压

饮食缺镁，血压易高；反之，对轻、中度高血压患者补充镁能使血压下降。静脉注射镁制剂也能使血压降低，镁能降低血压可能是由于镁能稳定血管平滑肌细胞膜的钙通道，激活钙泵，排出钙离子，泵入钾离子，使钠内流受限制，以及镁能减少应激诱导的去甲肾上腺素的释放，从而起到降压的作用。

吃盐太多升血压

北方人易患高血压的重要原因之一，就是与饮食过咸有关。食盐中主要成分是氯化钠，而钠的含量过高，会致钠水潴留，使血管阻力增加，心血管负担加重，血压继而升高。

味精太多升血压

味精的主要成分是谷氨酸钠。常吃味精的人会有这样的体会：味精吃多了会口渴。这是因为味精中含钠，而这恰恰就是对血压不利的一面，与食盐的弊端近似。正常成人每日摄钠 1～2 克便可满足生理的需要，如过食则可造成体内钠潴留，导致血管管腔变细，血管阻力升高，同时血容量升高，加重心、肾负担，进一步使血压升高。

60 岁以上的人对钠的摄入尤为敏感，所以，老年人和患有高血压、肾病、水肿等疾病的人尤其应该少吃味精。此外，孕妇、婴幼儿和正在哺乳期的母亲应禁食或少食味精。

味精在消化过程中能分解出谷氨酸，后者在脑组织中经酶催化，可转变成一种抑制性神经递质。当味精摄入过多时，这种抑制性神经递质就会使人体中各种神经功能处于抑制状态，从而出现眩晕、头痛、嗜睡、肌肉痉挛等一系列症状；有人还会出现焦躁、心慌意乱；部分体质较敏感的人甚至会觉得骨头酸痛、肌肉无力。另外，过多的抑制性神经递质还会抑制人体的下丘脑分泌促甲状腺释放激素，妨碍骨骼发育，对儿童的影响尤为显著。

当食用味精过多，超过机体的代谢能力时，还会导致血液中谷氨酸含量增高，限制人体对钙、镁、铜等必需矿物质的利用。尤其是谷氨酸可以与血液中的锌结合，生成不能被利用的谷氨酸锌被排出体外，导致人体缺锌。而且大量谷氨酸令心脏跳动减缓，增加心脏收缩幅度，使冠状动脉受压缩。

荤油太多升血压

动物脂肪含有较多的饱和脂肪酸，膳食中过多饱和脂肪酸对心血管系统是有害的，可使血压升高。

烟酒太勤易升血压

流行病学调查显示，长期过量饮酒的人，尤其贪杯易醉者，其高血压的患病率明显升高，而且与饮酒量成正比关系。近年来的研究还表明，吸 2 支烟 15 分钟后，体内的肾上腺素和去甲肾上腺素的分泌会增加，心跳也随之加快，无论收缩压还是舒张压均升高。而且吸烟者易患恶性高血压，易并发脑血管疾病，极易死于蛛网膜下腔出血。更可怕的是，尼古丁影响降压药的疗效，使服用降压药的效果没有保证，治疗的效果大打折扣。

不良生活方式易升血压

生活懒散、缺乏运动、经常熬夜、走路过快、吃饭过快、脾气暴躁，喜欢斤斤计较、长期闷闷不乐，不喜欢与人交往、不喜欢户外活动，长期过度劳累的人，都是容易罹患高血压的人群。

体重超标易患高血压

体重与血压有高度的相关性，而且成正比。有关资料显示，超重、肥胖者高血压患病率较体重正常者要高3~4倍。在一定时期内，体重增长快的个体，其血压增长也较快。我国的人群体质特点是体重指数偏高，体重因素是血压升高的独立危险因素之一。肥胖不但可以引起高血压，而且也易导致糖尿病、冠心病、血脂异常、胆囊炎、关节炎等诸多全身性疾病。所以体重超标者，一定要忌口、减肥。

饮食不节易升血压

饮食失节通常是指不正常的饮食，包括饥饱失常、饮食不节、饮食偏嗜等方面。

饥饱失常、饮食偏嗜跟高血压的发生关系密切。过饥就会因为没有足够饮食，缺乏气血生化之源，气血不能得到充分的补充，时间一久就会气血衰少；摄入过量，超过脾胃的消化、吸收和运化能力，损伤脾胃，脾失健运、湿浊内停，蕴久化火灼津为痰，痰火可上扰清窍，从而导致血压增高，表现为头痛、眩晕等症。偏食、过食肥甘厚味，或过度饮酒，会使脾胃损伤，引起脾失健运、痰湿内生、积久化热，痰热上扰而致血压增高；进食咸味的食物过多，会使血脉凝滞、耗伤肾阴，致肾阴亏虚、肝失所养、肝阳上亢、上扰清窍，也会使血压升高。

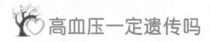

高血压一定遗传吗

父母有高血压，子女更易患高血压

高血压是多基因遗传病，之所以在同一家庭内高血压患者会集中出现，主要是因为有遗传因素存在。调查发现，在患有高血压的患者中，45%的患者父母有高血压病史；父母无高血压者，子女患高血压的几率仅为3%。

但是关于高血压遗传问题，目前还没有定论。有些研究者认为，家族性的高血压并不是由基因决定的，更主要的是共同的生活方式所致。

高血压是多种原因综合作用的结果

高血压形成的原因到现在还不能肯定。但目前公认是由各种原因的影响，导致正常血压的调节功能失调而造成的。

大量流行病调查资料证实，大脑皮质功能紊乱，高级神经中枢功能失调在高血压发病中占主要地位。外界环境及内在的不良刺激，或长时间的精神紧张和情绪波动，导致大脑皮质兴奋与抑制过程失调，血管收缩中枢和交感神经兴奋性增强，导致全身细小动脉收缩，外周血管阻力增大，血压也随之升高。细小动脉长时间收缩，小血管会出现营养不良，加之脂类的沉积，逐渐引发广泛的小动脉硬化。对于内脏器官，可引发缺血，尤其是肾缺血，导致全身细小动脉收缩，血压升高更明显。故也加快了全身小动脉硬化，于是血压由暂时的、波动的升高转为持久的高血压状态。

此外，大脑皮质功能失调还可导致交感神经兴奋性增强，引起肾上腺髓质分泌肾上腺素和去甲肾上腺素增多。前者提高了心脏的输出量，后者使全身细小动脉痉挛，又会影响垂体前叶，导致肾上腺皮质激素分泌，增加血管对各种升压物质的敏感性而使血压升高。

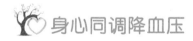 身心同调降血压

保证合理的休息时间，降低工作负荷

在剔除其他影响高血压的风险因素之后，发现每周工作时间的长短与高血压有着独立和显著的联系。

与每周工作 11~39 小时的工作人群相比，每周工作 40 个小时工作人群患上高血压的可能性高出 14%；而每周工作 41~50 个小时，则比小时工作 11~39 人群高出 17%。

与每周工作 11~39 小时的工作年龄段的人的相比，工作 51 个小时或更多的工作年龄段的人患上高血压的可能性高出 1.29 倍。

缓解精神压力，放松心情

外国学者公认，精神刺激、情绪压抑、心理矛盾等心理因素能导致高血压的产生。通常情况下，长期的压抑、心理矛盾冲突、急剧而强烈的精神创伤等心理与社会因素是高血压的重要因素。高血压发病同心理矛盾关系密切，患者在工作单位的人际关系紧张、夫妻关系不和、社会生活事件的精神刺激和心理冲突等方面的表现非常明显。

实践证明，长期焦虑和激怒则会导致精神刺激，使高血压发病率增高。前者通过下丘脑-垂体-肾上腺皮质轴导致肾上腺素分泌增加，心率加快，心输出量增加，收缩压增高；后者是在去甲肾上腺素的作用下使周围血管阻力增高，舒张压上升，引发高血压。

所以，要想良好地调节血压，仅仅注意吃什么还不够，还要学会放松心情。

条畅情志，疏肝理气

中医学认为，高血压早期的病理变化是以肝疏泄功能失调导致肝气郁结、肝阳上亢、冲任失调为特征的。

肝的疏泄主要关系到人体气机的升降与调畅，所以只有在肝的疏泄功能正常的前提下，人才能气血平和、心情舒畅，而不为病伤。若各种精神刺激引起情志不和、郁怒伤肝，则肝失条达，肝气郁结，气机失调，气滞而血行不畅，或肝气上逆，都可导致血压升高，出现头痛、眩晕、易怒、胸闷及胁肋胀痛不适等症状。肝为风木之脏，内寄相火，体阴而用阳，主升主动。假若长期抑郁恼怒，肝气郁结，郁久化火，耗伤津液，使肝阴暗耗而肝阳亢盛，就会使血压升高而头痛、眩晕。素体阳盛之人，肝阳偏亢，亢极化火生风，风升火动，上扰清窍，亦可出现血压升高之头痛、眩晕。总而言之，肝阳上亢所致血压升高的头痛、眩晕，以头痛目胀，并伴随心烦易怒、面红目赤等症状为主。

一般来说，高血压的早期仅在精神紧张、情绪波动或劳累后出现轻度而暂时的血压增高，祛除病因或经适宜的治疗后血压可恢复。

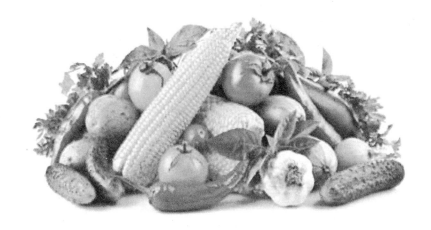

第二章

高血压食疗大道理

  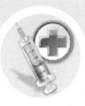

根据病证分型食疗不盲目

中医自古认为药食同源，食物中的谷豆、瓜果、蔬菜等有寒、热、温、凉四性，辛、甘、酸、苦、咸五味（还包括淡、涩），食物不同的性味可以起到不同的作用。一般来讲，温热之性可用于病机属寒者，寒凉之性可用于病机属热者。辛则发散、行气、行血；甘则补益、和中、缓急。酸涩则收敛、固涩；苦则燥泄。高血压的饮食治疗应抓住肝肾（心）阴虚，以及风、阳、痰、火、气、血等病理特点，给予饮食调养。

肝阳上亢型

症状：头晕目眩，心烦易怒，口苦口干，失眠多梦，头胀头痛。舌质红，舌苔黄，脉弦或兼数。

原则：平肝潜阳，滋养肝阴。

饮食：饮食疗法以滋阴、平肝、潜阳、息风为主。日常生活中应忌饮烈性白酒，少食辛辣炙烤之品，以免助火升阳。可以多食菊花（代茶频饮）、黄瓜、芹菜、菠菜、茭白、番茄及香蕉、西瓜、苹果、绿豆等。这些食品多性味寒凉，具有清热泻火，或有平肝息风之功。

肝肾阴虚型

症状：目涩，视物模糊，腰膝酸软，头晕目眩，耳鸣健忘、失眠多梦，口干咽燥。小便黄赤，大便干结。舌质红，舌苔少，脉细弦或细数。

原则：养阴清热、平肝泻火。

饮食：以滋养肝肾，清热泻火为主。在日常饮食中应当慎食或少食辛辣壮阳之物，恐其助火伤阴。可给予枸杞子、桑椹、黑芝麻、葵花籽、核桃仁、莲子、木耳、淡菜、海带、银耳、鲍鱼等。此类食品多性味甘平，有滋补肝肾的作用。

脾肾阳虚型

症状：四肢不温，头晕目眩，腰膝酸冷，便溏纳呆，形体肥胖，夜尿频多。舌体肥大，舌苔厚腻，舌质淡，脉沉缓。

原则：温补脾肾，化痰息风。

饮食：以温养脾肾，化痰息风为主。饮食上应给予一些滋补肝肾之品。还要给予一些生山楂、薤白等调理气血。应多吃一些大豆、薏苡仁、玉米、陈皮、萝卜、荞麦、燕麦等。药理学研究证明，这些食品有程度不同的降血压、降血脂作用，还有其他一些心血管活性作用。例如，最新动物实验表明：大豆中的大豆皂苷具有激活纤溶系统，增加纤维蛋白原降解产物，强烈地抑制血小板聚集，明显降低血液中的总胆固醇（TC）、三酰甘油（TG），还有阻滞钙通道、抗氧化等功能。

心脾两虚型

症状：心悸，眩晕，头痛，失眠，乏力，饮食减少，大便溏薄，舌质淡，舌苔薄白，脉弦。

原则：调补心脾、益气养血。

饮食：以调补心脾、益气养血为主。食用桑椹、桑白皮、桃、香蕉、豌豆、柿子等。

 降低血压，注意饮食五要点

补充有益元素

注意补充对血压、血管有保护作用的营养素。有研究资料表明，膳食中的钾、钙及动物蛋白含量与血压呈负相关。所以在日常饮食中要注意补充含钾丰富的香蕉、橘子、柑、油菜、苋菜和含钙丰富的豆制品、奶类及鱼、禽类等含脂肪较少的动物蛋白等食物。

维生素（尤其是维生素 C 和维生素 P）和纤维素则有降低血液中胆固醇的作用。因此，提倡多食新鲜蔬菜和瓜果等富含维生素 B、维生素 C 的食物，例如豆芽、瓜果、海带、紫菜、木耳等。

还要多食具有降压作用的食品，例如玉米、绿豆、地瓜、芹菜、大蒜、胡萝卜、菊花、西瓜、海参、海带、海蜇等。少食辛辣调味品，忌食易产生胀气的食物如土豆等。

适量饮茶

适量喝些清淡绿茶。绿茶中含有少量茶多酚、黄嘌呤，其利尿作用对防治高血压有利。另外，茶叶中含有比较丰富的维生素 C、芦丁等，能防止动脉硬化。但不宜饮浓茶，因浓茶中含有较多的咖啡因可引起兴奋不安、心悸失眠，对高血压患者康复不利。

减轻体重

控制超重、肥胖超重和肥胖。已被大量科学研究证实，肥胖为高血压的危险因素之一。故必须限制体重，减轻肥胖和超重。主张低热量、低脂肪饮食。适当限制谷类淀粉主食，少吃高脂肪食物如蛋黄、奶油、各种鱼卵、蟹黄、猪肉、动物内脏等，并且少吃含糖量高的食物、饮料等。

限酒禁烟

乙醇有升压作用，最好不要饮白酒。如果长期饮酒，还可加速动脉粥样硬化的形成及发展，加重高血压的心、脑、肾器官损害。但可饮少量葡萄酒、黄酒等低度酒。可以扩张血管、活血通络、改善微循环。

香烟中的尼古丁，能刺激心脏和血管，使血压升高，无论是主动吸烟，还是被动吸烟，也不论大量吸烟还是少量吸烟，都可以加速动脉粥样硬化的形成。所以，吸烟无论是对自己还是对他人都是百害而无一利。因此，要禁止吸烟。

限制钠盐摄入

高钠摄入是高血压的主要危险因素，限盐、降低膳食中的钠/钾比值是高血压饮食治疗的关键。世界卫生组织建议一般人群平日摄盐量应在 6 克以下。因为食盐能使小动脉痉挛、血压升高，并且促使肾小动脉硬化过程加快，食盐过多，还容易使水、钠在体内潴留引起水肿。因此，要少吃腌制品如酱菜、咸鱼、咸肉等。烹调食物时要控制食盐、酱油等调味剂的使用量。

 低盐饮食要注意充分摄取营养

低盐饮食容易使人丧失食欲，饮食量减少，从而造成营养素缺乏，为了避免这个问题，在摄取营养方面，可以参照以下几项：

1. 摄入大豆及其豆制品，如豆腐、豆腐皮、豆腐脑、豆浆、豆芽等富含植物蛋白质。多吃这类食物可以使血管弹性增加，抑制胆固醇上升，防止高血压引起的脑中风。

2. 可以多摄入马铃薯类食物。由于此类食物含钾量较高，有利尿效果，多吃可以促使人体内的钠盐排出。

3. 鱼、肉、蛋、奶类动物性蛋白质中，含有硫氨基酸类（例如牛黄酸、蛋氨酸等）降压成分。充分摄取这类食物不仅可提高机体抵抗力，而且可防治高血压。

4. 多吃含碘较多的食物例如海带、海蜇等，不仅可以补充营养，而且可以防止动脉硬化的发生及发展。

5. 充分摄取维生素含量丰富的瓜果蔬菜。例如维生素 C、维生素 B_6 等有降低血液胆固醇和减轻动脉硬化的作用，对高血压患者康复十分有利。

❤ 控盐也要有技巧

低盐饮食是高血压患者的一个基本食疗原则，那么在日常生活中，怎样才能做到低盐饮食呢？具体来讲，应该从下面几个方面做起：

1. 少吃咸味的零食，例如咸话梅、五香瓜子等。

2. 菜肴要尽量少放盐，多食清淡菜肴。

3. 在就餐时，各种调料要另置一碟，不要直接加入菜中，根据口味酌情增加。

4. 吃面条、馄饨等面汤食品时，不要带汤喝下，因为面汤中含盐量较高。

5. 菜肴宜放凉到一定程度后再吃。因为当菜肴热的时候，盐味可被热的刺激所掩盖，所以，不知不觉盐分就摄入过多了。

6. 最好把每日盐（氯化钠）摄取量控制在 6 克以内，这里所说的盐，包括酱油、咸菜、味精等在内的所有钠盐。

❤ 纯素食是个认识误区

最新科学调查研究表明，纯粹的长期吃素者高血压发病率明显高于荤素饮食相结合的科学饮食者。因为，一般认为，高血压患者应该饮食清淡，少吃动物性油脂，可以适当多吃一些植物性油脂。但并非动物性油脂都不适合吃，例如，鱼油中含有较多的不饱和脂肪酸，对动脉硬化有一定的抑制作用。食之对人体有益。反之，植物油也并非都对人体十分有益。例如，可可油、棕榈油、椰子油等含有较多的饱和脂肪酸，不适宜长期大量食用。花生油含有较多的油脂，可促进胆固醇的吸收，只有豆油、玉米油、松子油、葵花籽油等因含多价不饱和脂肪酸，长期食用可有降低血脂及抗动脉粥样硬化的作用。

 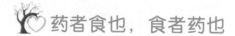

药者食也，食者药也

中医学认为"药食同源"、"医食同源"，食物也是药物，对人体同样有治疗作用。药膳是食物和药物在中医学理论指导下的有机结合，对人体的作用可以概括为祛病除疾和养生保健两大功用。

以药膳为主治疗疾病

对于某些疾病或当疾病发展到某个阶段，药膳可以作为主要方法来治疗疾病。

例如临床常用的桂枝汤就是一张食疗方。其中五味药都是调味品，互相配伍，辛甘化阳，酸甘化阴，具有解肌发表、调和营卫之功，是治疗外感风寒，营卫不和的主方。《金匮要略》中的当归生姜羊肉汤，具有温经散寒、止痛之功，是主治妇人腹中寒痛、产后虚寒疼痛的主方。此外，《温病条辨》中的五汁饮，具有清肺泻火、养阴生津的作用，是治疗热病烦渴的主方；甘麦大枣汤是治疗妇人脏躁的主方等。

药膳辅助治疗疾病

《内经》提出"药以祛之，食以随之"。临床中配合药膳疗法可增加药物的疗效，缩短病程，它是综合疗法中不可缺少的重要举措。古代医家在肯定医药治疗为主的基础上，充分强调了食养、食治的重要性。对于疾病的治疗，中医学一贯主张中病即止，一旦病邪已衰，适可而止。在用药治疗的同时，药膳可以增加药物的作用，提高疗效，恢复正气，增强机体的抗病能力。金元四大家之一张从正，主张攻邪居先，食养善后，这是典型的药食结合——

以药为主，以食为辅，互相配合，不可偏废。如临床常用的赤小豆鲤鱼汤具有利水消肿之功，是配合肾病患者处在水肿期治疗的常用药膳处方，鲜马齿苋汤可用于各种急性肝炎的辅助治疗。

促进病后机体康复

疾病发展到后期或进入恢复期，或患有慢性消耗性疾病，患者机体都会处在脾胃虚弱，或气阴两虚，或津液不足，或余邪未清等不佳状态下。此时配合药膳疗法可改善机体的一般状况，增强脾胃的运化功能，提高机体的抗病能力。达到祛除外邪、促进机体康复的作用。如海藻昆布黄豆汤可用于甲状腺肿大的恢复期等。

健五脏，养精神，强体防病

药膳之所以受到人们的喜爱，其最大优势在于能够强身健体，养生保健，延衰增寿。大多数的药膳均具有健脾开胃、滋补强身之功，使人们在享受生活之余兼以达到养生的目的。

常用于药膳配方中对人体具有滋补作用的中药有：人参、冬虫夏草、黄芪、山药、白术、天麻、茯苓、甘草、当归、首乌、黄精、核桃、芝麻、大枣、熊掌、燕窝、乌梢蛇、甲鱼、薏苡仁、莲子、蜂蜜、枸杞子、银耳、龙眼肉、蜂皇浆等。

常用的滋补药膳方剂有：《十药神书》中的大枣人参汤，具有健脾益气的作用；《食鉴本草》中的猪肾酒，具有补肾壮腰之功；《遵生八笺》中的黄精饼，是用黄精、黄豆加白糖制饼，具有补肺清肺之功；《随息居饮食谱》中的香橙饼，用香橙皮、乌梅、甘草、檀香等制成，具有生津、舒郁、辟臭、解腥、化痰、调和脾胃等预防、保健作用。

药膳搭配，禁忌分明

《金匮要略·禽兽鱼虫禁忌并治》中说："所食之味，有与病相宜，有与身为害。若得宜则补体，害则成疾。"这就是食忌与食禁，俗称"忌口"或"禁口"。

十八反，十九畏

中药复方治疗疾病能够获取疗效的关键是正确地选药配伍，亦即是在辨证的基础上，针对疾病的性质，根据药物的性味、归经及方剂配伍的君臣佐使原则而合理正确地选药组方。这当中还包含着配伍禁忌。食疗药膳的运用同样如此。

十八反歌：本草明言十八反，半蒌贝蔹及攻乌，藻戟遂芫俱战草，诸参辛芍叛藜芦（《儒门事亲》）。即乌头反贝母、瓜蒌、半夏、白及、白蔹；甘草反甘遂、大戟、海藻、芫花；藜芦反人参、丹参、玄参、沙参、细辛、芍药。

十九畏歌：硫黄原是火中精，朴硝一见便相争，水银莫与砒霜见，狼毒最怕密陀僧，巴豆性烈最为上，偏与牵牛不顺情，丁香莫与郁金见，牙硝难合京三棱，川乌、草乌不顺犀，人参最怕五灵脂，官桂善能调冷气，若逢石脂便相欺，大凡修合看顺逆，炮爁炙煿莫相依（《医经小学》）。即硫黄畏朴硝，狼毒畏密陀僧。巴豆畏牵牛，丁香畏郁金，川乌、草乌畏犀角，牙硝畏三棱，官桂畏赤石脂，人参畏五灵脂。

其他配伍禁忌

由于药物与食物所含成分不同，某些成分在加工过程中可能会相互作用而产生对人体有害或不利于人体吸收的物质，从而有碍健康或降低药膳的疗效。中医文献有如下记载：

猪肉：反乌梅、桔梗、黄连；合苍术食，令人动风；合荞麦食，令人落毛发，患风病；合鸽肉、鲫鱼、黄豆食，令人滞气。

猪血：忌地黄、何首乌；合黄豆食，令人气滞。

猪心：忌吴茱萸。

猪肝：同荞麦、豆酱食，令人发痼疾；合鱼肉食，令人生痈疽。

羊肉：反半夏、菖蒲，忌铜、丹砂和醋。

狗肉：反商陆，忌杏仁。

鲫鱼：反厚朴，忌麦门冬、芥菜、猪肝。

鲤鱼：忌朱砂、狗肉。

龟肉：忌酒、苋菜。

鳝鱼：忌狗肉、狗血。

雀肉：忌白术、李子、猪肝。

鸭蛋：忌李子、桑椹。

鳖肉：忌兔肉、鸭肉、苋菜、鸡蛋。

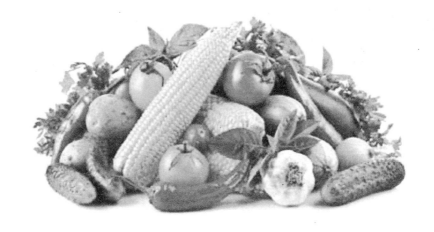

第三章

药取专长祛病恙

  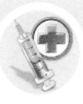

杜仲——持久降压名中药

【性味归经】性温，味甘、微辛。归肝、肾经。

【功效主治】有补中益气、强筋骨、防衰老、耐疲劳之功效，用于强筋壮骨、益气养血。

杜仲是传统名贵滋补中药，其提取物及煎剂对动物有持久的降压作用，其中有效成分松脂素双糖苷、桃叶珊瑚苷等均有明显的中枢神经降压作用。

杜仲能清除有害的氧化自由基，提高免疫能力；降低血液中的胆固醇、三酰甘油，降低血液黏度；抑制血小板过度聚集，软化血管，恢复血管弹性，消除血管壁上的沉积物；促进血液流动，降低血压，减少并发症的发生，有助于对高血脂的治疗和预防。

杜仲能加速人体胶原蛋白的新陈代谢，防止衰老。长期服用杜仲，可促进血液循环和代谢机能，加速细胞间胶原蛋白的代谢，促进脑细胞活性化，防止老年痴呆。

【用法】每日5～10克。近年来单用或配入复方治高血压有较好效果，多与夏枯草、桑寄生、菊花等同用。炒用可以破坏其胶质，有利于有效成分煎出，故比生用效果好。

【饮食宜忌】阴虚火旺者及低血压者忌服。

药膳推荐

黑木耳炒芹菜

【原料】杜仲10克，黑木耳30克，芹菜200克，姜5克，葱10克，蒜15克，盐5克，植物油50毫升。

【制法】杜仲烘干打成细粉；黑木耳发透去蒂根；芹菜洗净切段；姜切片，葱切段，大蒜去皮，切片。把炒锅置武火上烧热，加入植物油烧六成熟时，加入姜、葱、蒜爆香，随即放入芹菜、木耳、盐、杜仲粉，炒至芹菜断生即成。每天2次，佐餐食用。

【功效】补肝肾，降血压。适合于高血压证属阴阳两虚型患者食用。

杜仲核桃煲兔肉

【原料】杜仲 10 克，核桃仁 30 克，兔肉 200 克，西芹 50 克，姜 5 克，葱 10 克，盐 5 克，鸡汤 400 毫升。

【制法】把杜仲烘干，打成细粉；核桃去壳留仁；兔肉洗净，切成 3 厘米见方的块；西芹切 4 厘米的段；姜切片，葱切段。把炒锅置武火上烧热，放入植物油，六成熟时，加入姜、葱炒香，放入兔肉、核桃仁、杜仲粉、西芹、盐炒匀，加入鸡汤，用武火烧沸，再文火炖 35 分钟即成。每天 1 次，每次食兔肉 30～50 克。

【功效】补肝肾，益气血，降血压。适合于高血压证属阴阳两虚型患者食用。

 ## 天麻——降压保养效最强

【性味归经】性温，味甘。归肝、心经。

【功效主治】具有平肝、息风、益气、定惊、止痛、行气、活血、健脑提神、明目和增强记忆力之功效，久服天麻可健身益寿。

天麻能治疗高血压，久服可平肝益气、利腰膝、强筋骨，还可增加外周及冠状动脉血流量，对心脏有保护作用。

天麻对面神经抽搐、肢体麻木、半身不遂、癫痫等有一定疗效。还有缓解平滑肌痉挛，减缓心绞痛、胆绞痛的作用。

天麻有明目和显著增强记忆力的作用，对神经系统具有明显的保护和调节作用，能增强视神经的分辨能力，天麻还能治疗神经衰弱和神经衰弱综合征。

【用法】5～10 克。

【饮食宜忌】血虚、体质偏燥，及身出红斑者忌服。

药膳推荐

天麻半夏鸡

【原料】明天麻 30 克，制半夏 15 克，白术 15 克，陈皮 5 克，鸡肉 500

克，黑木耳 50 克，植物油 60 毫升，清汤 100 毫升，料酒、精盐、蒜泥、姜片、酱油、味精各适量。

【制法】 半夏、白术、陈皮、天麻用小纱布袋包扎，分两次煎取浓汁 200 毫升；鸡肉切小块，放入少许料酒、精盐，搅匀，稍腌片刻。油置锅内，用武火烧至七成热时，放入鸡块炒至半熟，放入木耳再炒几遍，放入生姜、蒜泥、酱油、药汁和清汤，文火慢焖至香熟，调入味精即成。

【功效】 清化痰湿，醒脑宁神。适合于痰湿中阻型高血压，痰夹风火窜入经络而肢体麻木、半身不遂者。

天麻蒸猪脑

【原料】 天麻 10 克，猪脑 2 只，姜 5 克，大蒜 10 克，葱 5 克，盐 5 克，绍酒 5 毫升，鸡汤 200 毫升。

【制法】 把天麻打成细粉；猪脑去红腺及膜，洗净；姜、蒜洗净，姜切片，葱切花；把猪脑放在蒸盆内，加入天麻粉、盐、姜、葱、蒜和鸡汤。把盛有猪脑的蒸盆置蒸笼内，用武火、大汽蒸 35 分钟即成。每天 1 次，每次食猪脑 1 只。

【功效】 平肝息风，降低血压。适合于风痰上扰型高血压患者食用。

党参——补中益气赛人参

【性味归经】 味甘，性平，归脾、肺经。

【功效主治】 补中益气，生津。主治气血不足、劳倦乏力、食少便溏、血虚萎黄、便血、崩漏等症。

现代研究显示，党参含多种糖类、酚类、甾醇、挥发油、黄芩素、葡萄糖苷、皂苷及微量生物碱，具有增强免疫力、扩张血管、降压、改善微循环、增强造血功能等作用。此外对化疗放疗引起的白细胞下降有提升作用。

党参可使巨噬细胞的数量增加、体积增大、吞噬能力增强，提高机体的免疫功能。

【用法】 煎汤，6～15 克；或熬膏，入丸、散。生津、养血宜生用；补脾益肺宜炙用。

【饮食宜忌】 阴虚阳亢及实邪热盛者忌用，反藜芦。党参属补益之品，适用于体虚者。无病进补或峻补会出现头晕、胸闷、烦躁、口干等不良反应。另外，阴虚火旺、邪气实、表证未解者不宜服用。

药膳推荐

党参粟米粥

【原料】扁豆30克，党参10克，粟米50克，麦芽15克。

【制法】将扁豆、党参洗净；与麦芽同放入砂锅中，加适量清水；用大火煮开，小火煎20分钟，去渣取汁；然后放入淘净的粟米，可酌加适量水，煮粥即可。早晚分次食用。

【功效】健脾暖胃，除湿止泻。用于治疗高血压患者脾胃虚弱所致的消化不良症。

参苓鲩鱼

【原料】党参片、茯苓片各10克，鲜菊花30克，鲩鱼肉100克，葱、姜各10克，盐3克，植物油50毫升。

【制法】菊花洗净后撕成花瓣；鲩鱼肉去刺后切成薄片；姜切丝，葱切段。植物油入热炒锅烧至六成热，放入葱、姜爆香，随即加入其余各味，炒至断生起锅即成。每天1剂，分2次佐餐食用。

【功效】补气血。适用于气虚湿阻型高血压患者。

参芪地黄粥

【原料】夜交藤30克，生黄芪24克，丹参20克，熟地黄、党参各15克，当归、炒酸枣仁、柏子仁各12克，川芎10克，粳米100克。

【制法】前9味水煎取汁，加入粳米煮成稀稠粥即成。每天1剂，分2次服食。

【功效】气血双补。适用于气血两虚偏重于血虚型的高血压患者。

枸杞焖田鸡

【原料】枸杞子30克，党参30克，田鸡500克，大枣10枚，花生油60毫升，猪骨汤200毫升，红辣椒丝、姜片、料酒、精盐、酱油、葱白、味精各适量。

【制法】田鸡剥皮，取其腿，放入少许精盐、料酒，待腌好，在油锅内爆炒几遍，盛出；枸杞子、党参、大枣（去核）洗净，用纱布袋包扎好；砂锅内放入药袋，加入适量清水，煎煮至 100 毫升浓汁时，再加入猪骨汤共熬片刻，加入田鸡腿、红辣椒丝、姜片、精盐，文火慢焖至香味浓溢时，入酱油、味精、葱白调匀即成。1 周可服食 2~3 次。

【功效】滋阴养血，平肝益气。适用于肝肾阴虚型高血压患者或伴糖尿病者。

芪党鸽

【原料】大白鸽 1 只（750 克左右），黄芪 15 克，党参 5 克，淮山药 30 克，猪瘦肉 100 克，精盐、味精各适量。

【制法】将白鸽择洗干净；连同黄芪、党参、淮山药、猪瘦肉同放入砂锅内，加入适量清水；用大火煮沸，再用小火煮 2 小时左右，直至鸽肉熟烂为止；加入精盐、味精，再煮沸即成。当菜佐餐，随意食用。

【功效】补中益气，调和脾胃，固肾益精。适用于肝郁脾虚型高血压患者。

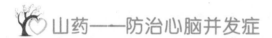
山药——防治心脑并发症

【性味归经】味甘，性平。归脾、肺、肾经。

【功效主治】补脾养胃，生津益肺，补肾涩精。用于脾虚食少，久泻不止，肺虚喘咳，肾虚遗精，带下，尿频，虚热消渴。

山药所含多巴胺等活性成分，具有改善血液循环的作用，并能扩张血管、降低血压，可有效地防治心脑血管并发症。每 100 克鲜山药可食部分含钾为 213 毫克，而只含钠 18.6 克，钾因子为 11.45，大于 10，故山药为防治高血压的药食佳品。在膳食中经常食用山药及其相关制品，对高血压患者有一定的降压作用。

山药性平味甘、无毒，有固肾益精、健脾补肺、补中益气、滋润血脉等功效，适用于脾胃虚弱、体倦、泄泻、女性白带多、高血压、高血脂等症。山药既食亦药，营养丰富，不但含有丰富的淀粉、蛋白质、无机盐和维生素、烟酸等，还含有多种纤维素以及胆碱、皂苷、黏液质、糖蛋白、自由氨基酸、单胺氧化酶等活性成分。山药所含脂肪量极低，而含大量黏液蛋白，能有效地预防心血管系统的脂质沉淀，保持血管壁的弹性，可防止动脉粥样硬化过早发生。

【饮食宜忌】山药含淀粉高,可常吃,但量要少。

药膳推荐

山药杞枣粥

【原料】鲜山药150克,大枣15枚,枸杞子10克,粳米100克,红糖30克。

【制法】山药去皮洗净,切成小片状,待用;大枣、枸杞子、粳米淘洗干净,一起加水煮粥,粥将成时,加入山药片,煮熟加红糖调味即可。每天1剂,分早晚2次服食。

【功效】滋阴补气,滋润血脉,降压。适用于各型高血压患者。

加味山药丁

【原料】山药60克,荷叶30克,决明子15克,枸杞子10克。

【制法】山药去皮,切成小丁,待用;荷叶洗净切碎,与决明子一起水煎取汁,加入枸杞子煮沸,放入山药丁煮熟即成。每天1剂,分早晚2次服食。

【功效】补益肝肾,滋润血脉,降压。适用于肝火上炎、肝阳上亢型高血压患者。

山药绿豆粥

【原料】鲜山药100克,绿豆50克,薏苡仁30克,蜂蜜30毫升。

【制法】山药去皮洗净,切成小丁,待用;绿豆、薏苡仁洗净,加水煎煮至酥烂时,放入山药丁煮熟,加入蜂蜜调匀即成。每天1剂,分早晚2次服食。

【功效】清热解毒,益气降压。适用于各型高血压患者。

豆沙山药糕

【原料】山药500克,豆沙馅、山楂糕各250克,面粉、红糖各150克,白糖50克。

【制法】山药去皮洗净,切片入盘,上笼蒸烂熟,晾凉待用;面粉加清水,反复糅合,加入烂熟的山药,揉成面团,分成两块,擀成山药面饼;先将豆沙馅均匀地摊在山药面饼上,再将切成0.5厘米厚的山楂糕薄片铺在豆沙馅上,然后再将红糖、白糖均匀地摊到山楂糕上,将另一块山药面饼覆盖在其上方,上笼蒸 30 分钟即成。可随意用刀切块食用。每天 2 次,每次食用 100 克,当点心食用。

【功效】消积散瘀,滋润血脉,降血压。适用于各型高血压患者。

 ## 灵芝——降脂降压神仙草

【性味归经】味甘,性平。归心、肝、脾、肺、肾经。

【功效主治】主治虚劳、咳嗽、气喘、失眠、消化不良,恶性肿瘤等。

灵芝可明显降低血胆固醇、脂蛋白和三酰甘油,并能预防动脉粥样硬化斑块的形成。对于粥样硬化斑块已经形成者,则有降低动脉壁胆固醇含量、软化血管、防止进一步损伤的作用。并可改善局部微循环,阻止血小板聚集。通过降脂、保护血管等功效,达到降压作用。

【用法】煎汤,10 ~ 15 克;研末,3 ~ 6 克。

【饮食宜忌】实证慎服,虚者可长服。

药膳推荐

双耳灵芝羹

【原料】灵芝粉 20 克,黑木耳、白木耳各 15 克,冰糖 10 克,蜂蜜 10 毫升。

【制法】黑木耳、白木耳用温水泡发后洗净,放入碗中,加适量清水,倒入灵芝粉及冰糖拌匀,入蒸锅,隔水大火蒸 45 分钟,取出稍凉,调入蜂蜜即成。每天 1 剂,分早晚 2 次服用。

【功效】滋阴补虚,养血降压。适用于中老年肝肾阴虚、阴阳两虚型高血压患者。

灵芝大枣粥

【原料】灵芝粉、红糖各 20 克,大枣 15 枚,糯米 100 克。

【制法】将大枣、糯米淘洗干净,放入砂锅,加水煮粥,至糯米烂熟时,加入灵芝粉、红糖拌匀,继续以小火煨煮 10 分钟即成。每天 1 剂,分早晚 2 次服食。

【功效】益气养血,除烦降压。适用于气血两虚型高血压。

黄精——降脂降糖降血压

黄精，又名老虎姜、鸡头参。为百合科植物滇黄精、黄精或多花黄精的干燥根茎。

【性味归经】 味甘，性平。归脾、肺、肾经。

【功效主治】 补脾润肺，养阴生津。

黄精具有降血压、降血糖、降血脂，防止动脉粥样硬化及肝脏脂肪浸润，延缓衰老和抗菌等作用；黄精多糖具有免疫激活作用。

黄精的水或乙醇提取液能显著降低血三酰甘油和总胆固醇，对高密度脂蛋白胆固醇则无明显影响。

名医王琦经验：黄精得坤土之粹，土为万物之母，母得其养，则水火既济，木金交合，而精髓自充。古人多将其视为延年益寿上品，常将其载于神仙方中，如《太平圣惠方》中即有"神仙服黄精十一法"，《道藏》中关于黄精的用法则更多。因为古人将黄精视为神仙保健之品，在治病时用之并不多。所以今人以为其效不如黄芪，多用黄芪而少用黄精。现代研究证明，黄精含糖类、赖氨酸等 11 种氨基酸，人体必需的 8 种微量元素及黄酮类等有效成分，能促进机体蛋白及能量合成、提高免疫功能、改善微循环、抗衰老等多种功效。

【用法】 煎服，10~30 克。

【饮食宜忌】 凡脾虚有湿，咳嗽痰多及中寒泄泻者忌用。

药膳推荐

精芪桃仁煨乳鸽

【原料】 乳鸽 1 只，黄芪 20 克，黄精 15 克，败酱草 15 克，桃仁 12 克。

【制法】 将乳鸽去毛弃肠洗净后，切成数块待用；将药物洗净放于烧锅内，加水适量煮沸，再用小火煎 20 分钟，去渣存汁，将乳鸽放入锅中，加精盐、葱、姜、酒适量，煮酥即可食用。佐餐食用。

【功效】 疏肝理气，活血化瘀。适宜用于高血压气滞血瘀者。

党参黄精猪肚

【原料】党参、黄精各30克，山药60克，橘皮15克，糯米150克，猪胃1具。

【制法】猪胃洗净；党参、黄精煎水取汁；橘皮切细粒；加盐、姜、花椒少许，一并与糯米拌匀，纳入猪胃，扎紧两端；置碗中蒸熟即可。

【功效】本方以党参、黄精补脾益气，山药滋养补脾，橘皮理气健胃。用于脾胃虚弱，少食便溏，消瘦乏力。

黄精蒸鸡

【原料】黄精30克，党参30克，山药30克，母鸡1只（约1000克），生姜、川椒、食盐、味精适量。

【制法】将鸡宰杀，去毛及内脏，洗净，剁成1寸见方的块；放入沸水锅烫3分钟捞出，洗净血沫，装入气锅内；加入葱、姜、食盐、川椒、味精。再加入黄精、党参、山药，盖好汽锅盖。上笼蒸3小时即成。

【功效】补气健脾，益精养血。

黄精乌鸡蹄筋汤

【原料】黄精25克，灵芝、鸡血藤、桂圆肉各15克，乌鸡1只（约800克），蹄筋（猪或牛）100克，生姜片、盐少许。

【制法】各药材洗净，用煲汤袋（或净纱布袋）装好；乌鸡宰后洗净，切小块；蹄筋洗净，温水浸透发大，切段。诸品与姜片共置瓦煲内，加清水2500毫升，武火煮沸后，改文火煲约2小时，调入食盐即成。吃肉喝汤，可供3~4人食用。

【功效】滋阴益气，补肝养血，活血行气。可以缓解体虚劳嗽、失眠纳差、寒湿痹痛等症状。

 茯苓——利尿降压助睡眠

【性味归经】味甘、淡，性平。归心、肺、脾、肾经。

【功效主治】渗湿利尿，安神。

茯苓含有数量可观的、直接参与人体抗衰老过程的卵磷脂及茯苓多糖，能调节血脂，降低血胆固醇浓度，净化血液，使血流畅通。茯苓含茯苓聚糖、茯苓酸、卵磷脂、胆碱及钾盐等，有缓慢而持久的利尿作用，能促进钠、氯、钾等电解质的排出。

通过以上作用，加强高血压的治疗效果。

临床有不少医生尝试用茯苓镇静催眠。很多文献记载，大剂量茯苓有较好的镇静催眠作用，且无明显的不良反应。取茯苓50克，水煎2次，共取汁100毫升左右，分2次服用，分别于午休及晚睡前半小时各服1次。服药期间停用一切镇静剂，禁食辛辣刺激性食物，1个月为1个疗程。

【用法】每日10~15克。

【饮食宜忌】阴虚而无湿热、气虚下陷者慎服。

药膳推荐

佛手茯苓牛肉汤

【原料】佛手、生姜各10克，茯苓25克，白芍15克，陈皮5克，牛肉150克，大枣50克，精盐适量。

【制法】将牛肉洗净，斩成小块；其余用料洗净，生姜拍烂，备用；全部用料放入锅内，加适量水，小火煮3小时，加精盐调味即成。佐餐食用。

【功效】补脾柔肝。佛手能疏肝解郁，行气止痛，并能理气和中燥湿；茯苓功能利水渗湿，健脾宁心；两药相配，疏肝健脾，直接针对肝脾不调之主要病机，起到抑肝扶脾的作用。白芍柔肝平辛，缓急止痛，助佛手抑肝之用；陈皮气芳香，功能芳香醒脾，理气和胃，助茯苓之扶脾；牛肉补中益气，健脾养胃，生姜配大枣，调和脾胃又调和汤味，使汤汁美味可口。适宜于高血压心脾两虚和脾肾阳虚证患者。

茯苓麦芽白术粥

【原料】茯苓、焦山楂、麦芽各15克，柴胡、当归、白芍、白术各12克，薄荷、决明子各6克，鲜姜6克，生甘草3克，粳米60克。

【制法】前11味水煎取汁，加入粳米煮成稀稠粥即成。每天1剂，分2次服食。

【功效】疏肝理气，活血通脉，解郁降压。适用于肝气郁结型高血压患者。

黄芩——祛热清除自由基

【性味归经】味苦，性寒。归肺、胆、脾、大肠、小肠经。

【功效主治】清热燥湿，泻火解毒，止血。用于胸闷呕恶，湿热痞满，高热烦渴，痈肿疮毒。

黄芩的主要活性成分黄芩苷可通过抑制前列腺素 E_2 的释放，降低花生四烯酸的浓度，对防治高血压和糖尿病有重要意义。

黄芩所含的黄芩素、黄芩苷能清除羟自由基、烷自由基，抑制由此引起的线粒体脂质过氧化和卵磷脂质体代谢，对抗过氧化氢引起的细胞损伤，对心肌缺血再灌注有保护作用。

【用法】每日 5～10 克。

【饮食宜忌】黄芩过服损胃，血虚胃寒者更需禁服。

药膳推荐

黄芩花生米

【原料】花生仁 500 克，黄芩 200 克，冰糖 250 克。

【制法】花生米去皮，上笼蒸烂；黄芩切成小片用碗装上，上笼蒸。锅内放入清水 1000 克，入冰糖烧开溶化，将花生米滗去水分，和黄芩汁一起倒入，烧开后撇去泡沫即成。

【功效】清热，止血。适用于高血压伴鼻衄、齿衄等。

黄芩太子饮

【原料】太子参 20 克，苏叶 10 克，黄芩 5 克，牛蒡子 10 克。

【制法】按照常规中药煎法，水煎取汁。

【功效】适用于高血压体质虚弱，容易感冒的患者。

 ## 白芍——扩冠降压防血栓

【性味归经】味苦、酸，性微寒。归肝、脾经。

【功效主治】养血敛阴，柔肝止痛，平抑肝阳。主治胸腹胁肋疼痛，泻痢腹痛，自汗盗汗，阴虚发热等。

白芍有扩张冠状动脉，降低血压的功效。白芍中所含的化学物质有抗血清和血小板凝结的作用，可以预防血栓的形成。

【用法】水煎，5～10克。

【饮食宜忌】阳衰虚寒者不宜用。

药膳推荐

地黄阿胶粥

【原料】生地黄、生白芍、麦门冬各18克，炒酸枣仁、生龟板、生鳖甲各15克，白薇、紫草、生牡蛎各20克，赤芍12克，五味子、生甘草各6克，阿胶（烊化）10克，粳米100克。

【制法】上药水煎取汁，放入粳米煮成稀粥，入烊化阿胶调匀即成。每天1剂，分3次服用。

【功效】育阴柔肝，潜阳息风。适用于肝风上扰型高血压患者。

白芍蒺藜藤草粥

【原料】白芍15克，牛膝、白蒺藜各12克，钩藤9克，甘草6克，粳米60克。

【制法】前5味水煎取汁，放入粳米煮成稀稠粥即成。每天1剂，分2次服食。

【功效】平肝，柔肝，降压。适用于肝气上扰型高血压患者。

白果——升高磷脂防血栓

【性味归经】味甘、苦、涩，性平，有小毒。归肺、肾经。

【功效主治】敛肺气，定喘嗽，止带浊，缩小便，消毒杀虫。

白果含黄酮、白果双黄酮，对高胆固醇血症能降低血清胆固醇水平、升高磷脂，防止血栓的发生。

银杏在清除自由基方面的作用比维生素E还要高，因此可以有效地防止脂质过氧化对细胞膜的破坏，从而延缓人体的衰老；白果对高血压病人也有降压作用。

【用法】银杏仁不宜生食，熟食也不宜过量，一般 5～10 枚。

【饮食宜忌】烹调前或食前先将白果去壳、去膜、去心，以免中毒。

药膳推荐

荞麦白果竹丝鸡汤

【原料】乌骨鸡 500 克，荞麦 100 克，白果（鲜）60 克，芡实 60 克，车前子 30 克，姜 5 克，大枣（干）10 克，盐 5 克。

【制法】荞麦、芡实、车前子（布包），生姜、大枣（去核）洗净；白果去壳取肉；鸡肉洗净，切块；把鸡块、荞麦、白果、芡实、车前子、生姜、大枣放入锅内，加清水适量，武火煮沸后，文火煲 3 小时，加盐调味供用。

【功效】防治高血压及并发症。

鲜奶白果雪梨汤

【原料】雪梨 2 个，鲜牛奶 250 克，白果 10 颗，蜂蜜、白砂糖、湿淀粉各适量。

【制法】雪梨去皮、核，切成小滚刀块；白果取肉，洗净备用；锅内放适量清水，放入梨块，白果煮熟；加入蜂蜜，牛奶搅匀，用白砂糖调味，以湿淀粉勾芡，装盘即成。

【功效】清热降气，滋阴润燥。适于高血压肝阳上亢。

 杏仁——保护心脏抗癌瘤

【性味归经】味苦，性微温，有小毒。归肝、大肠经。

【功效主治】降气止咳平喘，润肠通便。

杏仁重量的 50% 是油酸，能稀释胆固醇的浓度，对心脏有利。所含类黄酮有预防心脏病和减少心肌梗死的作用。

苦杏仁苷在分解后可产生微量氢氰酸，对呼吸中枢有抑制作用，使呼吸运动趋于安静，产生平喘作用。杏仁有抗肿瘤作用。

【用法】煎汤，5～10 克；或入丸、散。

【饮食宜忌】苦杏仁有小毒，内服不宜过量。剂量过大，可致中毒。

药膳推荐

杏仁茶

【原料】杏仁 200 克，糯米 100 克，冰糖 10 克。

【制法】杏仁用清水浸泡 10 分钟，撕去外面的果皮；糯米淘洗干净后浸泡 5 ~ 8 小时；将泡好的糯米、杏仁一起放入搅拌机内，加入 200 毫升左右的清水，用低速搅打，直到颜色变得奶白；将打好的杏仁茶倒在漏网，过滤好的汁留在汤锅中，加入冰糖，用小火慢慢搅拌至冰糖溶化即可。

【功效】降气止逆。适用于肝阳上亢型高血压。

香煎杏仁南瓜饼

【原料】南瓜 100 克，杏仁、面粉、糯米粉适量，黑芝麻、香菜叶若干。

【制法】南瓜切薄片蒸熟；杏仁、香菜叶、黑芝麻洗干净沥干水分。把南瓜压成泥，加入糯米粉和面粉，两种粉的比例是 1∶1，揉成面团，分成小团，搓圆再压扁成南瓜饼，压上杏仁、香菜叶、黑芝麻。放入锅内煎至金黄即可。

【功效】降气止逆，健脾和中。适用于高血压脾虚纳差的患者。

 菊花——清热降压止眩晕

【性味归经】味甘、苦，性凉。归肺、脾、肝、肾经。

【功效主治】清热，明目，疏风，解毒。主治头痛眩晕，目赤肿痛，心胸烦热，疗疮肿毒。

中老年人常常患有高血压、冠心病、高脂血症等多种疾病，常用本品煮粥服食或泡茶饮，不仅可以预防感冒，还可降压降脂，治疗心脏病。

菊花中含有 17 种氨基酸，其中谷氨酸、天冬氨酸、脯氨酸等含量较高。此外，菊花还富含维生素及铁、锌、铜、硒等微量元素。现代临床医学证明，菊花可扩张冠状动脉、增加血流量、降低血压，对高血压、冠心病、动脉硬化、血清胆固醇过高症都有很好的疗效。

菊花提取物能保持血清总胆固醇基本不变，而提高有保护作用的高密度脂蛋白（HDL）浓度，降低有危害作用的低密度脂蛋白（LDL）浓度，在高脂膳食情况下具有抑制血胆固醇和三酰甘油升高的作用，这对预防和治疗高血脂疾病无疑是有益的。

【用法】每日 3 ~ 6 克。

【饮食宜忌】气虚胃寒、食少泄泻者慎服。

药膳推荐

菊花布麻草鱼

【原料】菊花 30 克，罗布麻 10 克，草鱼 1 尾（约 700 克），食用油 80 毫升，姜片、红辣椒丝、胡椒粉、精盐、酱油、味精、葱白各适量。

【制法】菊花、罗布麻洗净，分两次煎取浓汁 100 毫升；草鱼去鳞、内脏，切块，抹上少许精盐、酱油，放油锅内；将红辣椒丝炒至断生，放入鱼块、药汁和生姜，文火慢焖至收汁时加入精盐、胡椒粉、酱油、葱白、味精调味即成。

【功效】清肝祛风，强心利尿。一般适用于肝阳上亢型的高血压伴冠心病患者，症见头晕目眩、烦躁、小便不利，甚或心悸、水肿等。

苦瓜菊花决明茶

【原料】鲜苦瓜 250 克，白菊花、决明子各 10 克。

【制法】苦瓜剖开，去蒂、子后洗净，切成薄片，与白菊花、决明子一起入砂锅，加适量水，中火煎煮 15 分钟即成。每天 1 剂，代茶分 2 次早晚饮用。

【功效】清热解毒，平肝降压。适用于肝火上炎、肝阳上亢型高血压患者。

红花——久病血瘀用花红

【性味归经】味辛，性温。归肝、心经。

【功效主治】活血祛瘀，破瘀生新，消肿止痛，发汗解热。《药品化义》记载："红花，善通利经脉，为血中气药，能泻而又能补，各有妙义。"

红花富含苷类、多糖及有机酸等，具有降血压、降血脂、改善机体微循环的功能。常服用红花子油还可营养脑细胞、调节自主神经，对心脑过度劳累造成的自主神经功能紊乱有很好的调理作用。

【用法】水煎，5 ~ 10 克。

【饮食宜忌】孕妇及有出血症状者忌用。

药膳推荐

泽泻红花粥

【原料】泽泻、益母草各 30 克，丹参、赤芍、牡丹皮各 20 克，桑寄生 15 克，红花、车前子、夏枯草、草决明、钩藤、牛膝各 10 克，粳米 100 克。

【制法】以上药物水煎取汁，放入粳米煮成稀稠粥即成。每天 1 剂，分 2 次服食。

【功效】活血化瘀，行气通脉。适合于瘀血型高血压患者。

紫草红花粥

【原料】紫草 24 克，桃仁、法夏各 18 克，赤芍、当归各 15 克，红花、川芎、橘红各 10 克，粳米 100 克。

【制法】前 10 味水煎取汁，放入粳米煮成稀稠粥即可。每天 1 剂，分 2 次服食。

【功效】活血化瘀，降压。适合于瘀血型高血压患者。

♡丹参——治血最妙是丹参

【性味归经】味苦，性微寒。归心经。

【功效主治】活血通络，凉血消肿。可用于治疗血热心烦、血滞不畅等证。

丹参是著名的活血化瘀药，其主要成分丹参酮ⅡA，能够扩张血管，显著降低血压。

丹参对冠状动脉有扩张作用，可使冠状动脉血流量明显增加，改善心功能不良的心脏功能，加强心肌收缩力而不增加心肌耗氧量，缩小心肌梗死范围。

丹参可降低血和肝中的三酰甘油，改善微循环，使微循环血液流速加快，外围微循环障碍现象明显减轻，耐缺氧，对心肌具有保护作用。

丹参还能促进组织的修复和再生，改善局部血液循环，使骨折局部瘀血减轻，愈合时间缩短。

【用法】水煎，5～10 克。

【饮食宜忌】脾胃虚寒者慎服。

药膳推荐

丹参大枣粥

【原料】丹参30克,大枣15克,粳米50克,冰糖适量。

【制法】将丹参洗净,放入砂锅中,加适量清水;先用大火煮沸,再用小火煮30分钟,滤去药渣;加入粳米、大枣,小火煮至米烂粥稠,调入冰糖即成。早晚分次食用。

【功效】活血化瘀。适宜用于高血压日久成瘀,伴有心脑血管疾病者。

丹参鸡汁面

【原料】丹参9克,鸡汤600毫升,面条100克,精盐3克,葱花15克。

【制法】将丹参润透、洗净,切片;葱切花;面粉用清水合成面团,用擀面杖擀成薄皮,切成面条待用;鸡汤放入锅内,加入丹参片,再煮25分钟;后除去丹参片不用烧沸;加入葱花、精盐、面条,煮熟即成。每天1次。

【功效】补益气血,滋养五脏,活血化瘀。适用于高血压日久,伴有气血虚损、血瘀患者。

丹参海蜇煲

【原料】丹参、海蜇、生姜、葱、料酒、精盐、味精、香油适量。

【制法】海蜇用盐水浸泡30分钟,捞出沥干,切4厘米长的段;丹参洗净润透,切薄片;姜切片,葱切段;将丹参、姜片、葱段、料酒放入炖锅内,加水500克,置旺火上烧沸,用小火煲20分钟;加入海蜇、精盐、味精、香油煮熟即可。

【功效】活血养血,通脉降压。

丹参猪肝汤

【原料】猪肝300克,丹参100克,油菜2棵,盐2小匙。

【制法】锅中加入4碗水,放入丹参煮沸后,转小火熬煮约15分钟。猪肝洗净切片,高汤转中大火再次煮开,放入猪肝片和洗净的油菜,待再次滚沸后加盐调味即成。

【功效】养阴补血。适用于高血压肝肾阴虚患者,也可用于高血压患者对心脑血管并发症的预防和食疗。

三七——扩冠增流补兼通

【**性味归经**】味甘、微苦，性温。归肝、胃经。

【**功效主治**】化瘀止血，活血定痛。

常服用三七粉能降低高血脂患者肝脏的总脂质水平和三酰甘油含量。

三七具有抗心律失常作用，能扩张冠状动脉和增加冠脉流量，抗实验性心肌缺血，具有降低血压、降血糖功能。此外，还有较强的镇痛作用，具有抗疲劳、提高学习和记忆能力的作用。

【**用法**】多研末服，每次 1 ~ 1.5 克；亦可入煎剂，3 ~ 10 克。

【**饮食宜忌**】孕妇忌服，血虚吐衄、血热妄行者禁用。

药膳推荐

三七番茄牛肉火锅

【**原料**】三七 15 ~ 20 克，鲜番茄 300 克，牛肉 500 克，毛肚、牛环喉各 250 克，马铃薯、玉兰片各 150 克，莲花白、黄豆芽、绿叶菜、猪油各 100 克，姜 15 克，胡椒粉 5 克，味精 8 克，精盐 10 克，牛肉汤 2500 毫升。

【**制法**】将三七加水泡软切片；鲜番茄洗净，去蒂，切片；牛肉去筋膜，切成大薄片；毛肚洗净，切片。牛环喉划开，洗净，切成 6 厘米长的段；马铃薯去皮，切片；玉兰片水发好，切片；莲花白洗净，撕成块；黄豆芽洗净，绿叶菜去杂质，洗净，沥水；以上各料分别装盘待用。火锅置入火上，加入牛肉汤、三七片煮 15 分钟后，再加入上述各种切片及葱（切段）、姜（切片）、胡椒粉、精盐，烧开，入番茄片、猪油，水开后撇去浮沫，再加入味精调味即可。佐餐食用。

【**功效**】养肝益血，健胃消食。适用于高血压、肝炎、消化不良等症。

三七藕蛋羹

【**原料**】鲜藕汁 400 克，三七粉 5 克，鸡蛋 1 个，麻油、精盐各适量。

【**制法**】将鲜藕汁加水适量煮沸，三七粉与鸡蛋调匀入沸汤中，加麻油、精盐即成。每天 1 杯。

【**功效**】止血活血。适用于高血压有出血倾向者。

当归——活血养血最常用

【**性味归经**】味甘、辛，性温。归心、肝、脾经。

【**功效主治**】补血活血，润肠通便。

当归有降血压，抑制血小板聚集，补血活血的功效。

现代研究显示，当归煎剂或根及叶中所含挥发油可使心肌收缩频率明显受到抑制，有抗心律失常、降血脂及抗实验性动脉粥样硬化作用。在中医治疗冠心病、脑血管意外的方剂中，是使用率极高的品种之一。对高血压合并心脑血管疾病，或是预防高血压心脑血管并发症，当归是非常有效的。

此外当归还有润肠通便的功效，适宜于血虚便秘的患者。当归有活血的功效，所以有一定的镇痛效果，不管是关节痛，还是普通外伤造成的瘀血，都可以使用当归。

【**用法**】水煎，每日 5 ~ 10 克。

【**饮食宜忌**】脾虚湿盛之食欲不振、脘腹胀痛、泄泻、舌苔厚腻者忌用，阴虚火旺者慎用。

药膳推荐

二黄蒸牛肉

【**原料**】黄牛肉 500 克，黄芪 30 克，熟地黄 15 克，当归 10 克，红枣 5 枚，米粉、嫩豌豆各 100 克，香菜、酱油、姜、葱、胡椒面、香油各适量。

【**制法**】将黄芪、熟地黄、当归烘干研成末；红枣去核剁成泥；豌豆、牛肉、香菜洗净；牛肉切成片，香菜切成短节；将酱油、姜粒、胡椒面、中药末与牛肉片拌匀，再加入米粉、枣泥、少量鲜汤调拌均匀。用豌豆垫底，牛肉放上面，入笼大火蒸沸后，小火缓缓蒸至牛肉熟透；取出，将酱油、香油兑成汁；先撒上胡椒面、葱花，再淋上味汁即成。佐餐食用。

【**功效**】温补脾肾。适用于脾肾阳虚型高血压。

参归鲍鱼汤

【**原料**】西洋参片、当归片各 20 克，鲍鱼 10 只，葱、大蒜各 10 克，姜 5 克，盐 3 克，鸡汤 300 毫升。

【制法】鲍鱼洗净后切成两半，大蒜去皮切片，葱切段。鲍鱼、西洋参片、当归片入锅前先将水烧沸，再用文火炖煮30分钟左右即成。隔天1剂，每天分2次，每次吃鲍鱼肉、参片及汤各适量。

【功效】气血双补。适用于气血两虚型高血压患者。

当归牛肉炖胡萝卜

【原料】山楂、当归、桃仁各15克，牛肉、胡萝卜各100克，葱、姜各10克，盐3克，植物油30毫升。

【制法】山楂洗净，去核切片；当归、桃仁洗净，打碎。牛肉、胡萝卜洗净，切块；姜、葱洗净，切成片、段；植物油倒入锅中，烧至六成热时，加入姜、葱爆香，加入其余各味及水400毫升，先用武火烧沸，再用文火炖煮1小时左右即成。每天1剂，分2次佐餐服用。

【功效】散瘀血，降血压。适合于瘀血型高血压患者食用。

 ## 西洋参——每天两片好养生

【性味归经】味甘、微苦，性凉。归心、肺、肾经。

【功效主治】补气养阴，清热生津。主治气虚阴亏，内热，咳喘痰血，虚热烦倦，消渴，口燥咽干。

西洋参含有多种人参皂苷、挥发油、甾醇、多糖类，以及各种维生素、氨基酸与微量元素等，能增强记忆、改善心肌缺血、降低血脂、抑制血小板凝集，还可提高免疫功能。

冠心病病人若表现为气阴两虚、心慌气短、神倦咽干时，每日含服西洋参片3克，久用有良好的疗效。

【用法】每日3克。

【饮食宜忌】西洋参性寒，凡畏寒、肢冷、腹泻、胃有寒湿、舌苔腻浊者忌用。

药膳推荐

洋参山楂炖乌鸡

【原料】西洋参10克，山楂10克，乌鸡1只，大蒜10克，姜5克，盐

10 克，葱 10 克。

【制法】把西洋参洗净，切片；山楂洗净，切片；乌鸡宰杀后，去毛、内脏及爪；大蒜去皮，一切两半，姜切片，葱切段；将乌鸡放入炖锅内，加入西洋参、山楂、大蒜、姜片、葱段，加入清水 1500 毫升。把炖锅置武火烧沸，打去浮沫，再用文火炖煮 1 小时即成。每天 1 次，每次食鸡肉 50 克。

【功效】滋阴补血，降低血压。适合于风痰上扰型高血压患者。

洋参雪羹汤

【原料】西洋参 10 克，马蹄（荸荠）50 克，海蜇 50 克，姜 5 克，葱 10 克，盐 5 克，鸡汤 800 毫升，植物油 30 毫升。

【制法】把西洋参润透，切片；马蹄去皮，一切两半；海蜇洗净，切丝。姜切丝，葱切段；炒勺置武火上烧热，加入植物油 30 克，烧至六成熟时，放入姜、葱爆香，加入鸡汤，放入海蜇、马蹄、西洋参片，煮 25 分钟即成。每 3 天 1 次，每次吃海蜇 30 ~ 50 克，随意吃马蹄。

【功效】滋阴祛痰，降低血压。适合于气虚湿阻型高血压患者。

茺蔚子——减脂降压治昏蒙

【性味归经】味辛、苦，性微寒。归心包、肝经。

【功效主治】活血调经，清肝明目。

茺蔚子水浸出液或醇水浸出液静脉注射有降压作用。

茺蔚子是益母草的果实，含油量 37%（油酸、亚油酸等不饱和脂肪酸）。临床上常用茺蔚子冲剂，每天服用量相当于生药 10 克，疗程为 1 个月，降三酰甘油效果优于降胆固醇，副作用小，适合于老年各型高脂血症。

【用法】煎汤，6 ~ 9 克；或入丸、散。

【饮食宜忌】一次口服茺蔚子 30 克以上，可于 4 ~ 6 小时后出现中毒反应；亦有人在 10 天内连续服至 500 克而始发病的。因此建议不要一次服用超过 30 克，也不应连续小剂量服用，累计不超过 10 天。

药膳推荐

茺蔚子黑豆饮

【原料】茺蔚子 8 克，黑豆 150 克，姜 5 克。

【制法】茺蔚子炒至微香，可研粉；黑豆浸透，洗净。一起与姜下瓦煲，加水900毫升（约3碗半量），武火滚沸后改文火煲35分钟，加盐即可。为1~2人量，宜每日1次，佐餐食用。

【功效】清肝明目，平肝降气。适用于肝阳上亢型高血压，以及其他类型高血压伴有火热上炎的眼目昏蒙、头晕等症状。

茺蔚猪肝煎

【原料】茺蔚子10克，红枣10枚，猪肝200克，花生油50毫升，食醋、精盐、葱白、红曲、味精、酱油各适量。

【制法】茺蔚子，洗净，红枣（去核）洗净，分2次煮煎，取浓缩汁100毫升。猪肝，切成薄片状，放入少许食醋、精盐、酱油拌腌片刻，于油锅内快爆至变色，放入浓缩药汁、葱白、红曲炒匀即可。

【功效】清肝明目，调经降压。适宜于高血压合并目赤肿痛，或妇女月经不调者。

 ## 夏枯草——明显降压治冠心病

【性味归经】味苦、辛，性寒。归肝、胆经。

【功效主治】清肝明目，散结消肿。用于目赤肿痛、头痛眩晕、高血压等症。

夏枯草具有明显的降压作用，具有降压及抗心律失常作用。中医治疗高血压时常在处方中加夏枯草以加强降压作用。

夏枯草能延缓主动脉中粥样斑块的形成，对降血脂、治疗冠心病动脉硬化有良好功效。

【用法】每日5~10克。

【饮食宜忌】夏枯草是清热散结药，脾虚胃弱、无郁结者不宜服用。

药膳推荐

夏枯草煮黑豆

【原料】夏枯草30克，黑豆50克，白糖1匙。

【制法】夏枯草除去杂质，快速洗净，滤干；黑豆除去杂质，洗净，用水浸泡半小时；将夏枯草、黑豆倒入小钢锅内，加水 3 大碗，用小火烧煮 1 小时后，捞除夏枯草，加白糖，继续煮半小时，至黑豆酥烂，豆汁约剩下 1 小碗时，离火当点心吃，汤豆同食。每天 1~2 次，每次 1 小碗，天冷时可加倍配制，2 天内食完，1 个月为 1 个疗程。

【功效】适用于各种类型高血压患者降压食疗。

核桃芝麻枯草膏

【原料】核桃仁、黑芝麻、夏枯草各 500 克，女贞子、炙杜仲、冰糖各 250 克，蜂蜜 1000 毫升，料酒适量。

【制法】核桃仁、黑芝麻洗净后沥干，分别炒至水汽出尽、出香味后，冷却研末和匀，待用；女贞子、炙杜仲、夏枯草水浸 1 小时后，水煎 2 次，合并 2 次药汁；药汁倒入锅中，加入核桃仁、黑芝麻末及蜂蜜、冰糖、料酒和匀烧沸，再以小火熬 1~2 小时，至膏汁浓稠即成，冷却贮瓶备用。每天 2 次，每次 1 匙，开水冲服。

【功效】滋补肝肾，降血压。

罗汉果——防治血管硬化症

【性味归经】味甘，性凉。归心经。

【功效主治】清热润肺，滑肠通便。主治肺火燥咳，咽痛失音，肠燥便秘等。

罗汉果果肉清甜，含有人体所需要的多种营养成分，能提高人体的抗病和免疫能力，对支气管炎、高血压等疾病有显著疗效，还能起到防治冠心病、血管硬化、肥胖症的作用。

罗汉果中含有亚油酸、油酸等多种不饱和脂肪酸，可降低血脂，减少脂肪在血管内的沉积，对防治高脂血症、动脉粥样硬化有一定疗效。

罗汉果中含有一种糖苷，这种物质无一般食糖的作用，又能让人产生饱腹感，辅助降低血糖，且罗汉果中含有大量粗纤维，能减轻饥饿感，可作为糖尿病的食疗果品。

【用法】5~10 克。

【饮食宜忌】脾胃虚寒者忌服。

药膳推荐

三宝茶

【原料】普洱茶、菊花、罗汉果各等份。

【制法】共制成粗末，用纱布袋（最好是滤泡纸袋）分装，每袋20克。每天1次，用上1袋药，以沸水冲泡10分钟，至温饮服。

【功效】降压，消脂，减肥。适用于防治高血脂及肝阳上亢型高血压之头痛、头晕。

罗汉燕麦粥

【原料】燕麦200克，罗汉果2个，盐适量。

【制法】将罗汉果洗净，燕麦淘洗干净。锅中倒入适量水煮开，加入燕麦小火煮至软烂，再加入罗汉果继续煮5分钟，最后用盐调味即可。

【功效】罗汉果有健脾、润肠、通便的功效，搭配燕麦食用，可以治疗便秘，清除肠道内的多余油脂及废物，又有排毒功效。适合于高血压、高脂血症患者食用。

 # 女贞子——善补肝肾阴血虚

【性味归经】味甘、苦，性平。归肝、肾经

【功效主治】补益肝肾，强腰膝，明耳目，乌须发。

女贞子所含的亚油酸具有软化血管、防治动脉硬化、预防高血压等心脑血管疾病的功效。

女贞子在中医理论和临床应用中，属于清补之品，善补肝肾之阴，治疗肝肾阴虚所引起的眩晕耳鸣、腰膝酸软等症有较好的疗效。

女贞子中含齐墩果酸、甘露醇、葡萄糖、棕榈酸、甘油酸等物质，有增强人体免疫力的功效。

【用法】5～10克。

【饮食宜忌】脾胃虚寒泄泻及阳虚者忌用。

药膳推荐

女贞旱莲蜂蜜饮

【原料】女贞子、旱莲草各50克，蜂蜜50毫升。

【制法】将女贞子、旱莲草洗净切碎，加水适量，用小火浓煎2次，每次30分钟，合并2次滤汁，用文火浓缩至200毫升，加入蜂蜜调匀即成。

【功效】补益肝肾，滋阴降压。适用于肝肾阴虚型高血压患者。

女贞决明子汤

【原料】女贞子15克，黑芝麻、桑椹、草决明各10克。

【制法】水煎，早晚空腹温服，日服1剂。

【功效】滋补肝肾，清养头目，润肠通便。适用于肝肾阴虚所致头晕眼花、高脂血症、便秘及动脉硬化症者。

女贞鲤鱼块

【原料】女贞子15克，鲜鲤鱼1尾（约300克），山楂片25克，鸡蛋1枚，黄酒、精盐、鲜姜、白醋、辣椒油、白糖、淀粉、葱适量。

【制法】先将女贞子15克煎汤后取出药汁约30毫升；鲤鱼斜刀切成瓦片块，加黄酒、女贞子药液、盐腌15~20分钟后，放入用鸡蛋与淀粉搅匀的蛋糊中浸透，再蘸上干淀粉，入爆过姜片的温油中氽熟捞起；山楂片加少量水溶化，加白醋、辣酱油、白糖；淀粉制成芡汁，倒入有余油的锅中煮沸，倾入炸好的鱼块，用中火急炒，待汁水紧裹鱼块，撒上葱花。

【功效】开胃，消食，利水。适用于高血压、冠心病、高脂血症及食欲不振者。

绞股蓝——升高高密降血脂

【性味归经】味苦、微甘，性凉。归肺、脾、肾经。

【功效主治】益气健脾，化痰止咳，清热解毒。

绞股蓝冲剂可使高脂血症患者血清胆固醇和三酰甘油明显降低，高密度脂蛋白有所提高，并使高密度脂蛋白/低密度脂蛋白比值增加。

绞股蓝还含有一种特殊成分——甘茶蔓糖苷，具有滋补、消除疲劳、抗衰老、消炎、防癌、祛脂等多种功效，因此特别适合于老年人服用。

【用法】煎汤，15～30克；研末，每次3～6克；或泡茶。

【饮食宜忌】本品性寒，脾胃虚寒、大便稀溏者忌食。

药膳推荐

绞股蓝交藤饮

【原料】绞股蓝10克，夜交藤15克，麦门冬12克。

【制法】上药煎水，或沸水浸泡饮。

【功效】本方以绞股蓝益气安神，夜交藤养心安神，麦门冬养阴清心。用于高血压患者气虚、心阴不足，心悸失眠，烦热不宁。

绞股蓝杜仲茶

【原料】绞股蓝15克，杜仲叶10克。

【制法】沸水浸泡饮。

【功效】降血压，绞股蓝兼以清热、安神。用于高血压，眩晕头痛，烦热不安，失眠烦躁。

冬虫夏草——养生极品最名贵

【性味归经】味甘，性温。归肺、肾经。

【功效主治】补虚损，益精气，止咳化痰。

冬虫夏草能显著提高人体免疫系统能力，显著降低血液中的三酰甘油、胆固醇和脂蛋白含量，从而抵抗血栓形成，抗心律失常并有效降血压。实验表明虫草治疗心律失常和高血压总有效率达70%以上，降低胆固醇总有效率达76.2%。能保护和提高巨噬细胞，并保护T淋巴细胞免受损伤，增强细胞免疫功能，增强肝脏功能，促进新陈代谢。食用虫草者免疫能力可提高80%。

【用法】煎汤或炖服，5～10克。该药温和平补，滋补作用好，可作为体质虚弱者平时进补的常用药物。

【饮食宜忌】感冒初起、感染严重、实热亢盛者不宜服用。

药膳推荐

虫草蒸白鹅

【原料】冬虫夏草15克，白鹅肉500克，姜5克，葱10克，蒜15克，盐5克。

【制法】冬虫夏草洗净用酒浸泡；白鹅肉用沸水焯一下，去血水沥干水分，切成4厘米见方的块；姜切片，葱切段，蒜切片；把白鹅肉放盆中，加入盐、姜、葱，在白鹅肉的上面放上蒜、冬虫夏草，加入上汤400毫升。把蒸盆置蒸笼内武火、大汽蒸45分钟即成。每2天1次，佐餐食用。

【功效】补肝肾，壮元阳，降血压。适合于高血压证属阳虚型患者食用。

玉须虫草蒸仔鸡

【原料】玉米须30克，冬虫夏草15克，仔鸡1只（约500克），姜5克，葱10克，盐5克。

【制法】把冬虫夏草用酒浸泡，洗净；仔鸡宰杀后去毛及内脏、爪；玉米须洗净，放入炖杯内，加水50毫升，煮25分钟，去渣，留汁液。姜切片，葱切段，待用；把鸡放入蒸盆内，把盐抹在鸡身上，加入玉米须汁液，虫草放在鸡腹内，姜、葱放在鸡身上，加清水100毫升。把蒸盆置武火大汽蒸笼内蒸50分钟即成。每天1次，每次吃鸡肉50克。

【功效】补肾益阳，降低血压。适合于高血压证属阳虚型患者食用。

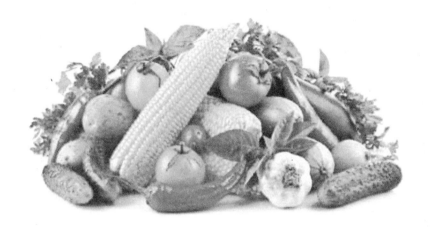

第四章

肉蛋奶鲜有讲究

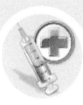

牛肉

【**性味归经**】味甘，性温。归脾、胃经。

【**功效主治**】补脾胃，益气血。主治脾胃气虚，少食，泄泻，浮肿，乏力等。也主治虚赢少气，自汗乏力，营养不良。

牛肉营养丰富，富含优质蛋白质、维生素 A、镁、锌等营养成分。牛肉蛋白质所含的必需氨基酸较多，而含脂肪和胆固醇较低，特别适合肥胖和高血压、血管硬化、冠心病和糖尿病病人适量食用。

【**用法**】蒸煮煎炒熟食，煎汤。

药膳推荐

黄豆焖牛肉

【**原料**】牛肉 500 克，黄豆 250 克，花生油 50 克，酱油 50 克，盐 5 克，料酒 20 克，糖 15 克，葱段 25 克，姜片 10 克，大料 5 克。

【**制法**】将牛肉洗净煮熟，晾凉后切成方丁；黄豆洗净，用温水浸泡；将锅置于火上，放入花生油烧至七成热，放入牛肉丁煸炒，加入上述调料和适量清水烧开，放入黄豆；再烧开后盖上锅盖，改用小火焖烧 1 小时左右，焖至肉酥豆烂，卤汁转稠，即成。

【**功效**】温补脾肾，益气利湿。适于高血压属于脾肾阳虚患者。其中配菜黄豆，所含的卵磷脂具有防止肝脏血管内积存过多脂肪的作用，也可有效地预防因肥胖而引起的脂肪肝、高血压等病症。

陈皮牛肉

【**原料**】牛肉 500 克，橘皮 100 克，干红辣椒、花椒、黄酒、酱油、精盐、白糖、精制油各适量。

【**制法**】将牛肉洗净，切片，放油锅中略炸，捞出；炒锅置火上，放精制油烧热，橘皮、干红辣椒、花椒一同下锅，炸出香味，烹入黄酒和酱油，加汤；随即将牛肉和精盐、味精、白糖一同放入锅中，烧开后转用小火烧至牛肉酥烂即成。

【功效】健脾养血。适用于心脾两虚和脾肾阳虚型高血压。

香菜炖牛肉

【原料】牛肉300克，香菜50克，葱1段，姜2片，花生油15毫升，清水500毫升，精盐1克，酱油10毫升，味精1克。

【制法】把牛肉洗净血污后放入沸水中焯一下，捞出后切成1.5厘米见方的块；香菜切2厘米长的段；炒锅加油，待油温烧至七成热时放葱、姜爆香，下牛肉翻炒数下；加清水、精盐和酱油，用大火加热；待牛肉熟烂后放香菜和味精共煮1分钟即可。

【功效】通肠补脾，散湿利水，理气健食。适用于高血压患者，食欲不振、积食胀气以及各类水肿症。

姜汁牛肉饭

【原料】鲜牛肉100克，姜汁5克，粳米500克，酱油、花生油各适量。

【制法】将鲜牛肉切碎，剁成肉糜状，放碟上，然后加姜汁，拌匀后加些酱油、花生油再拌；粳米淘净放入砂锅中，加适量水，如常法煮饭；待锅中水分将干时，将牛肉倒入米饭，约蒸15分钟，牛肉蒸熟即成。主食食用。

【功效】益气和胃，补虚消肿。适用于高血压患者脾胃虚弱所致筋弱神疲、恶心呕吐、大便溏泄，以及体虚浮肿等症。牛肉补脾益气，古有"牛肉补气，功同黄芪"之说；牛肉专补脾胃，人之气血精液皆自脾胃化生。因此，补脾胃能益五脏、养精血、强筋骨；姜汁温补脾胃，散寒止吐。

 驴肉

【性味归经】味甘、酸，性平。归心经。

【功效主治】补血益心气。主治心烦，忧愁不乐。

驴肉中的高级不饱和脂肪酸，尤其是亚油酸、亚麻酸，对动脉硬化、冠心病、高血压有着良好的保健作用。再者，不饱和脂肪酸是合成前列腺素的前体，故有降低血液黏度的作用。因此，人们把驴肉作为高级食疗食品是有着科学依据的。

从营养学和食品学的角度看，驴肉比牛肉、猪肉口感好、营养高。驴肉中氨基酸构成十分全面，8种人体必需氨酸和10种非必需氨基酸的含量都十分丰富。色氨酸是作为识别肉中蛋白质是否全面的重要物质，也是评定肉品质量的重要指标。驴肉中色氨基酸的含量为 300～314 毫克/100 克，远大于猪肉（270 毫克/100 克）和牛肉（219 毫克/100 克）。

【饮食宜忌】适量，内服，煮食；驴肉食之动风，脂肥者尤甚，故食用应酌量。

药膳推荐

驴肉山药汤

【原料】驴肉 150 克，大枣 10 枚，山药 30 克，调味品适量。

【制法】将驴肉洗净，切块，山药洗净，切片，大枣去核，同入锅中，加清水适量，煮至驴肉熟后，调味服食。

【功效】健脾益气。适用于高血压脾肾阳虚所致的食少乏力、形体消瘦等。

驴肉粥

【原料】驴肉、粳米各 50 克，调味品少许。

【制法】将驴肉洗净，切细，放入碗中，用淀粉、酱油、料酒、花椒粉等勾芡备用；先取粳米淘净，加清水适量煮粥；待沸后调入驴肉等，煮至粥熟，加食盐、味精等调味，再煮一二沸即成。

【功效】养血益气，宁心安神。适用于高血压患者头目昏花、面色苍白、心悸失眠、消瘦乏力、纳差食少等。

 羊肉

【性味归经】味甘，性温。归脾、肾经。

【功效主治】温中暖肾，益气补血。

主治肾阳虚所致的阳痿，腰膝酸软，畏寒，夜尿多，小便清长等；及产后血虚有寒，腹中疼痛，血虚经寒腹痛；脾胃虚寒，食少或腹泻，肢冷不温，神疲乏力。

【用法】煎汤，炖熟，煮熟，或煮粥。

【饮食宜忌】羊肉的气味较重，对胃肠的消化负担也较重，并不适合胃肠功能不好的人食用。和猪肉、牛肉一样，过多食用这类动物性脂肪，对心血管系统可能造成压力，因此羊肉虽然好吃，不应贪嘴。暑热天或发热病人慎食之。

药膳推荐

红薯羊肉羹

【原料】肉苁蓉 30 克，羊肉 100 克，红薯 50 克，香油、料酒、盐、姜末、葱花各适量。

【制法】肉苁蓉刮去外皮，用料酒洗净，切成薄片；羊肉洗净，切薄片，用开水焯一遍，置砂锅中；砂锅中加入适量水、红薯、肉苁蓉片、姜末，武火煮沸后，文火煎煮 30 分钟左右，再放入葱花、香油、精盐调味即可。

【功效】温补肝肾，润肠通便。适用于肾阳不足、肾精亏虚型高血压。

巴戟羊肉块

【原料】巴戟天 30 克，肉苁蓉 30 克，羊肉 500 克，蒜瓣 30 克，生姜 5 片，清汤 800 毫升，料酒、花椒粉、精盐、酱油、味精各适量。

【制法】巴戟天、肉苁蓉洗净，装入纱布袋内；羊肉（连皮者佳）用沸水焯去膻味，切块，用料酒稍腌；砂锅内放入清汤，将羊肉、药袋、蒜瓣、姜片放入，武火煮沸后，文火慢煲 2 小时；拣出药袋，汁当汤喝，羊肉放入油锅，加精盐、酱油、花椒粉、味精烘炒调味即成。

【功效】滋肝养肾，温阳振痿。适用于阳虚、肾精亏虚型高血压以及脑卒中后遗症，以腰膝酸软、肢体乏力为主要表现者。

羊杞豆腐汤

【原料】枸杞子 10 克，羊肉 50 克，豆腐 100 克，精盐 5 克，鸡汤 500 毫升。

【制法】将枸杞子洗净，去杂质；羊肉用沸水焯去血水，抹干水分，切 4 厘米见方的薄片；豆腐切 4 厘米见方的薄块；鸡汤放入碗锅内，用中火烧沸，加入枸杞、羊肉、豆腐、精盐，煮 15 分钟即成。每天 1 次，吃肉喝汤。

【功效】补益肝肾，滋阴养血。适宜用于高血压肝肾阴虚患者。

山药羊肉汤

【原料】羊肉500克，淮山药50克，葱白30克，姜15克，胡椒粉6克，黄酒20毫升，精盐3克，味精适量。

【制法】将羊肉剔去筋膜，洗净，入沸水砂锅焯去血水；葱、姜洗净，葱切成段，姜拍破；淮山药用清水润透后，切成2厘米厚的片，羊肉、淮山药放入砂锅内，加适量清水，先用大火烧沸后，撇去浮沫，放入葱白、生姜、胡椒粉、黄酒，转用小火炖至羊肉酥烂，捞出羊肉晾凉；羊肉切成片，装入碗内，再将原汤除去葱、姜，加精盐、味精搅匀，连淮山药同倒入羊肉碗内即成。佐餐食用。

【功效】补脾益肾，温中暖下。适宜用于高血压脾肾阳虚所致的畏寒肢冷、脾虚泄泻等症，冬季一般人亦可食用。羊肉补气养血，温中暖下，是脾肾阳虚者的食疗佳品。与山药同用，更增强其健脾补肾作用。

猪肉

【性味归经】味甘、咸，平；归脾、胃、肾经。

【功效主治】滋阴润燥，补血。主治阴虚肺燥所致的干咳少痰，口燥咽干；气血不足，羸瘦乏力，头晕目眩；血少津枯之便秘。

猪肉是日常生活的主要副食品，含有丰富的蛋白质及脂肪、碳水化合物、钙、磷、铁等成分，具有补虚强身、滋阴润燥、丰肌泽肤的作用。凡病后体弱、产后血虚、面黄羸瘦者，皆可用之作营养滋补之品。

【用法】煮汤饮，熟食。外用：敷贴。

【饮食宜忌】湿热痰滞内蕴者慎服。

药膳推荐

杜仲炒蘑菇

【原料】蘑菇（鲜蘑）300克，杜仲25克，猪肉（瘦）100克，料酒10毫升，姜5克，大葱10克，盐3克，鸡精2克，植物油35毫升。

【制法】将杜仲除去粗皮，润透后切成丝，用盐炒焦；蘑菇洗净后切成薄片；猪瘦肉洗净后切成 3 厘米见方的薄片；姜切成片，葱切成段；将炒锅置武火上烧热后加入植物油，待油烧至六成热时，放入姜片、葱段爆香；再下入猪肉片、杜仲料酒炒变色；然后下入蘑菇，炒熟，加入盐、鸡精即成。

【功效】滋补肝肾，降血压。适合于肾虚腰痛、癌症、高血压等症患者食用。

胡萝卜炒豆干

【原料】胡萝卜 250 克，猪瘦肉 100 克，豆腐干 50 克，植物油 30 毫升，香油 10 毫升，酱油 5 毫升，盐 3 克，醋 5 毫升，味精 2 克，大葱 10 克，姜 5 克，香菜 15 克。

【制法】将胡萝卜洗净，去根，切丝；将豆腐干洗净，切丝；将猪肉洗净，切丝；锅置火上，加入植物油烧热，放入葱、姜丝炝锅，加入肉丝炒至断生后，再加入胡萝卜丝、豆腐干丝、醋、酱油、盐，炒熟后加味精、香油、香菜段，翻炒均匀，出锅即可。

【功效】益肝明目，增强机体抵抗力。适用于治疗高血压、冠心病。

山药杞子煲苦瓜

【原料】苦瓜 150 克，山药 20 克，枸杞子 20 克，猪瘦肉 50 克，葱花、生姜末、鲜汤、黄酒、精盐、味精、五香粉、植物油各适量。

【制法】将苦瓜洗净，去蒂及子后，切成小块；将山药、枸杞子分别洗净，山药切成片，盛入碗中；猪肉洗净，切成片，放入油锅中，用中火煸炒，加葱花、生姜末；猪肉变色出香味后，加苦瓜片、山药片、枸杞子以及适量的鲜汤，旺火煮沸，加黄酒，用中火煲 30 分钟，待肉片熟烂，加精盐、味精、五香粉各少许，拌匀即成。

【功效】养气血，清虚热。适用于高血压肝阳上亢患者。

枸杞滑熘里脊片

【原料】猪里脊肉 250 克，枸杞子 50 克，水发木耳、水发笋片、豌豆各 25 克，鸡蛋清 1 个。

【制法】猪里脊肉切片后拌入蛋清备用；热锅下油，油热后放入肉片滑炒至熟后出锅备用（沥干油）；重新爆锅后放入木耳、笋片、豌豆、枸杞子翻炒，放入肉片，继续翻炒至熟，调味后出锅食用；油炒，并适当调味。

【功效】滋阴益血。适用于高血压肝肾阴虚型患者。

兔肉

【性味归经】味甘，性凉。归脾、胃经。

【功效主治】补脾益气。主治脾胃虚弱，饮食减少，体倦乏力，消渴口干，营养不良。

兔肉富含卵磷脂，有健脑益智的功效，经常食用可保护血管壁，阻止血栓形成，对高血压、冠心病、糖尿病患者有益处；并可增强体质，健美肌肉，保护皮肤细胞活性，维护皮肤弹性。

【用法】煮熟食或煎汤饮。

【饮食宜忌】脾胃虚寒者不宜。

药膳推荐

甜椒兔肉

【原料】净兔肉 200 克，水发香菇 100 克，红甜椒、青胡椒各 25 克，豆豉 15 克，葱末、蒜末各 5 克，料酒 15 克，精盐 0.5 克，湿淀粉 10 克，干淀粉 5 克，鸡蛋清 1 个，清汤 50 克，花生油 800 克。

【制法】红甜椒、青甜椒切片，香菇切块，豆豉剁碎，兔肉切片，用料酒 5 克、精盐拌匀腌渍入味，再用鸡蛋清、干淀粉拌匀上浆；锅内放油烧至四成热，下入兔肉片滑散至熟，倒入漏勺；锅内放油烧热，下入葱末、蒜末炝香，下入豆豉炒香，下入香菇块炒匀，烹入余下的料酒，加汤烧至香菇熟烂；下入红椒片、青椒片炒匀至熟，下入兔肉片炒匀，用湿淀粉勾芡，出锅装盘即成。

【功效】养血益气。适用于肝肾阴虚型高血压；以及高血压肝脾不和，见纳差、面黄、气虚等症状者。

香菇蒸兔肉

【原料】兔肉 500 克，香菇（鲜）60 克，姜 5 克，盐 5 克，江米酒 5 毫升，花生油 10 毫升，白砂糖 3 克，味精 2 克，芡粉 2 克，香油 5 毫升。

【制法】将香菇剪去蒂，用清水浸软，切条；生姜刮皮，洗净，切丝；兔肉洗净，切小块；把兔肉、香菇放入碟中，用姜丝、盐、米酒、生油、白糖、味精、芡粉拌匀，放入锅中，武火蒸至刚熟，淋少许香油即可。

【功效】补益脾胃，清热除烦。适用于高血压、动脉粥样硬化、高脂血症患者。

银芽炒兔丝

【原料】净兔肉250克，绿豆芽150克，鲜红椒25克，混合油600毫升（耗100毫升），香油20毫升，盐、味精、料酒、胡椒粉、湿淀粉各适量，鲜汤200毫升，鸡蛋清1个。

【制法】将绿豆芽摘去根、尖洗净；鲜红椒洗净，去蒂去籽，切成5厘米长的细丝；将葱切段；兔肉洗净，切成7厘米长、0.2厘米粗的细丝，放入碗中，用盐、料酒、鸡蛋清、湿淀粉抓匀上浆；用盐、味精、湿淀粉、鲜汤、胡椒粉调兑成汁；将净锅置旺火上，放油烧至五成热，下兔肉丝用竹筷拨散，倒入漏勺沥油；锅内留油约50毫升，下鲜红椒丝、绿豆芽快速翻炒至断生，加入兔肉丝、兑好的汁，翻炒均匀，放入葱段，淋香油，装盘即成。

【功效】益养精气，滋补肝肾。适用于高血压、高脂血症、糖尿病患者。

熟地杜仲兔肉汤

【原料】熟地黄30克，杜仲、黄芪各15克，兔肉500克，蜜枣5个

【制法】药材洗净，兔肉洗净，切块，先用滚水煮3分钟，再洗净。一起放进瓦煲内，加入清水3000毫升，武火煲沸改文火煲约3个小时，调入适量食盐和生油便可。

【功效】滋阴补阳。适宜于高血压患者阴阳两虚，症见腰膝酸软、大便干燥、形寒肢冷等。

三七百合煨肉汤

【原料】三七粉5克，百合30克，兔肉250克，料酒、葱花、姜末、精盐、味精、五香粉各适量。

【制法】将三七洗净、切片后晒干或烘干，研成极细末，备用；将百合洗净，放入清水中浸泡一下，待用；将兔肉洗净，切成小块，放入砂锅，加水适量，大火煮沸后撇去浮沫，加入百合瓣、料酒、葱花、姜末；改用小火煨煮至兔肉、百合熟烂酥软，趁热调入三七粉，加精盐、味精、五香粉各适量，拌匀即成。

【功效】养血活血。适用于高血压日久，或年老体衰，有瘀血证候者。

 鸡肉

【性味归经】味甘，性温。归脾、胃经。

【功效主治】温中补脾，益气养血，补肾益精。主治虚损羸瘦，久病不复，脾虚水肿，气血不足，心悸头晕，肾虚所致的小便频数、遗精、耳鸣等。

高血压多数患者存在肝肾阴虚的问题，而且头痛、眩晕、耳鸣、乏力等症状极其常见。所以鸡肉作为高血压患者的食疗用材，用处很广泛，也普遍对症。

鸡肉含有维生素 C、维生素 E 等，蛋白质的含量比例较高，种类多，而且消化率高，很容易被人体吸收利用。鸡肉有增强体力、强壮身体的作用，对营养不良、畏寒怕冷、乏力疲劳、贫血、虚弱等有很好的食疗作用。另外，含有对人体发育有重要作用的磷脂类，是中国人膳食结构中脂肪和磷脂的重要来源之一。这些都对高血压患者的疗养，以及心脑血管并发症的预防，有一定作用。

【用法】煮熟，炖汤。

【饮食宜忌】凡实邪、邪毒未消者不宜食。

药膳推荐

淫羊藿滑鸡煲

【原料】淫羊藿 12 克，鸡肉 200 克，黑木耳 30 克，姜 5 克，葱 10 克，盐 5 克，酱油 10 毫升，植物油 100 毫升（实耗 50 毫升）。

【制法】淫羊藿洗净，放入炖杯内，用水 200 毫升，煎煮 25 分钟，去渣留汁液待用；鸡肉用沸水焯去血水，沥干水分，切成 4 厘米见方的块；木耳发透，去蒂根，撕成瓣状；姜切片，葱切段；把炒锅置武火上，加入植物油，至六成熟时，放入鸡肉炒透，捞起沥干油分待用；炒锅内留植物油 30 毫升烧热，加入黑木耳、鸡肉、淫羊藿汁液、盐、酱油，用文火煲 35 分钟即成。每 2 天 1 次，每次吃鸡肉 50 克。

【功效】补虚损，暖肾阳。适合于阴阳两虚型高血压兼腰痛、滑精、阳痿患者食用。

草果赤豆炖母鸡

【原料】童子母鸡1只，草果6克，赤小豆30克。

【制法】童子母鸡与草果、赤小豆洗净入瓦罐同煮；鸡熟烂后可稍放点食盐。空腹时饮汤食肉，佐餐食用。

【功效】补虚益气，利尿降压。适于脾肾阳虚型高血压患者。

紫菜鸡汤

【原料】紫菜30克，枸杞子10克，鸡肉200克，姜5克，葱10克，盐5克，植物油30毫升。

【制法】把紫菜发透洗净，枸杞子洗净，去杂质；鸡肉洗净，切4厘米见方块状；锅置武火上烧热，加入植物油，六成熟时，放入姜、葱爆香，随即放入鸡肉，炒变色，加入枸杞子、水1000毫升，煮30分钟，加入紫菜、盐再煮5分钟即成。每天1次，佐餐食用。

【功效】补气血，降血压。适合于高血压证属肝肾阴虚型患者食用。

参菊火锅

【原料】人参10克，猪瘦肉、鸡肉、石斑鱼肉各100克，鲜菊花150克，大蒜、姜各10克，葱20克，食醋、盐各3克，芝麻油30毫升，植物油50毫升，鸡汤1000毫升。

【制法】人参洗净、润透、切片；石斑鱼洗净切片，猪瘦肉洗净切片，鸡肉洗净切片，菊花去杂洗净；姜洗净、拍松，葱洗净、切段；大蒜去皮，捣成蒜蓉，与盐及芝麻油一起加入碗中调匀，待用；植物油入热锅内烧至六成热时，加入葱、姜爆香；加入人参片及鸡汤、食醋烧沸，猪瘦肉、鸡鱼片入锅烫熟后，蘸蒜汁食用。隔天1剂，分次佐餐食用。

【功效】补气活血，明目，止眩晕。适用于气血虚两型、气虚湿阻型高血压患者。

黄精鸡膏

【原料】黄精50克，老雄鸡1只，冰糖100克。

【制法】宰杀雄鸡，去毛及内脏，脂肪也尽可能割除，洗净，切成小块；鸡块放砂锅中，加水10升，武火烧开，文火慢炖，随时除去浮起的泡沫及油脂；炖约5小时后，将黄精洗净，放入锅内，再继续慢炖，大约需7~8小时，至汤汁剩约 1 升时停火，用洁净的纱布过滤 2～3 遍；将滤出的透明汤汁倾入另一锅内，再以小火熬 1～2 小时；至汤汁剩 0.5 升时加入冰糖，溶化搅匀后停火，以陶器收贮，放置 3～4 小时后，即可凝冻为透明的固体鸡膏。

【功效】本方源于《食物补疗大典》。黄精性味甘平，能够补中益气、养阴生津，是著名的养阴药物。加上鸡肉、冰糖，则补虚滋阴之力尤强。因此特别适合于肝肾阴亏和肝阳上亢型高血压，症见眩晕、低热、腰酸、口干苦、手足心热，舌红苔少等。

首乌鸡丁

【原料】何首乌 20 克，公鸡 1 只，冬笋、鲜椒各 15 克，淀粉 10 克，酱油、黄酒、味精、精盐各适量。

【制法】将何首乌用砂锅煮 30 分钟，去渣留汁备用；公鸡拔去毛，洗净，去骨切丁，放入碗中，上浆待用；冬笋、鲜椒切丁。置锅烧油，将浆好的鸡肉丁下油锅炸熟后倒入漏勺待用；锅底留油，加入鸡丁、配料、酱油、黄酒、味精及首乌汁，迅速颠炒，淀粉勾芡后盛盘即可。佐餐食用。

【功效】益气开胃，养血安神。适宜用于高血压头晕目眩、心悸失眠、肢体麻木、视物昏花、耳鸣等症。

 鹌鹑

【性味归经】味甘，性平。归大肠、脾经。

【功效主治】补中益气，清利湿热。主治水肿，肥胖型高血压，糖尿病，贫血，胃病，肝大，肝硬化，腹水等。

鹌鹑肉的脂肪含量极低，含丰富的磷脂，可生成溶血磷脂，有抑制血小板凝聚的作用，可阻止血栓形成，保护血管壁，阻止动脉硬化。鹌鹑肉所含的芦丁，具有防治高血压和动脉硬化等功效。

【用法】煮熟，炖汤。

【饮食宜忌】凡实邪、邪毒未消者不宜食。

药膳推荐

香酥鹌鹑

【原料】鹌鹑 8 只，白莲 8 克，砂仁 1 克，葱 1 根，姜 5 片，料酒 1/2 匙，盐 1 茶匙，油 750 毫升。

【制法】鹌鹑宰杀后去掉内脏，洗净备用；将砂仁、白莲入锅煮一下取汁，放入盐、料酒、葱、姜水调汁；将鹌鹑放入调好的汁中淹 1 小时，然后将鹌鹑拣出；待油热后，倒入鹌鹑炸第一遍，油温上升后再炸第二遍，直到呈酥脆状出锅即可。

【功效】健脾和胃，行气消凉。特别适合于高脂血症、高血压、冠心病、肥胖症患者食用。

杞精炖鹌鹑

【原料】鹌鹑 1 只，枸杞子、黄精各 30 克，盐、味精少许。

【制法】将鹌鹑宰杀，去毛及内脏，洗净；枸杞子、黄精装鹌鹑腹内，加水适量；文火炖酥，加盐、味精适量调味即成。吃肉喝汤，每天 1 次。

【功效】滋养肝肾，补精益智。适合于肝肾不足、精血亏虚型高血压患者食用。

枸杞杜仲鹌鹑汤

【原料】鹌鹑肉 250 克，枸杞子 30 克，杜仲 10 克，鸡汤 1000 毫升，料酒 10 毫升，盐 3 克，胡椒粉 2 克，大葱 8 克，姜 8 克。

【制法】将枸杞子、杜仲分别洗净；将鹌鹑去毛、内脏、脚爪，洗净斩块放锅内；加入鸡汤，加入料酒、盐、胡椒粉、姜、葱、枸杞子、杜仲；共煮至肉熟烂拣出杜仲，盛入汤盆即成。

【功效】补益肝肾，强筋健骨，益精明目，降压。适用于高血压患者及孕妇。

小米鹌鹑汤

【原料】鹌鹑 1 只，小米 100 克，鸡蛋清 30 克，姜 10 克，料酒 5 毫升，盐 3 克，香油 5 毫升。

【制法】鹌鹑整理干净，抹干水取肉，鹌鹑骨放入滚水中煮 5 分钟，取出洗净；鹌鹑肉切小粒，加入淀粉、蛋清、精盐搅匀；小米洗净，用汤匙碾碎成蓉，姜去皮切片；锅内注入适量清水，放入鹌鹑骨、姜片煮滚，用小火煮 1 小时，取汤备用；把小米蓉放入锅内，下入清汤煮沸，用料酒、精盐调味，再加入鹌鹑肉和鹌鹑骨汤；待鹌鹑肉熟后，淋上香油即成。

【功效】益智补脑，气血双补。适合于高血压患者食用。

鸽肉

【**性味归经**】味甘、咸，性平。归肝、肾经。

【**功效主治**】滋肝肾，益气血，补脾益气。白鸽肉最佳，老人肾精不足之体弱消渴尤宜

古话说"一鸽胜九鸡"，鸽子营养价值较高，对老年人、体虚病弱者、手术病人、孕妇及儿童非常适合。鸽子的营养价值极高，既是名贵的美味佳肴，又是高级滋补佳品。鸽肉为高蛋白、低脂肪食品，蛋白含量为24.4%，超过兔、牛、猪、羊、鸡、鸭、鹅和狗等，所含蛋白质中有许多人体必需氨基酸，且消化吸收率在5%，鸽子肉的脂肪含量仅为0.3%，低于其他肉类，是高血压患者理想的保健食品。

【**用法**】内服适量，煮食，炖食，蒸食，炒食。不宜炙烤后食用。

药膳推荐

白鸽大枣饭

【**原料**】肥大乳鸽1只（750克左右），粳米200克，大枣25克，香菇15克，生姜、黄酒、白糖、植物油各适量。

【**制法**】将乳鸽宰杀，去毛及内脏，洗净，斩成2厘米见方小块，放入碗内；加黄酒、白糖、生姜片、植物油拌匀；大枣洗净去核；香菇泡软后切成丝；淘净粳米放入搪瓷盆内，上笼用大火蒸50分钟，揭开笼盖，将鸽肉、大枣、香菇丝倒入饭上铺平；再盖上笼盖，继续蒸15分钟，直至鸽肉熟透即成。主餐食用。

【**功效**】补阳益气。适宜用于脾肾阳虚型高血压，以及体质衰弱、神疲乏力等症。鸽肉补肾益气、解毒消肿，与补中益气粳米，及大枣相配伍，其营养和食疗价值更高。

天麻蒸乳鸽

【**原料**】天麻12克，乳鸽1只，绍酒10毫升，姜5克，葱10克，盐5克，酱油10毫升，鸡汤300毫升。

【制法】把天麻用淘米水浸泡3小时，切片；乳鸽宰杀后，除去毛、内脏及爪；姜切片，葱切花；把酱油、绍酒、盐抹在乳鸽上，将乳鸽放入蒸杯内，加入鸡汤，放入姜、葱和天麻片；将蒸杯置蒸笼内，用武火、大汽蒸约1小时即成。每天1次，每次吃半只乳鸽，喝汤吃天麻。

【功效】平肝息风，定惊潜阳。适合于高血压肝阳上亢患者食用。

灵芝炖乳鸽

【原料】灵芝3克，乳鸽1只，精盐、味精、姜、葱、黄酒各适量。

【制法】将乳鸽除去毛和内脏，洗净，放入盅内；加水适量，再加入切成片的灵芝及各种调料，将盅放入锅内；隔水炖熟即成。佐餐食用。

【功效】补中益气。

补骨脂芹菜煲白鸽

【原料】补骨脂10克，芹菜200克，白鸽1只，姜5克，葱10克，盐5克，植物油50毫升。

【制法】把补骨脂烘干，打成粉；芹菜洗净，去叶留茎，切4厘米长的段；白鸽宰杀后去毛、内脏及爪，用沸水焯去血水，切4厘米见方的块；姜切片，葱切段；把炒锅置武火上烧热，加入植物油，六成熟时，加入姜、葱爆香，放入鸽肉，炒变色，加入盐、芹菜、补骨脂粉，炒匀，加入上汤300毫升，用武火烧沸，再文火煲35分钟即成。每2天1次，每次吃鸽肉30~50克，随意吃芹菜。

【功效】益脾肾，降血压。适合于高血压证属阴阳两虚型患者食用。

山楂虫草鸽肉汤

【原料】山楂15克，冬虫夏草10克，白鸽肉4只（200克），姜5克，葱10克，蒜15克，盐5克。

【制法】把山楂洗净，去核，切片；冬虫夏草用酒浸泡，洗净；白鸽宰杀后去内脏、毛及爪，用沸水炸去血水，沥干水分，一切两半；姜切片，葱切段，大蒜去皮切片；把鸽肉放炖锅内，加入山楂、虫草、姜、葱、盐、大蒜，加清水1200毫升。把炖锅置武火上烧沸，再用文火炖50分钟即成。每天1次，1次吃半只鸽肉，喝汤，佐餐食用。

【功效】补肾阳，降血压。适合于高血压证属阳虚型患者食用。

鹅肉

【性味归经】味甘，性平。归脾、肺经。

【功效主治】益气补虚，益胃止渴。主治脾胃虚弱，消瘦乏力，饮食减少，气阴不足，口干思饮，乏力短气，消渴。

鹅肉含有人体生长发育所必需的各种氨基酸，其组成接近人体所需氨基酸的比例，从生物学价值上来看，鹅肉是全价蛋白质，为优质蛋白质。鹅肉中的脂肪含量较低，仅比鸡肉高一点，比其他肉要低得多。鹅肉不仅脂肪含量低，而且品质好，不饱和脂肪酸的含量高，特别是亚麻酸含量均超过其他肉类，对人体健康有利。鹅肉脂肪的熔点亦很低，质地柔软，容易被人体消化吸收。高血压患者的药膳疗养，鹅肉是很好的可选食材。

【用法】煮熟，炖汤。

【饮食宜忌】湿热内蕴者不宜食。

药膳推荐

五味鹅肉汤

【原料】鹅1只（约2000克），熟地黄20克，党参30克，大枣30克，黄芪30克，山药30克。

【制法】将鹅宰杀去毛及内脏，入开水锅内稍煮5分钟，取出洗净；将上5味药切片装入鹅腹内，用线缝合；放入砂锅内加生姜、葱白、胡椒、精盐；先用旺火煮沸，再用文火炖至烂熟，用味精调味即可。

【功效】滋阴养肝，健脾开胃，补中益气。适用于高血压患者肝肾阴虚、中气不足者。

淮山炖白鹅

【原料】淮山药20克，白鹅肉200克，姜5克，葱10克，盐5克，植物油50毫升。

【制法】把淮山药用水发透，切成4厘米见方块；白鹅肉洗净切成4厘米方块；姜切片，葱切段；锅置武火上，加入植物油，至六成熟时，加入姜、葱爆香，放入鹅肉，炒变色；放入淮山药，加入清水 1000 毫升，用文火炖 1 小时，加盐调味即成。每天 1 次，每次食鹅肉 50 克，随意喝汤，吃淮山药块。

【功效】补肝肾，降血压。适合于高血压证属肝肾阴虚型患者食用。

枸杞烧白鹅

【原料】枸杞子 12 克，西兰花 100 克，胡萝卜 100 克，白鹅肉 200 克，姜 5 克，葱 10 克，盐 5 克，植物油 50 毫升。

【制法】把枸杞子洗净，去杂质；西兰花洗净，撕成花朵；胡萝卜洗净，切 3 厘米见方的块；白鹅肉洗净，切 4 厘米见方的块；姜切片，葱切段；把炒锅置武火上烧热，加入植物油，烧六成熟时，加入姜、葱爆香，放入白鹅肉，炒变色，加入胡萝卜、西兰花、枸杞子、盐，加入清水 300 毫升，用文火煮 35 分钟即成。每天 1 次，每次食鹅肉 30 ~ 50 克，随意吃兰花、胡萝卜。

【功效】补肝肾，明目，降血压。适合于高血压证属肾阴亏损型患者食用。

鹅肉煲竹参

【原料】鹅肉 250 克，淮山药 20 克，玉竹 15 克，北沙参 15 克，生姜、葱节、胡椒各少许，食盐、味精各适量。

【制法】先将鹅肉切块，山药切片与沙参、玉竹一同入锅，加食盐、生姜、葱节、胡椒等调料；武火烧开，然后小火煨至鹅肉烂熟。用味精调味即可。

【功效】益气养阴，生津润燥。适用于高血压证属于肝肾不足者。

 鸭肉

【性味归经】味甘、咸，性平。归肺、肾经。

【功效主治】滋阴养胃，利水消肿。主治劳热骨蒸，咳嗽，水肿，营养不良。

鸭肉中含有较为丰富的烟酸，它是构成人体内两种重要辅酶的成分之一，对心肌梗死等心脏疾病患者有保护作用。鸭肉中 B 族维生素和维生素 E 含量较多，能有效抵抗脚气病，神经炎和多种炎症，还能抗衰老。

【用法】煮食，蒸熟食。

【饮食宜忌】外感初起，便溏，腹泻者不宜。

药膳推荐

玉竹地黄鸭

【原料】玉竹30克，生地黄40克，大枣6枚，老鸭1只（约800克），猪骨汤300毫升，混合油80毫升，料酒、食醋、姜片、精盐、胡椒粉、酱油、葱花、味精各适量。

【制法】玉竹、生地黄分别洗净，大枣（去核）洗净；老鸭宰杀后去毛，去内杂，切成块，放入适量料酒、食醋、精盐、酱油腌10分钟；将腌好的鸭块在油锅内走油后，与生地黄、玉竹、姜片、大枣、猪骨汤一并放入砂锅内，文火慢炖2小时左右，待鸭肉香烂时，用胡椒粉、酱油、精盐、葱花、味精调味即成。

【功效】滋阴养血，益胃生津。适用于肝肾阴虚型高血压因阴虚内热心烦失眠、潮热盗汗者，或阴虚外感之头痛发热、微恶风寒者。

枸杞大蒜蒸野鸭

【原料】枸杞子50克，大蒜头50克，野鸭1只，混合油80毫升，料酒、香油、红辣椒丝、姜片、精盐、酱油、味精、葱白各适量。

【制法】野鸭净毛后，开膛去内杂，用少量精盐和料酒涂抹鸭的内外；大蒜头去皮，洗净，与枸杞子同置于鸭的胸脯内；将鸭胸脯合上，用牙签封口后置于碗盆内，上笼，蒸烂熟；将红辣椒丝、姜、葱以及精盐、酱油一同炒成油汁；将出笼鸭肉撕成条状，与油汁拌匀即可。

【功效】补益中气，利水消肿。适用于肾阳不足和肾精亏虚或阴阳两虚的高血压患者。

青皮白鸭汤

【原料】郁金、香附子、白芍各9克，白鸭肉500克，青皮、陈皮、姜、葱、精盐各5克。

【制法】将青皮、陈皮、郁金、香附子、白芍装入纱布袋内，扎紧口；姜拍松，葱切段；鸭肉洗净，切4厘米见方的块，放入炖锅内，加入清水800毫升，放入药包、姜、葱；锅置大火上烧沸，再用小火炖煮50分钟即成。每天2次。

【功效】疏肝理气。适用于肝阳上亢型高血压。

乌鸡

【性味归经】味甘，性平。归肝、脾、肾经。

【功效主治】补肝肾，清虚热，益脾胃。主治阴血不足之潮热盗汗，血虚经闭；肾虚或脾肾两虚之带下，遗精，白浊，消渴，下痢。

乌鸡含大量蛋白质，多种维生素以及硒、铁、铜、锰等微量元素，而胆固醇含量极低，是高蛋白、低脂肪的滋补佳品。经研究，乌鸡中含有的 DHA 和 EPA，可以预防脑血栓和心肌梗死。对久病体虚的高血压患者尤其适宜。

【用法】煮食，或蒸食，炖汤。乌鸡连骨（砸碎）熬汤滋补效果最佳；炖煮时不要用高压锅，使用砂锅文火慢炖最好。

药膳推荐

龙眼乌凤芪枸汤

【原料】黄芪 30 克，枸杞 15 克，桂圆肉 15 克，乌鸡 500 克左右，姜少许，盐 2 克，味精 1 克，酱油 5 克。

【制法】将乌鸡宰杀干净；将黄芪、枸杞、桂圆肉洗净装入鸡腹，用线扎好；将乌鸡放入砂锅中，加清水 1500 毫升左右，放入姜，盖好砂锅；先用大火煮开，然后改用小火炖 2 小时左右，调味即成。

【功效】益气健脾，补肾固元。适用于高血压脾肾阳虚患者；以及阴阳两虚，先天不足或后天失养，久病体弱之高血压患者。

决明五味炖乌鸡

【原料】决明子 12 克，五味子 10 克，乌鸡 1 只（1000 克），姜 5 克，葱 10 克，盐 5 克。

【制法】把决明子、五味子洗净，乌鸡宰杀后去毛、内脏及爪，姜拍松，葱捆成把；把盐抹在鸡身上，姜、葱、决明子、五味子放入鸡腹内，放入炖锅内，加清水 1500 毫升；把炖锅置武火上烧沸，再用文火炖煮 1 小时即成。每天 1 次，每次吃鸡肉 30 ~ 50 克，随意喝汤。

【功效】补气血，降血压。

麦门冬海带煲乌鸡

【原料】麦门冬 15 克，海带 100 克，乌鸡 1 只（500 克），姜 5 克，葱 10 克，盐 5 克，上汤 400 毫升，植物油 30 毫升。

【制法】把麦门冬洗净，去杂质。海带洗净，切 4 厘米长的段；乌鸡宰杀后去毛、内脏及爪，用沸水煮透，切成 3 厘米见方的块；炒锅置武火上烧热，加入植物油，烧六成熟时，加入姜、葱爆香，加入乌鸡、盐、海带、麦门冬、上汤，用文火煲 1 小时即成。每天 1 次，每次吃鸡肉 50 克。

【功效】滋阴补肾。适合于高血压证属肾阴亏损型患者食用。

熟地巴戟天乌鸡汤

【原料】熟地黄、巴戟天各 30 克，乌骨鸡 1 只（约 500 克）。

【制法】将乌骨鸡去毛及内脏洗净，切块；熟地黄、巴戟天洗净，与鸡肉放入砂锅中一起煲 2 ~ 3 小时。去药渣加入食盐及调料调味。

【功效】滋阴壮阳。经常服食可补充阴阳之气，增强免疫功能和造血功能。适用于老年高血压患者身体衰弱、免疫功能下降等情况。

 牛奶

【性味归经】味甘，性温。归肺、胃经。

【功效主治】滋养补虚，益胃润燥。主治气血不足之头晕目昏，神疲乏力，噎膈反胃，消渴口干，大便干结，营养不良，贫血，胃炎。

高血压的发生与血钠、血钙比例是否均衡有关。当一个人的血钠过高，血钙又过低时，血压就会明显上升，假如继续摄入含钙较多的食物，就能使血压稳定。据测定每 100 毫升牛奶中含钙量高达 120 毫克，且易被人体吸收利用。所以，高血压患者饮用牛奶对稳定高血压是有利的。

但是，因为高血压常合并有动脉硬化，而普通牛奶中所含的脂类可能使动脉硬化加重，甚至导致血压升高，因此，高血压患者应选择脂肪含量分别为 0.1%、0.5%、1% 的低脂牛奶，而不宜饮用脂肪含量大于 2.8% 的普通牛奶。

【用法】煮沸饮用。外用：涂搽或浸洗患处。

【饮食宜忌】脾胃虚寒泄泻，中有痰湿积水者及牛乳过敏者忌用。

药膳推荐

山药黑芝麻糊

【原料】山药15克，黑芝麻150克，粳米60克，鲜牛奶200毫升，冰糖100克，玫瑰糖6克。

【制法】将粳米用清水浸泡1小时，捞出滤干；山药切成小颗粒；黑芝麻洗净后晒干，入锅炒香，加鲜牛奶和清水拌匀，磨成浆，滤出浆汁；锅中加适量清水，放入冰糖，大火煮溶，将浆水倒入锅内与冰糖搅匀，加入玫瑰糖，边煮边搅拌成糊，熟后即成。当点心，每天2次。

【功效】滋补肝肾。适宜用于高血压肝肾阴虚型病证。山药益气养阴，补脾肺肾；黑芝麻补肝肾，益精血，润燥滑肠；山药、黑芝麻与粳米、牛奶、玫瑰糖等同食，效果明显。

柿子鲜奶汁

【原料】柿子2个，新鲜牛奶200毫升。

【制法】柿子洗净，连皮切碎，去蒂、子后捣烂；放入家用榨汁机中高速搅成糊状，用洁净纱布滤汁；柿子汁倒入杯内，加入牛奶，搅匀即可。每天1剂，分早、晚2次饮用。

【功效】清热止渴，降压。适用于肝火上炎型高血压患者。

核桃三物饮

【原料】核桃仁15克，山楂15克，杏仁15克，牛奶250毫升，冰糖10克。

【制法】核桃仁磨成末，山楂切片，杏仁打粉，冰糖打碎；把牛奶放入炖杯内，加入核桃仁末、山楂片、杏仁粉、冰糖屑；把杯置中火上烧沸，用文火炖煮20分钟即成。每天1次，当早餐食用。

【功效】补气血，降血压。适合于高血压患者风痰上扰，见头晕目眩、站立不稳等症。

枸杞爆鸡丁

【原料】生鸡脯肉150克，枸杞子10克，水发玉兰片、荸荠各30克，鸡蛋清1个，淀粉25克，牛奶40克，葱、姜、蒜、精盐、味精各适量，鸡油15克，植物油适量。

【制法】枸杞子用清水洗净放碗中蒸 30 分钟；鸡胸脯肉切成 1.2 厘米见方丁；玉兰片切成长 1.8 厘米、宽 1 厘米的长方形；荸荠切 1 厘米方丁；葱切末，姜去皮切成细末，蒜拍成末，淀粉用水泡上；取一个碗放入葱末、蒜末、精盐、味精、牛奶、水淀粉，配成芡汁；另取一个碗放入鸡丁、鸡蛋清、水淀粉浆好；将炒勺放在旺火上，加入植物油，待油烧至五成热时，将勺端离火口，放在勺垫上将浆好的鸡丁放入；接着将勺放回火口，放入玉兰片、荸荠丁，急速倒入漏勺内，滤去油；再将炒勺放回火上，倒入鸡块和蒸熟的枸杞子等，随后倒入配好的芡汁，翻炒数次，淋上鸡油即成。佐餐食用。

【功效】补肝益肾，温中补气。适宜用于高血压患者腰膝酸软、头昏耳鸣、眼目昏花、视力减退、虚劳咳嗽、小便频数等症。

 蜂蜜

【性味归经】味甘，性平。归肺、脾、大肠经。

【功效主治】补中，润燥，止痛，解毒。主治肺燥咳嗽，肠燥便秘，胃脘疼痛，鼻渊，口疮，烫火伤，也可解乌头毒。

蜂蜜不仅营养丰富，而且还是润肠通便的食疗佳品。高血压患者经常食用蜂蜜，会使大便通畅，从而有效减少高血压心脏病突发事件的发生。

【用法】冲调，或入丸、散剂。外用：涂搽局部。

【饮食宜忌】痰湿内蕴，中满痞胀，肠滑泄泻者忌服。

药膳推荐

芦荟茶

【原料】芦荟（或芦荟叶）50 克，绿茶 5~10 克，蜂蜜适量。

【制法】芦荟去皮，芦荟肉切成小片。将煮好的滚水冲入芦荟（或叶）、绿茶中，加入蜂蜜调味即可饮用。

【功效】增强机体免疫功能。

蜂蜜瓜皮饮

【原料】蜂蜜 50 克，冬瓜皮 15 克，香附 6 克。

【制法】冬瓜皮、香附加水煎；后下蜂蜜，煎汁。每天 2 次，连服数天。

【功效】理气利水。

山豆根黄柏蜜饮

【原料】山豆根 20 克，黄柏 15 克，蜂蜜 30 毫升。

【制法】将山豆根、黄柏洗净入锅；加适量水，待药汁转温后，调入蜂蜜即成。上下午分服。

【功效】清热利湿。

核桃黑芝麻糊

【原料】核桃仁 100 克，黑芝麻 30 克，蜂蜜 20 克，葛根粉适量。

【制法】将核桃仁晒干或烘干，黑芝麻微火炒香，共研成粉；锅置上火，加清水适量，大火煮沸，调入核桃仁粉，黑芝麻粉，葛根粉；改用小火煨煮，边煮边调，待羹糊将成时停火，兑入蜂蜜，拌匀即成。早、晚分服。

【功效】益肾养肝。

 鸽蛋

【性味归经】味甘、咸，性温。归肾经。

【功效主治】补肾阳，益精血，明目。

鸽子蛋被称为"动物人参"，含有几种氨基酸和人体必需的 8 种维生素，是高蛋白低脂肪的珍品。

白鸽蛋的蛋白质、脂肪含量与鸡蛋相当，尤为突出的是，它的核黄素含量是鸡蛋的 2.5 倍，鹌鹑蛋的卵磷脂含量比鸡蛋高 3 ~ 4 倍。鸽子蛋富含优质蛋白质、磷脂、铁、钙和维生素 A、维生素 B_1、维生素 B_2、维生素 D 等营养成分。蛋白质和脂肪含量虽然稍低于鸡蛋，但所含的钙和铁元素均高于鸡蛋。

【用法】煮食，去壳沸水冲，或与他药同煮，或入丸、散。

【饮食宜忌】阴虚火旺，内热盛者忌用。

药膳推荐

枸杞乌参鸽蛋

【原料】水发乌参 100 克，枸杞 15 克，鸽蛋 60 克，精盐 3 克，黄酒 30

毫升，味精、胡椒粉各 3 克，酱油 15 毫升，植物油、鸡汤、葱、生姜、生粉、肉汤、湿淀粉各适量。

【制法】将海参内壁撕干净，放入烧的肉汤内氽片刻，捞出倒去汤；再放入新汤，并将海参入砂锅氽后取出，用刀在腔壁剖菱形花刀；鸽蛋放入清水砂锅，用小火煮熟，捞出，放入冷水内浸 5 分钟，剥去壳；葱洗净，切成段。炒锅烧热，放油烧至六成热，将鸽蛋滚满干生粉，放入油锅内，炸至表皮呈黄色，捞出；炒锅烧热，放油烧至六成热，下葱、生姜煸香，加入鸡汤稍煮，捞出葱、生姜不用；再加入酱油、黄酒、胡椒粉、海参，烧沸后，撇净浮沫，转用小火烧约 40 分钟；加鸽蛋、枸杞，再煨 10 分钟；取出海参摆入盘内，鸽蛋围在周围，炒锅内留下的汤汁用大火烧沸后，加入味精，用湿淀粉勾芡，淋上热油；然后将芡汁浇在海参、鸽蛋上即成。佐餐食用。

【功效】滋阴润肺，补肝明目。适宜用于治疗肝肾不足、肝肾阴虚型高血压。鸽蛋补肾益气，可治精血亏损、虚劳力怯等症，加用枸杞补益肝肾，凡慢性病症见有虚劳羸瘦、腰酸乏力、气怯食少者皆可食用。

杜仲煮鸽蛋

【原料】杜仲 15 克，鸽蛋 10 枚，姜 5 克，葱 10 克，盐 5 克。

【制法】把鸽蛋放入锅内，加清水 500 毫升，置中火煮熟，捞起晾凉，剥皮待用。把锅置武火上，加入鸡汤 300 毫升，放入姜、葱、盐、鸽蛋和杜仲粉，用文火煮 20 分钟即成。每天 1 次，每次吃鸽蛋 4 枚，随量喝汤。

【功效】补肝肾，降血压。适合于高血压证属阴阳两虚型患者饮用。

玉兰鸽蛋

【原料】鸽蛋 10 个，玉兰片、火腿、口蘑各 20 克，植物油、淀粉各适量，黄酒、酱油、味精、精盐、葱花、香菜段、清汤、花椒油各适量。

【制法】将玉兰片、火腿、口蘑切成 1 厘米宽、2 厘米长的片，再用开水烫片刻待用；将鸽蛋煮熟，剥去皮，蘸上酱油，放入八成热的油锅中，炸至金黄色时捞出；锅内加植物油，烧热，用葱花炝锅，加入黄酒、酱油、精盐、火腿、口蘑、玉兰片翻炒；加清汤后，将鸽蛋下锅煨片刻，调好口味，用水淀粉勾芡，加入味精、花椒油出锅，放上香菜段即成。佐餐食用。

【功效】补肾益气，清热安神。适宜用于高血压头晕口苦、心悸失眠等症。

鸡蛋

【**性味归经**】味甘，性平。归脾、胃经。

【**功效主治**】滋阴润燥，养血安神。主治热病烦闷，燥咳声哑，目赤咽痛，胎动不安，产后口渴，下痢，烫伤。

鸡蛋中含有丰富营养物质，营养专家称之为"完全蛋白质模式"，被誉为"理想的营养库"。鸡蛋黄中的卵磷脂，可以预防动脉粥样硬化，并且常吃鸡蛋可以健脑益智，有效改善记忆力。

【**用法**】去壳生服，沸水冲，或与他药同煮，或入丸、散。

【**饮食宜忌**】伤食积滞者少服。鸡蛋吃法很多，但就营养的吸收和消化率来讲，煮蛋为100%，炒蛋为97%，嫩炸为98%，老炸为81.1%，开水、牛奶冲蛋为92.5%，生吃为30%～50%。对儿童来说，还是蒸蛋羹、蛋花汤最适合。

药膳推荐

茯苓红花鸡蛋面

【**原料**】茯苓、熟火腿肉、番茄各30克，植物油30毫升，红花6克，挂面、鸡蛋各50克，姜、葱各10克，精盐3克。

【**制法**】将茯苓烘干，打成细粉；红花洗净；葱切段，姜切片；熟火腿切薄片，再切成小颗粒；鸡蛋打入碗内调匀；番茄洗净、切碎；炒锅放在大火上烧热，加入植物油；烧至六成熟时，加入姜、葱爆香，放入鸡蛋、番茄、火腿丁、红花；加入鸡汤或清水300毫升煮熟；茯苓粉用少许水调匀，代生粉放入锅内勾芡后起锅待用；锅内注入清水600毫升，置大火上烧沸，放入挂面煮熟；盛入碗中，加入鸡蛋、番茄拌匀即成。

【**功效**】活血祛瘀，利水渗湿，宁心安神。适宜用于高血压脾肾阳虚和心脾两虚型患者。其他类型高血压患者，伴有水湿中阻、气虚困乏者亦可应用。

红果素丸子

【**原料**】鲜藕、山药各250克，山楂50克，冰糖100克，鸡蛋清2个，淀粉 50 克，桂花汁、青红丝、白糖各适量。

【制法】藕、山药去皮，山楂去核、蒂，入笼屉蒸烂后，放入盆中搅碎成泥；将冰糖研成面，与蛋、淀粉入盆内搅拌均匀，做成红果大小的丸子；锅内放油，烧热后将丸子炸成金黄色捞出，摆在盘中；炒勺中加清水，烧开后，放入适量白糖，再烧开，放入淀粉匀成稀芡，浇在丸子上，再放上桂花汁、青红丝即成。佐餐食用。

【功效】利尿降压，补肾益气。

紫菜炒鸡蛋

【原料】紫菜 30 克，鸡蛋 2 枚，盐 5 克，植物油 50 毫升。

【制法】把紫菜发透，撕开成丝，沥干水分；鸡蛋打入碗中，与紫菜、盐搅匀，待用；炒锅置武火上烧热，加入植物油，六成熟时，把鸡蛋加入，改用文火，先把一面煎黄，再煎另一面，两面熟后，即成。每天 1 次，佐餐食用。

【功效】补肾养血，降低血压。适用于高血压证属肾阴亏损型患者。

加味鸡蛋汤

【原料】钩藤、络石藤、石决明各 12 克，白芍、生地黄、生牡蛎、茯苓各 10 克，炙甘草 6 克，阿胶（烊化）10 克，鸡蛋 2 枚。

【制法】前 8 味水煎取汁，先加入烊化的阿胶调匀，再加入调碎鸡蛋煮熟即成。每天 1 剂，分 2 次服用。

【功效】滋阴柔肝，息风止晕。适用于肝风内动血虚生风的高血压患者。

麦麸饼

【原料】麦麸 150 克，面粉 50 克，鸡蛋 1 个，调味料适量。

【制法】先将鸡蛋磕入碗中，按顺时针方向连续搅 30 次，放好备用；将麦麸、面粉混合均匀，加清水适量，边搅拌边调入鸡蛋汁，并加适量植物油、香油、葱花姜末、精盐、味精，和匀后做面饼蒸煮，或下平底油锅中烘成小圆饼；以麦麸饼代替早晚主食，当天吃完。

【功效】滋阴补肾，清热降火，降压降糖。对高血压合并糖尿病患者有良效。

玉兰鱼球

【原料】生鱼肉（草鱼或海鱼肉均可）200 克，玉兰花瓣 15 个，鸡蛋 5

枚，味精、料酒、香油及盐各适量。

【制法】将鱼肉去刺切碎，玉兰花切成丝或末，两者混拌成泥；取蛋清，用筷子搅匀发稠，放入少量香油、料酒、味精及盐；然后将鱼肉玉兰泥做成数个小球，放入配好的蛋清中蘸匀，捞出后码在盘子中央，将整盘玉兰鱼球放在开锅的蒸屉上蒸 5 分钟取出即可。

【功效】养阴，润燥，祛风。对高血压之虚火上升头痛者尤为适宜。

 虾

【性味归经】味甘，性微温。归肝、肾经。

【功效主治】补肾壮阳，通乳，托毒。主治肾虚阳痿，产后乳汁不足，体虚，麻疹，水痘出而不畅。

虾营养丰富，且其肉质松软、易消化，对身体虚弱以及病后需要调养的人是极好的食物。

虾中含有丰富的镁，对心脏活动具有重要的调节作用，能很好地保护心血管系统，它可减少血液中胆固醇含量，防止动脉硬化，同时还能扩张冠状动脉，有利于预防高血压及心肌梗死。

【用法】煮熟、煎汤或研末服。

【饮食宜忌】过敏体质，皮肤疮疡者忌服。

药膳推荐

参芪虾仁粥

【原料】党参、黄芪各 20 克，虾仁 50 克，粳米 100 克，黄酒、葱花、生姜末、精盐、味精各适量。

【制法】将虾仁洗净，放入热油锅中煸炒；烹入黄酒、葱花、生姜末、精盐、味精，炒至八成熟，盛入碗中备用；将党参、黄芪分别晾干，切成片，同放入砂锅，加水煎煮，用洁净纱布过滤；党参、黄芪勿弃，放入另碗；收取滤汁回砂锅；加入淘净粳米，酌加适量清水；大火煮沸后，改小火煨煮成黏稠粥；粥将成调入炒制虾仁拌匀，再煮至沸即成。早晚分服。

【功效】温补脾肾，活血化瘀。适宜用于脾肾阳虚型高血压。虾仁补肾壮阳；党参、黄芪、虾仁与补中益气的粳米同食，补气作用得以加强，气旺血行。

竹笋虾仁扒豆腐

【原料】竹笋50克，百合20克，虾仁100克，豆腐200克，姜5克，葱10克，盐5克，植物油50毫升。

【制法】把百合洗净，放入碗内，加水50毫升上笼蒸熟待用；竹笋洗净，发透，去杂质；虾仁洗净，豆腐切3厘米见方的块；姜切片，葱切段；把炒锅放在武火上，加入植物油，六成熟时，放入姜、葱爆香，加入虾仁、豆腐、百合、盐、竹笋，再加水50毫升，煮10分钟即成。每天1次，佐餐食用。

【功效】补肝益肾，降低血压。适用于高血压证属肝肾型阴虚型患者。

百合竹茹豆腐

【原料】百合20克，枸杞子15克，竹茹50克，虾仁100克，豆腐200克，葱10克，姜、盐各3克，植物油50毫升。

【制法】百合洗净入碗，加水适量，隔火蒸熟；竹笋发透，洗净切片；豆腐切块；葱姜洗净，切碎；枸杞子和虾仁洗净；炒锅放在武火上，加入植物油烧至六成热时，放入葱、姜爆出香味，加入其余各味及水50毫升，煮沸10分钟即成。每天1剂，分2次佐餐食用。

【功效】补肝肾，降血压。适用于高血压证属肝肾阴虚型患者。

枸杞大枣焖虾仁

【原料】枸杞子30克，虾仁100克，大枣10枚，花生油50毫升，猪骨汤200毫升，料酒、香油、精盐、酱油、胡椒粉、姜末、味精、葱花各适量。

【制法】枸杞子、大枣（去核）分别洗净，用温热水浸泡，浸透后捞出沥干；虾仁洗净沥干；将花生油烧至七成热，倒入虾仁，加入料酒、胡椒粉、酱油、姜末、葱花，反复翻炒，待虾仁喷香，放入少许精盐、味精，再放入枸杞子、大枣、猪骨汤焖熟，滴入香油即可。

【功效】滋阴养阳，补虚填精。适用于阴阳俱虚，更偏肾阳不足者，尤其是老年高血压患者。

海参

【性味归经】味甘、咸，性温。归肝、肾经。

【功效主治】补肾益精，养血润燥。主治精血亏损，虚弱劳怯，阳痿，梦遗，小便频数，肠燥便秘。

海参含胆固醇低，脂肪含量相对少，是典型的高蛋白、低脂肪、低胆固醇食物，是高血压、冠心病患者及老年人的食疗佳品，常食可治病强身。

海参多糖可以降低血黏度，同时降低血清胆固醇和三酰甘油水平，进而调节血脂，降低血黏度，改善微循环，利于保护血液循环的生态环境。

【用法】煎汤，煮食，或入丸、散。

【饮食宜忌】脾弱痰多，泻痢滑精者不宜。发好的海参不能久存，最好不超过3天，存放期间用凉水浸泡上，每天换水2~3次，不要沾油，或放入不结冰的冰箱中。海参不宜与甘草、醋同食。

药膳推荐

酱烧海参

【原料】水发海参500克，豆瓣酱25克，酱油10克，糖3克，胡椒面少许，料酒15克，味精2克，淀粉4克，花生油30克，葱5克，姜5克，鸡汤150克。

【制法】将海参洗净，斜刀片成大片，放在开水中氽一下，取出滤干水分；葱、姜切成末，豆瓣酱剁碎；炒锅上火，加入油50克，放入豆瓣酱煸炒，炒出红油后，加入葱、姜、鸡汤、料酒、酱油、胡椒面、糖、味精，并将海参放入；开锅后转用小火烧约10分钟，放入水淀粉，将汁收浓，即可盛盘。

【功效】补脾益肾。适用于脾肾两虚的高血压患者。

海参鲜蘑菇汤

【原料】海参200克，蘑菇（鲜蘑）80克，青豆40克，花生油10毫升，味精2克，料酒3毫升，酱油3毫升，盐2克，大葱5克，姜3克，香油

5 毫升。

【制法】将水发海参洗净，切成方丁；鲜蘑菇洗净去蒂，切开；葱和姜切碎待用；清水用旺火煮开，分别将海参、鲜蘑菇、青豆氽透捞出。炒锅烧热，放入油，油六成热时，下葱、姜末起锅，加盐，烹入料酒，放入酱油，加清水，煮沸后，下入海参、青豆、鲜蘑菇，再煮开淋入香油即成。

【功效】软化血管，清除血中杂质，降压消脂。

魔芋海参

【原料】海参（水浸）1000 克，魔芋 250 克，猪油（炼制）100 毫升，酱油 20 毫升，豆瓣辣酱 25 克，胡椒粉 2 克，盐 2 克，味精 10 克，料酒 20 克，大葱 20 克，姜 15 克，大蒜（白皮）15 克，淀粉（玉米）20 克。

【制法】海参片成 8 厘米长、3 厘米宽；魔芋糕切成 8 厘米长、10 毫米厚；姜、葱和蒜切成细末；锅中放冷水烧开，海参和魔芋一并入锅氽透捞出；锅置旺火上烧热，放猪油，将豆瓣酱炒出红色，加高汤、海参、魔芋、酱油、胡椒粉、精盐、味精、料酒、葱、姜、蒜，去浮沫，移微火上焖 5 分钟，用湿淀粉勾芡即成。

【功效】滋阴补肾，壮阳益精，养心润燥，补血，治溃疡。尤其适用于阴阳两虚型高血压患者。

大蒜海参粥

【原料】大蒜 30 克，海参 50 克，粳米 100 克。

【制法】把大蒜去皮，一切两半；海参水发胀后去肠杂，洗净，顺着切长片；粳米洗净，放入锅内，加水 1000 毫升，置武火烧沸，加入海参、大蒜，用文火煮 45 分钟即成。每天 1 次，当早餐食用。

【功效】补气血，添精髓，降血压。适合于肝肾阴虚型高血压患者食用。

 海蜇

【性味归经】味咸，性平。归肺、大肠经。

【功效主治】清热化痰，润肠。主治肺燥阴虚，痰热咳嗽，肠燥便结，哮喘。

海蜇含有类似于乙酰胆碱的物质，能扩张血管、降低血压。海蜇所含的甘露多糖胶质对防治动脉粥样硬化有一定功效。每100克海蜇含蛋白质12.3克、碳水化合物4克、钙182毫克、碘132微克以及多种维生素。

【用法】煮熟，煎汤，或凉拌食。

【饮食宜忌】脾胃虚弱者不宜。

药膳推荐

海蜇粥

【原料】海蜇皮100克，荸荠100克，糯米100克，白砂糖150克。

【制法】先将海蜇皮切成细丝，用清水浸泡，漂去异味后挤干水分待用；将糯米、荸荠、海蜇皮一同放入锅内；加清水置武火上烧开，改用文火熬煮成粥，放入白糖即成。每天服1剂，分次食用。

【功效】治劳损，除丹毒，降血压，软坚化痰。适用于高血压、瘰疬痰结、劳损积血、便秘、肺热咳嗽、痰浓黄稠、头昏脑涨、丹毒等症。

海蜇拌淡菜腐竹

【原料】海蜇150克，淡菜30克，腐竹20克，大蒜头1头、料酒、盐、味精、香油各适量。

【制法】海蜇切丝，入沸水烫一下，捞出沥水，入盘；淡菜入沸水煮熟，切细；腐竹泡洗干净后，入沸水烫熟，切成细条；大蒜头去皮，捣成泥状；淡菜、腐竹、蒜泥、料酒、盐、香油加入盘中，与海蜇一起拌匀即成。每天1剂，佐餐食用。

【功效】补虚清眩，降压。适用于各型高血压头晕、耳鸣等症。

海蜇膏

【原料】海蜇皮、大枣各500克，九制陈皮2袋，红糖250克。

【制法】海蜇皮洗净切碎，大枣洗净去核，与九制陈皮同时加水小火煮烂，然后倒入红糖浓煎收膏，开水冲服。每天2次，每次1汤匙。

【功效】疏肝理气，补脾和中。适宜用于高血压肝郁脾虚者。

胡萝卜拌蜇皮

【原料】海蜇皮100克，胡萝卜200克，植物油15毫升，香油15毫升，大葱10克，白砂糖4克，盐2克，味精1克。

【制法】海蜇皮用清水泡发，洗净后切成细丝，放入凉开水中漂净，挤干水分，放入盆内；胡萝卜去皮洗净后也切成细丝，加热至能掐透，撒入盐腌10分钟，用凉开水冲洗干净，挤干水分后放入海蜇皮丝盆中；锅置火上，放油烧热，放入葱段炒出香味后趁热淋到海蜇皮丝和胡萝卜丝上，加入白糖、味精和香油，晾凉后拌匀装盘即成。

【功效】明目，祛痰。适用于高血压患者。

 甲鱼

【性味归经】味甘、性平，归肝、肾经。性质滋腻。

【功效主治】滋补肝肾，滋阴凉血。

甲鱼每100克食部含蛋白质75克，脂肪17.8克，钾196毫克，磷114毫克，钠96.9毫克，钙76毫克，视黄醇当量与维生素A均为139微克，含少量维生素E，烟酸，糖类，铁、锌、硒等。具有调节免疫功能，提高淋巴细胞的转化率，促进骨髓造血功能，保护肾上腺皮质功能，防止细胞突变，以达延长寿命之目的，因甲鱼有较好的净血作用，常食可降低血胆固醇，故对冠心病、高血压患者有益。其裙边（周围柔软部分）营养价值最高。

【用法】煎汤，煮食。

【饮食宜忌】炖食，或清蒸；热病，虚热，孕妇均不宜食用。痰、食壅盛者慎用。因滋腻，如进食过多，有碍脾胃运化。不宜与猪肉、兔肉、鸭肉、鸡蛋、苋菜、橘子、芥末、紫苏、薄荷同时食用。

药膳推荐

二参蒸水鱼

【原料】太子参10克，党参12克，水鱼（甲鱼）1只（300克），姜5克，葱10克，盐5克，鸡汤300毫升。

【制法】把太子参洗净去杂质；党参洗净切薄片；水鱼宰杀后，去头及内脏、爪、尾，留鳖甲（鳖鱼盖）；姜切片，葱切段；把水鱼放蒸盆内，加入盐、姜、葱、鸡汤，在水鱼身上放太子参、党参，盖上鳖甲；把盛水鱼的蒸盆置蒸笼内，武火大汽蒸30分钟即成。每周1次，佐餐食用，吃水鱼喝汤。

【功效】益气补虚，化湿。适合于气虚湿阻型高血压患者食用。

龙眼山药甲鱼汤

【原料】甲鱼1只（500克左右），龙眼10克，淮山药30克，生姜适量。

【制法】将甲鱼宰杀，去肠杂，洗净，用开水脱去血水；将龙眼、山药洗净，生姜洗净切片；把全部用料一齐放入炖盅内，加开水适量，炖盅加盖，文火隔开水炖2小时。然后调味即可食用。

【功效】甲鱼配山药益阴健脾，使脾健而肝和。龙眼补益心脾，养血安神，对高血压肝阳上亢、肝肾阴虚、心脾两虚证，阴亏血少导致的失眠、心悸等有良好的疗效。生姜和胃醒脾，辟除鱼腥。由以上诸药合而用之，共奏滋阴退热、养心安神之功。需要指出的是，脾虚湿盛、消化不良者不宜食用。

甲鱼肉营养丰富，含多量蛋白质，而且易于消化吸收。中医认为，甲鱼肉性味甘平，入肝经，能够滋阴凉血。《本草图经》云：其"补虚，去血热。"《日用本草》云：其"补劳伤，壮阳气，大补阴之不足。"《随息居饮食谱》云："滋肝肾之阴，清虚劳之热。"

菟丝煮水鱼

【原料】菟丝子12克，水鱼（甲鱼）1只（500克），姜5克，葱10克，盐5克，鸡汤1500毫升。

【制法】把菟丝子洗净，装入纱布袋内；甲鱼宰杀后，去头、尾、内脏及爪；姜切片，葱切段；菟丝子药袋放入炖锅内，加入甲鱼、姜、葱、盐，加入鸡汤1500毫升；把炖锅置武火上烧沸，再用文火炖煮45分钟即成。每3天1次，每次吃水鱼30～50克。

【功效】补肾益精，滋补气血。适用于阴阳两虚型高血压兼见腰膝酸软、阳痿、遗精患者食用。

 龟肉

【性味归经】味甘、咸，性平。归肝、肾经。为滋补强壮保健食品。

【功效主治】滋补肝肾，滋阴凉血止血。

主治肝肾阴虚引起的虚劳发热，潮热骨蒸，咳嗽上气；阴虚血热，咯血，吐血，便血等。

龟肉每100克食部含蛋白质15.3克，糖类26.6克，磷430毫克，钙124

毫克，维生素A，少量脂肪，铁及烟酸等。能增强机体免疫功能，抑制肿瘤细胞。

【用法】煎汤，煮食。

【饮食宜忌】炖食，或煎汤食；脾胃功能弱、腹胀便溏者，乌龟已死者，均不宜食。传统认为，不能与橘子、苋菜、紫苏、薄荷同食。小儿不宜多食。

药膳推荐

绞股蓝炖龟

【原料】绞股蓝20克，乌龟1只（约250克），料酒、葱花、姜末、盐、味精各适量。

【制法】绞股蓝拣去杂质后洗净，放入纱布口袋中扎口，与洗净的乌龟一起放入砂锅，加适量水，先用大火烧沸；再加入料酒、葱花、姜末，改用小火炖1小时，待龟肉熟烂时，加盐、味精调味即可。隔天1剂，佐餐食用，每天食1/2量。

【功效】滋阴补阳，降压去脂。适用于肝肾阴虚、阴阳两虚型高血压。

核桃杜仲煲龟肉

【原料】核桃30克，杜仲15克，龟肉200克，姜5克，葱10克，盐5克，植物油50毫升。

【制法】把龟宰杀后，去头、尾、内脏及爪，切成4厘米见方的块；核桃去壳留仁，洗净；杜仲烘干，打成细粉；姜切片，葱切段；把炒锅置武火上烧热，加入植物油，六成熟时，加入姜、葱爆香，加入龟肉、盐、鸡汤400毫升，加入杜仲粉和核桃肉，炒匀，用文火煲30分钟即成。每天1次，每次食龟肉30～50克。

【功效】补中益气，降低血压。适合于高血压证属阳虚型患者。

玉米须炖龟

【原料】玉米须50克，龟1只（200克），清水1000毫升，姜5克，葱10克，盐5克，绍酒10毫升。

【制法】将龟宰杀后，去头、爪和内脏；玉米须洗净，装入纱布袋内，扎紧口；将龟、药袋放入锅内，加姜、葱、盐、绍酒、清水1000毫升，置武火烧沸，再用文火炖煮至熟即成。每天1次，每次吃龟肉50克，喝汤。

【功效】养阴潜阳，平肝降压。适合于高血压肝阳上亢型患者食用。

牛膝炖龟肉

【原料】牛膝 12 克，金龟 1 只（无金龟，一般龟也可以），姜 5 克，葱 10 克，盐 5 克。

【制法】牛膝洗净、润透，切 4 厘米长的段；金龟宰杀后，去头尾及内脏、爪，留下龟板；姜拍松，葱切段；把金龟和龟板放入炖锅内，加入清水 1000 毫升，放入牛膝及其他调料，用武火烧沸，文火炖 40 分钟即成。每周 1 次，佐餐食用。

【功效】滋阴补肾，降脂降压。适合于高血压证属肝肾阴虚型患者食用。

北沙参煲龟肉

【原料】北沙参 15 克，胡萝卜、龟肉各 100 克，黄酒 5 毫升，姜、葱、精盐各 5 克，植物油 20 克。

【制法】将北沙参洗净，切片；胡萝卜洗净切块；龟宰杀后，去头尾，内脏及爪，留龟板；姜切片，葱切段；炒锅置大火上烧热，加入植物油，烧六成熟时，放入姜、葱爆香，随即加入龟肉、胡萝卜、精盐、鸡汤或清水 300 毫升，用小火煲 60 分钟即成。每天 1 次。

【功效】滋阴潜阳。适宜用于高血压阴虚阳亢，牙龈出血者。

 田螺

【性味归经】味甘，性寒。归肝、膀胱经。

【功效主治】清热，利水，明目。

主治发热烦渴，消渴饮水，热淋，小便不通、肝热目赤。

田螺具有利水消肿作用，有助于高血压的降压治疗。中医理论认为目为肝之窍，高血压与肝气上逆关系极其密切，所以高血压患者往往有视力受损、视物模糊、眼赤目黄等症状。田螺肉入肝经，清肝明目，恰是高血压患者对证的良好食材。

可食部每 100 克约含水分 81 克、蛋白质 10.7 克、脂肪 1.2 克、碳水化合物 4 克、灰分 3.3 克，含钙 1357 毫克、磷 191 毫克、铁 19.8 毫克、硫胺素 0.05 毫克、核黄素 0.17 毫克、烟酸 2.2 毫克、维生素 A 130 国际单位。

【用法】煮熟、煎汤或绞汁饮。食用螺类应烧煮 10 分钟以上，以防止病菌和寄生虫感染。

【饮食宜忌】脾胃虚寒者慎用。

药膳推荐

田螺炒鹌鹑

【原料】田螺肉、鹌鹑肉、油菜薹各 200 克，鲜草菇 50 克，精盐、料酒、味精、胡椒粉、麻油、白糖、葱段、姜片各适量，淀粉 15 克，猪油 500 克（约耗 100 克），高汤适量，蛋清 1 个。

【制法】田螺肉、鹌鹑肉切成 2.4 厘米长、2 厘米宽的长方片，中间用刀划一道缝；将鹌鹑片放入碗内，加蛋清、淀粉、精盐拌匀，然后一片鹌鹑、一片螺肉叠齐；碗内放上高汤，加味精、精盐、白糖、胡椒粉、麻油及淀粉，调制成芡汁；菜薹撕去老皮，洗净切段。锅内放猪油烧至五成熟，放入肉片划散，炸制约 1 分钟，倒入漏勺内沥去油。原锅放火上，放少许油，下菜薹、草菇、姜片、葱段煸透，放肉片，烹入料酒，再倾入料酒颠翻几下，加入适量明油推匀，起锅装盆即可食用。

【功效】适用于高血压肝肾阴虚患者。本方源自《海鲜野味与祛病健身》。田螺性寒味甘，能够清热、利水、明目；鹌鹑肉营养丰富，是高蛋白食品，且有补中益气、清利湿热之效；草菇是蘑菇的一种，性味甘凉，有补中益气之功效；本药膳入口爽脆，鲜香嫩滑，有补虚强身、清热利水、解毒保肝之功效。

螺片煲赤小豆

【原料】田螺肉 100 克，赤小豆 30 克，西芹 100 克，花菇 30 克，火腿肉 50 克，姜 5 克，葱 10 克，蒜 10 克，盐 5 克，植物油 50 毫升，酱油 10 毫升，上汤 400 毫升。

【制法】把田螺肉洗净，切片；赤小豆洗净，去杂质；西芹洗净，切 4 厘米长的段；花菇发透，去蒂根，一切两半。火腿切片，姜切片，葱切段，大蒜去皮，一切两半，待用；赤小豆放入碗内，加水 100 毫升，上笼蒸熟，待用；炒锅置武火上烧热，加入植物油，烧六成熟时，加入姜、葱、蒜爆香，下入田螺肉、西芹、花菇、火腿肉、酱油、盐、熟赤小豆（带汤），并加入上汤 400 毫升，炒匀烧沸，再用文火烫至浓稠即成。每天 1 次，每次佐餐食用，食螺肉 30 ~ 50 克。

【功效】除湿利水，降脂降压。适合于高血压证属肾阴亏损型患者。

大蒜田螺汤

【原料】大蒜瓣 50 克，田螺（连壳）1500 克，茶籽油 150 毫升，鲜汤 1000 毫升，干红辣椒、桂皮、精盐、味精各适量。

【制法】取鲜活田螺在水池中净养 2 ~ 3 天，将尾部剪除，洗净，在油锅中烧熟，盛出；大蒜瓣洗净，拍松，在油锅中煸炒出大蒜香味时，再放入桂皮、干红辣椒，爆炒 5 分钟，盛出；砂锅内放入鲜汤，武火烧沸后即放入田螺、大蒜瓣、精盐，加盖，文火慢炖至汁浓时，加入味精调匀即可。

【功效】消食理气，清热利湿。最适用于湿热相结的痰浊中阻型高血压。同时也适用于高血压兼并高脂血症、动脉硬化和体型肥胖者。

 黄鳝

【性味归经】味甘，性温。归脾、肝、肾经。

【功效主治】补虚损，除风湿，强筋骨。

黄鳝益气血、补虚损，血气不调、消瘦均可食用。另可止血，除腹中冷气肠鸣，驱除十二经的风邪。体虚出汗、消化不良者，可以食用。

鳝鱼中含有丰富的二十二碳六烯酸（DHA）和卵磷脂。这两种物质都是构成人体各器官组织细胞不可缺少的营养。此外，鳝鱼中还含有一种特殊的物质——鳝鱼素，具有调节人体血糖的作用，因而鳝鱼也被视为糖尿病患者的天然良药。另外，鳝鱼中维生素 A 的含量也非常高。维生素 A 具有保护视力的作用，视力不佳的人可以适当多吃些鳝鱼。

【用法】煮熟，煎汤，或入丸、散剂。

【饮食宜忌】证属虚热者及疟疾、中焦胀满者不宜。鳝鱼血清有毒，但毒素不耐热，能被胃液和加热所破坏，一般煮熟食用不会发生中毒。民间用鳝鱼血治病，是否为血中毒素的作用，尚待深入研究。

药膳推荐

山药内金鳝鱼汤

【原料】黄鳝 250 克，鸡内金、淮山药各 10 克，生姜 4 片，黄酒、精盐、味精、植物油各适量。

【制法】将黄鳝活杀，去内脏，洗净切段，用开水脱去血腥和黏液；鸡内金、淮山药洗净；起油锅，用姜爆炒鳝肉，加黄酒少许，再加适量清水，转入砂锅内，加鸡内金、淮山药和生姜，先用大火煮沸，再用小火煮 1 小时；加入精盐、味精，再煮沸即可食用。佐餐食用。

【功效】健脾消食，调和肝脾。山药功能健脾益气，鸡内金善于消食，鳝鱼功能补虚助力养肝；合用共奏健脾消食、调和肝脾的功效。

黄芪丝瓜络焖鳝鱼

【原料】黄芪 40 克，丝瓜络 30 克，鳝鱼 500 克，鲜嫩丝瓜 100 克；混合油 60 毫升，香油、料酒、生姜丝、红辣椒丝、精盐、酱油、大茴香、味精、葱白各适量。

【制法】黄芪、丝瓜络洗净，共煎 2 次，取药汁 100 毫升；鳝鱼去头骨，取净肉，切 3 厘米长鱼片，放入少许精盐、料酒、酱油稍腌，置七成热的油锅内爆炒至卷起发泡，盛出；鲜丝瓜刨去外皮，切成 3 厘米长厚片；油锅内放入适量食用油，将丝瓜略炒至断生，加入鳝鱼片、红辣椒丝，混炒后加入药汁，放大茴香、精盐、酱油、味精，收汁即可食用。

【功效】益气养血，通经活络。一般适用于高血压患者以肢体麻木为主症和脑卒中后肢体不用者，证属于肝风内动、肝肾阴虚、风中经络及脑卒中后遗等证型。同时也适用于伴有糖尿病血糖值高者。

党参当归鳝鱼汤

【原料】黄鳝 500 克，猪蹄筋 60 克，党参 30 克，当归 15 克，大枣 5 枚，鲜汤 800 毫升，植物油 80 毫升，料酒、精盐、酱油、姜片、味精、葱白各适量。

【制法】党参、当归、大枣（去核）洗净；黄鳝取肉去骨，切成 4 厘米长的鱼片，放入少量精盐和料酒拌腌；猪蹄筋切 2 厘米长的段状；砂锅内放入适量清水，放入党参、当归、猪蹄筋，武火煮沸 30 分钟，再加入鲜汤、植物油（先煎熟）、大枣、鱼片、姜片，文火慢炖至鱼片香熟，放入精盐、酱油、味精、葱白调味即可。

【功效】补益气血，强筋壮骨。一般适用于阴阳两虚及脑卒中后遗症恢复期及老年性体弱身虚的高血压患者，对改善肢体乏力、腰膝痿软、筋骨疏松、走路不稳、脑卒中者肢体偏废不用症状有一定效果。

凤尾菇鳝鱼汤

【原料】凤尾菇150克，陈皮10克，鳝鱼片200克，鲜汤1000毫升，食用油50毫升，精盐、酱油、料酒、湿淀粉、胡椒粉、味精、香油、葱白各适量。

【制法】凤尾菇择洗干净，沥干水，撕成粗丝；鳝鱼去骨留肉，切成4厘米长段，放入碗内用少量精盐、料酒、酱油、淀粉抓匀；砂锅置武火上，放入鲜汤、陈皮煮沸，放入凤尾菇、精盐、混合油、胡椒粉煮沸，将鳝鱼片放入锅内，文火慢炖至香熟，放味精，撇去浮沫，淋上香油和葱白即可。

【功效】滋养肝肾，利尿降压。一般适用于各种高血压，尤其对高血压合并糖尿病、动脉硬化、高胆固醇血症者效果更佳。

芹菜炒鳝鱼

【原料】桑椹、百合各15克，鳝鱼、芹菜各100克，料酒、葱各10克，姜、盐各3克，植物油60毫升。

【制法】百合洗净，润透，蒸熟，待用；鳝鱼活杀洗净，取肉切成丝；芹菜洗净后切成段；姜洗后切成丝，葱洗后切成段；炒锅置武火上烧热，加入植物油烧至六成热时，放入姜、葱爆香，先加入鳝鱼丝炒匀，再放入盐、百合、桑椹、芹菜炒熟即成。每天1剂，分2次佐餐食用。

【功效】滋补肝肾，明目，降血压。适合于高血压证属肝肾阴虚型患者。

 泥鳅

【性味归经】味甘，性平。归脾、肾经。

【功效主治】暖中益气，除湿，兴阳。

泥鳅含多种营养成分，蛋白质、糖类、矿物质（钙、磷、铁）、维生素（B、A、C）均比一般鱼虾高；脂肪成分较低，胆固醇更少，属高蛋白低脂肪食品；且含一种类似甘碳戊烯酸的不饱和脂肪酸，有利于抗血管衰老，故有益于老年人及心血管患者。

【用法】煮熟，煎汤，或研末用。外用：烧存性研末调敷。

【饮食宜忌】有的泥鳅会感染各种寄生虫病，所以忌讳生食或没有烧煮熟透。有句古语"千炖豆腐，万炖鱼"，就是这个道理。

药膳推荐

生姜泥鳅炖豆腐

【原料】泥鳅500克，豆腐250克，生姜片10克，精盐、黄酒、麻油各适量。

【制法】将泥鳅放进竹箩里盖好，用热水烫死，冷水洗去黏液，去鳃及内脏，洗净后切成5厘米长的段，与洗净切成小方块的豆腐及生姜片同放入锅；加适量水，用大火煮沸，加少许精盐、黄酒调味，移至小火上炖约30分钟，待泥鳅熟烂时淋麻油即成。吃泥鳅和豆腐，喝汤，分次服用。

【功效】滋养肝肾，清热滋水。一般适用于各种类型的高血压患者，特别是痰浊中阻者。

芝麻泥鳅汤

【原料】黑芝麻50克，黑豆60克，泥鳅鱼500克，植物油50毫升，猪骨汤500毫升，精盐、味精、酱油、姜片、胡椒粉、葱白各适量。

【制法】黑芝麻在清水中淘洗净泥沙，黑豆置清水中浸发后洗净；泥鳅鱼用清水放养1～2天，使之吐出浊物；制作时，将泥鳅先置冷锅内，加盖、加热烫死；然后炒锅用文火加热，放入植物油，将泥鳅滑煎至脱涎即盛出；砂锅内放入适量清水和黑豆，武火煮至半熟，放入猪骨汤、泥鳅、黑芝麻、姜片，武火煮至黑豆熟时，放入精盐、酱油、胡椒粉、味精、葱白调味即成。

【功效】养肝益肾，润燥填精。泥鳅补肾功效优于其他鱼种，一般适用于肾精不足、阴阳两虚、肝肾阴虚、中风后遗症等高血压患者，用于改善头晕眼花、耳鸣目涩、遗精早泄、崩漏带下等症状。

鲫鱼

【**性味归经**】味甘，性平。归脾、胃经。

【**功效主治**】益脾开胃，利水除湿。

与五味煮食，作用是温中下气，补虚羸。

鲫鱼所含的蛋白质质优、齐全，容易消化吸收，是肝肾疾病、心脑血管疾病患者的良好蛋白质来源，高血压、心脏病、慢性支气管炎等疾病患者适宜食用。

此外，鱼类含有的不饱和脂肪酸及优质蛋白质，对防治高血压及其并发症颇有益处。

【**用法**】煎汤，煨食，蒸熟。鲫鱼清蒸或煮汤营养效果最佳。

【**饮食宜忌**】鲫鱼补虚，禁忌较少，但感冒发热期间不宜多吃。

药膳推荐

蒸鲫鱼

【**原料**】鲫鱼 400 克，冬笋 50 克，干香菇 25 克，盐 5 克，料酒 10 克，葱段、姜片各少许，味精 1 克，白砂糖 10 克，醋 15 克，植物油 20 克。

【**制法**】将鲫鱼处理干净，在它的两侧斜刀切纹；冬笋切成长方形的片；香菇泡发后，切为两半；鲫鱼放入开水中余烫后捞出，沥干水分，加入少许料酒、盐腌制；另取一口锅放入油，烧至七分热时放入一些葱段、姜片爆香，并淋在鱼身上；冬笋片、香菇余汤后摆在鱼身上，一些生葱段、姜片摆在最上面，加入剩余盐、料酒、味精，放入蒸锅中蒸 15 分钟取出；拣出葱段、姜片即可。

【**功效**】补肾气，益胃阴。适用于高血压心脾两虚和肝肾阴虚型患者。

牡蛎鲫鱼汤

【**原料**】牡蛎粉 12 克，鲫鱼 200 克，豆腐 200 克，绍酒 10 毫升，姜、葱各 5 克，鸡汤 500 毫升，酱油 10 毫升，青菜叶 100 克。

【**制法**】把鲫鱼去鳞、鳃、内脏，洗净；豆腐切 4 厘米长、3 厘米宽的块；姜切片，葱切花，青菜叶洗净；把酱油、盐、绍酒抹在鲫鱼身上，将鲫鱼放入炖锅内，加入鸡汤，放入姜、葱和牡蛎粉，烧沸，加入豆腐，用文火煮30分钟后，放入青菜叶即成。每天1次，佐餐食用，吃鱼、豆腐、青菜叶，喝汤。

【功效】平肝潜阳，降压止痛。适合于高血压肝阳上亢型患者。

豆蔻鲫鱼羹

【原料】鲫鱼4条，草豆蔻15克，陈皮6克，生姜4片，胡椒粉、精盐各适量。

【制法】鲫鱼去鳞、鳃、内脏，洗净；草豆蔻研末，将一部分放入鲫鱼肚内；陈皮用清水浸软，生姜洗净，拍碎；砂锅内放适量清水置武火上，放入鲫鱼、剩余草豆蔻、陈皮和姜、胡椒粉，文火煲1小时，放入精盐调味即成。

【功效】温中行气，化痰祛湿。适用于痰浊中阻之寒湿型高血压。

丹参益母草焖鲫鱼

【原料】丹参30克，益母草30克，鲫鱼200克，芹菜100克，食用油60毫升，姜片、红辣椒丝、精盐、酱油、葱花、味精各适量。

【制法】丹参、益母草洗净，煎煮浓汁100毫升；芹菜去叶洗净，切成3厘米长的段；鲫鱼剖开，去内杂，抹上少许精盐、酱油，置油锅内翻煎至半熟，盛出；将芹菜与红辣椒丝炒至断生，与鲫鱼、药汁、姜片共盛于砂锅内，武火煮沸后，文火慢焖至香熟，入精盐、酱油、味精、葱花调味即可。

【功效】活血祛瘀，凉血宁心。适用于瘀血阻脉和中风后遗症脉络不通以及冲任失调等类型的高血压患者。

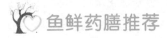
鱼鲜药膳推荐

赤小豆冬瓜炖黑鱼

【原料】鲜黑鱼250克，冬瓜连皮500克，赤小豆100克，葱头150克。

【制法】将鲜黑鱼去鳞、去肠杂，洗净；冬瓜洗净，切片；葱头切片；黑鱼、葱头、冬瓜、赤小豆放入锅中，加适量清水，共炖熟烂即可。每天1次，连服数天。

【功效】补脾和胃，利水降压。适宜用于高血压水湿内阻者。

糖醋鲅鱼

【原料】鲅鱼1条（500～1000克），水发冬菇15克，火腿肉丁5克，青豆12粒，白糖200克，面包末200克，鸡蛋1个，湿淀粉5克，花生油、精盐、酱油、醋、葱、姜、蒜各适量。

【制法】将鱼去鳞、鳃及内脏，洗净；将两面的鱼肉完整地片下，在其里面浅切斜十字花刀，深度为鱼肉的2/3，用精盐腌3～5分钟；将鸡蛋打入碗内搅拌，抹遍鱼肉，并在有刀纹的一面沾上面包末；将冬菇用开水焯过，切成青豆大小的丁；锅内放花生油，烧成七成热，放入鱼肉；炸至金黄色漂起时捞出，每片切成5块，摆放在盘内；锅内留油少量，放入葱、姜、蒜末，炸至出香味时，再加醋、酱油、白糖及清水适量，并放冬菇、火腿、青豆，烧沸，用湿淀粉勾芡，浇在鱼肉上即可食用。

【功效】鲅鱼肉质细嫩，营养丰富，不仅蛋白质含量高，而且极易消化吸收。蛋白质中的必需氨基酸量多而全，有良好的滋补营养作用。中医认为，鲅鱼肉性平味甘，功能益气血、强筋骨、活血行气、逐水利湿。

二豆炖生鱼

【原料】赤小豆、绿豆各50克，生鱼1尾（500克），大蒜10克，姜、葱、精盐、黄酒各5克。

【制法】将赤小豆、绿豆洗净，去杂质，用清水浸泡2小时；生鱼宰杀后去鳃、内脏；姜切片，葱切段，大蒜去皮，切片；将生鱼抹上黄酒、精盐放入炖锅内，注入清水600毫升，加入赤小豆、绿豆、姜、葱、精盐，炖1小时即成。每天1次，每次吃生鱼50克，随意吃赤小豆、绿豆，喝汤。

【功效】除湿健脾，利水降压。

葛菜生鱼汤

【原料】新鲜葛菜300克，淮山药50克，生鱼500克，香油80毫升，生姜、精盐、胡椒粉、酱油、味精、葱白各适量。

【制法】生鱼（又名乌鱼）先洗干净，切块，撒入少量精盐腌5～10分钟；鲜葛菜去杂质，洗净；淮山药洗净切片；砂锅内放入适量清水，放入淮山药，武火煮沸，放入生鱼块；待出鱼香味时放入葛菜、香油、姜片，煮至葛菜断生，入精盐、胡椒粉、酱油、味精、葱白调味即可。

【功效】健脾补肾，清热利水。本汤对各种高血压患者均适用，尤以脾肾功能能弱、下焦水湿不利者为佳，症见食欲缺乏、口淡无味、小便短少、下肢水肿等。

鲤鱼陈皮煲

【原料】鲤鱼1条，赤小豆120克，陈皮6克。

【制法】鲤鱼退鳞去内脏，洗净，与赤小豆、陈皮共入锅中煲熟，加调料即成。吃鱼饮汤。

【功效】清热解毒，疏理肝气，利尿消肿。适宜用于水湿内阻者。

糖醋清蒸鱼

【原料】青鱼1条（约500克），醋50克，白糖、姜、植物油、淀粉、精盐各适量。

【制法】鱼去鳞及内脏，花切其肉，腹内及体上覆盖姜丝，置于鱼盘中，上笼屉蒸15分钟取出。用油加佐料炝锅，加水适量，兑入糖醋及稀淀粉勾芡，浇在鱼上即成。

【功效】益肝养阴，化瘀利水。适宜用于瘀血阻络者。

灵芝山药乌鱼汤

【原料】乌鱼250克，灵芝12克，山药30克，生姜1块。

【制法】宰杀活鱼，去鳃、鳞及内脏，洗净，切段；灵芝浸泡1~2小时，去蒂，掰成小块；山药洗净；生姜洗净、切片；把全部用料一起放入锅内，加清水适量；武火煮沸后，转为文火慢炖1~2和小时。然后端锅，调味即可食用。

【功效】本药膳适用于高血压属肝阴亏虚者，多因肝郁日久，耗伤肝阴，损及脾胃，以至气血虚亏，不能濡养肝脏，故治疗应该益阴养肝、健脾补气。本药膳中灵芝味甘性平，能够健脾益气、养阴和肝，且能提高机体免疫力。山药味甘性平，能够补脾益气、益阴和中；补而不燥，滋而不腻，对久病脾虚阴亏者甚为适宜。乌鱼又称黑鲤，肉嫩味鲜，营养价值很高，而且蛋白质又易于消化吸收。生姜开胃除腥，辅佐以上诸药。

天麻星焖鲤鱼

【原料】明天麻20克，制天南星10克，鲤鱼500克，混合油60毫升，红辣椒丝、食醋、精盐、酱油、姜片、葱花、味精各适量。

【制法】将制天南星洗净，用 1 小纱袋扎包好；将鲤鱼先抽出背面上的银丝筋，再去鳞、内杂，切成长条形块状，用少许精盐、酱油、食醋抹上 1 层；天麻与天南星煮沸 30 分钟，将天南星拣出不用；鲤鱼在油锅内炸黄，放入天麻汤、姜片、红辣椒丝文火慢焖至熟香，再放入精盐、酱油、葱花、味精调味即可。

【功效】清除痰浊，止息头风。适用于痰浊中阻型高血压患者。

黄芪烧鲤鱼

【原料】活鲤鱼 1 尾，黄芪 10 克，党参 6 克，水发香菇、冬笋片、白糖各 15 克，黄酒、精盐、酱油、葱、生姜、蒜、味精、淀粉、植物油、鸡汤、猪油各适量。

【制法】将活鲤鱼去鳞鳃及鳍后，剖腹去内脏洗净，在鱼身上划十字刀；水发香菇切成两半；葱、生姜、蒜洗净，切好备用；炒锅用大火烧热，放油烧至六成热，将鲤鱼下锅炸成金黄色，捞出沥去油；炒锅内放猪油、白糖，炒至糖油成枣红色时盛起备用；将鲤鱼、党参、黄芪片同时下炒锅，加黄酒、酱油、葱、生姜、蒜和适量清水，用大火烧沸后，转用小火煨炖，至汤浓鱼熟，将鱼捞入盘内，拣去黄芪片；再将笋片、香菇放入锅内，加鸡汤煮沸，调入盐、味精，用淀粉勾芡，淋上糖油搅匀，浇在鱼上即成。佐餐食用。

【功效】养肝补肾，健脾利水。适宜用于肝肾不足兼有湿邪的高血压患者。鲤鱼利水消肿；另用黄芪、党参健脾益气，增强其利水渗湿的作用。

淮山鱼片粥

【原料】淮山药 50 克，鱼肉 100 克，粳米 60 克，酥油、精盐、姜片、葱花各适量。

【制法】鲜活鱼肉切成薄片，抹上少许酱油；淮山药洗净，切成 0.5 厘米厚的薄片；粳米淘净，置砂锅内，加入适量清水，武火煮沸后即入山药片，煮至七成熟时，加入鱼片、姜片、酥油，待鱼片香熟时，撒入葱花调匀即可。

【功效】补益脾肾，协调阴阳。适用于各种类型的高血压，尤其对肾精亏虚、阴阳两虚所致的眩晕耳鸣、失眠多梦、腰膝酸软、遗精早泄、夜尿频多者有益，伴有糖尿病者更为适用。

参芪桂皮鱼

【原料】白参 20 克，黄芪 30 克，肉桂粉 6 克，鲤鱼 1 尾（约 750 克），花生油 80 毫升，清汤、姜片、红辣椒丝、湿淀粉、精盐、胡椒粉、味精、葱白各适量。

【制法】 白参切片，黄芪洗净，将两者平铺于瓷碗底部；将活鲤鱼先抽出脊部银丝小筋，去鳞和内杂，剁成四大块，抹上适量精盐、酱油和肉桂粉，置于瓷碗的药物上，放适量清汤，上笼清蒸，待香溢时下笼；将花生油烧熟，入红辣椒丝、姜片，大火翻炒几遍，再入葱白、味精，用湿淀粉勾芡，趁热淋于鱼块上即成。

【功效】 补气助阳，养血滋阴。一般适用于气血亏乏、阴阳两虚的高血压合并冠心病患者。

天麻鳙鱼头

【原料】 天麻 20 克，鳙鱼头 500 克，花生油 30 毫升，精盐、料酒、鲜红辣椒丝、姜粉、葱白、胡椒粉、味精各适量。

【制法】 取鲜活鳙鱼头 1 个，对半剖开，去鳃洗净，均匀撒上少量精盐和料酒，腌 10 分钟左右；天麻置碗内，上笼蒸软，切成透明薄片；把鱼头平摆在方碗内，将天麻分摊在鱼头里面，再放上鲜红辣椒丝、姜粉、胡椒粉、味精，淋上花生油，置大锅内，盖上锅盖，武火蒸至上汽 10 分钟，以鱼眼暴出为度，出锅时撒上葱花。

【功效】 调养肝脾，息风镇痛。一般适用于高血压的各种证型，特别是肝阳上亢、肝风内动，症见眩晕、头痛、肢体麻木以及口眼歪斜者为上乘菜肴。

天麻芎苓蒸全鱼

【原料】 天麻 20 克，川芎 10 克，茯苓 20 克，鲜鲤鱼 1 尾（750 克左右），花生油 80 毫升，精盐、酱油、味精、鲜红辣椒丝、胡椒粉、姜、葱各适量。

【制法】 将天麻、川芎、茯苓一同放入第二次淘米水中浸泡 5 小时捞出；天麻切片，川芎、茯苓煎取药汁 100 毫升；鲜鲤鱼去鳞，抽筋，剖开去肠杂，将天麻置鱼腹中，再将鱼置盆碗内，加入少量姜、葱和药汁，上笼蒸约 30 分钟后取出；将油烧热，加入红辣椒丝、精盐、姜、葱、胡椒粉、味精、酱油炸成浓汁，趁热淋浇在鱼上即成。

【功效】 平肝息风，活血镇痛。凡高血压以头痛、头昏为主要表现者均可服食，尤其是肝阳上亢和肝风内动出现肢体麻木者更为适宜。

香菇鱼片汤

【原料】 香菇 100 克，枸杞子 30 克，砂仁 6 克，鲜草鱼 200 克，混合油

50 毫升，清汤 800 毫升，生姜、精盐、酱油、味精、葱白各适量。

【制法】新鲜香菇洗净，干品则先用冷开水浸泡，撕成片状；枸杞子洗净，清水浸发；新鲜活草鱼去鳞剖开后，取鱼肉，切成薄片，用少量精盐和酱油抹匀；砂锅内放入清汤，置武火上煮沸，放入香菇、枸杞子、砂仁（捣碎），待香菇半熟时入鱼片、混合油（先煎熟）、生姜、精盐、酱油、味精、葱白调味即可。

【功效】补肾健脾。适用于肾阳不足、阴阳两虚、冲任失调等高血压兼有脾胃虚寒者。

赤小豆鲤鱼汤

【原料】鲤鱼 1 条，赤小豆 150 克，玫瑰花 6 克。

【制法】鲤鱼去杂洗净，与赤小豆、玫瑰花，加水共煮至烂熟，去花调味，分 2~3 次服食。

【功效】活血养阴。

泥煨鲤鱼

【原料】鲤鱼 1 条（500 克左右），黄芪 30 克，肉桂 3 克，阿胶、鹿角胶各 15 克。

【制法】鲤鱼剖腹留鳞，去肠杂、鳃，洗净；将黄芪、肉桂、阿胶、鹿角胶填入鱼腹中，用纸将鱼包严，以棉线扎紧，外面糊上一层和匀的黄泥，将其置于烧柴禾的炉灶火灰中煨熟。剥去封泥，揭纸，淡食鱼肉。佐餐食用。

【功效】益肝补脾，温肾养血，利尿降压。

马兰头鲫鱼汤

【原料】马兰头 100 克，生地黄 30 克，鲫鱼 200 克，鲜汤 800 毫升，花生油 50 毫升，精盐、姜片、酱油、味精、葱白各适量。

【制法】马兰头洗净；生地黄切片，洗净；鲫鱼剖腹，去内杂，用少量精盐和酱油稍腌；砂锅置武火上，放入生地黄，煮沸 20 分钟，入花生油、姜片、鲫鱼，文火慢煮至鱼香味溢出时，放入马兰头、精盐、味精、葱白，调煮至马兰头断生即可。

【功效】利湿消食，凉血止血。适用于高血压患者兼火热证候，尤其对合并有眼底出血者为宜。

菊花槐花鲫鱼汤

【原料】菊花15克，槐花10克，鲫鱼250克，香油30毫升，绍酒20毫升，猪骨汤500毫升，姜片、胡椒粉、精盐、酱油、葱白各适量。

【制法】将鲫鱼剖杀，去内杂，洗净，用绍酒和少量精盐抹上一层，放置片刻；菊花、槐花洗净，置入砂锅内，加入清水煎煮30分钟，过滤留汁；再加入猪骨汤，武火煮沸，放入鲫鱼、姜片，加盖，文火慢煮至鱼香味出，再加入精盐、胡椒粉、酱油、香油、味精、葱白调煮片刻即可。

【功效】清肝泻火，明目止血。适用于肝阳上亢、肝风内动，以及风中脏腑等高血压患者，临床上常见头目胀痛、视物模糊、眼底出血等症。

玉米须煲鲜蚌

【原料】玉米须60克，鲜蚌肉、西芹100克，姜、葱、精盐各5克，植物油30毫升。

【制法】将玉米须洗净，放入炖杯内，加水250毫升，用大火烧沸，小火炖煮25分钟，去渣，留汁液待用；鲜蚌肉洗净，切薄片；姜切片，葱切段；西芹洗净，切5厘米长的段；将锅置大火上烧热，加入植物油，六成熟时，放入姜、葱爆香；随即加入蚌肉、西芹、精盐及玉米须汁液，煮20分钟即成。每天2次，佐餐食用。

【功效】利尿泄热，平肝降气。适用于肝阳上亢型高血压。

佛手陈皮蚌肉汤

【原料】佛手、陈皮各10克，蚌肉250克，蜜枣6个，生姜3片。

【制法】佛手、陈皮洗净；蚌肉摘除鳃和泥肠，用食盐揉搓，把黏液洗净；然后一起与生姜、蜜枣放进瓦煲内，加入清水2000毫升，武火煲沸后改为文火煲2小时，撇去浮沫，加入适量食盐、调料即可。

【功效】化痰、行气、散结。对于高血压患者眩晕症状有一定疗效。蚌肉含有丰富的蛋白质及多种维生素，更有人体需要的磷、钙、铁，特别是硒含量极高。蚌肉性寒，脾胃虚寒者慎服。

 海鲜药膳推荐

淮山炸墨鱼圈

【原料】淮山药25克，墨鱼250克，生粉25克，面粉30克，鸡蛋1枚，盐5克，酱油10毫升，植物油50毫升。

【制法】准山药烘干，打成细粉；墨鱼洗净，去掉外层紫色皮膜，令其洁白，把墨鱼切开成圈状，须另切开；准山药粉、生粉、面粉混匀，装入盆内，打入鸡蛋，放上酱油、水少许，加入盐调成浆状（要稠），把墨鱼圈放入挂浆，待用；把锅置中火上烧热，加入植物油，烧八成熟时，离开火口，把墨鱼圈一个一个地炸成金黄色熟透即成。每天1次，佐餐。

【功效】补脾益肾，降低血压。适合于高血压证属肾阴亏损型患者。

芦笋鲍鱼汤

【原料】芦笋100克，鲜鲍鱼100克，菜胆100克，香菇30克，姜5克，葱10克，盐5克，植物油50毫升。

【制法】芦笋洗净，切薄片；鲜鲍鱼洗净切片；菜胆洗净，切4厘米长的节；香菇发透洗净，去蒂根，切片；姜切片，葱切段；把炒锅置武火上烧热，加入植物油，烧至六成熟时，加入姜、葱爆香，放入鲍鱼、芦笋、菜胆、香菇，加入水800毫升，烧沸，再用文火煮25分钟，加盐即成。每天1次，佐餐食用。

【功效】滋阴润燥，降脂降压。适合于高血压证属肾阴亏损型患者。

芡实墨鱼汤

【原料】芡实30克，银杜仲30克，墨鱼200克，大枣10枚，猪骨汤500毫升，花生油50毫升，生姜、胡椒粉、精盐、酱油、味精、葱白各适量。

【制法】芡实、银杜仲分别洗净，芡实用清水浸泡发软，银杜仲用纱布袋包扎好；墨鱼先用淘米水和苏打水浸泡1小时，去骨洗净，切小条状；砂锅内盛入猪骨汤和适量清水共1000毫升，放入墨鱼、芡实和银杜仲药袋，武火煮沸后入花生油、生姜、大枣，文火慢炖1小时，待汤汁浓香时加入精盐、酱油、胡椒粉、味精和葱白调味即成。佐餐食用。

【功效】养血安神，降压。适用于肾阴亏损、肝肾阴虚型高血压，胃酸过多或胃及十二指肠病变者，可将乌贼连骨一并入汤。湿热所致的妇人崩漏忌用。

醋拌花枝

【原料】花枝（墨鱼）200克，醋10毫升，姜5克，葱10克，盐5克，黑芝麻油10毫升。

【制法】把花枝洗净，去紫色皮膜，切4厘米长的花，放沸水锅内焯熟，捞出沥干水分；把姜切丝、葱切花，放入碗内；加入熟花枝，放入醋、盐，淋上芝麻油拌匀即成。每天1次，每次食花枝50克，佐餐食用。

【功效】清热解毒，降脂降压。适合于高血压证属阳虚型患者。

人参炖鲍鱼

【原料】鲜人参30克，何首乌30克，鲍鱼10只，大蒜10克，姜5克，葱10克，盐5克，鸡汤350毫升。

【制法】鲜人参洗净，整条待用；何首乌洗净切片；鲍鱼洗净，一切两半；大蒜去皮，切片，姜拍松，葱切段；把何首乌、人参、鲍鱼、大蒜、姜、葱、盐同放炖锅内，加入鸡汤用武火烧沸，用文火炖煮50分钟即成。每天1次，吃鲍鱼1只，及人参、何首乌，喝汤。

【功效】补气，益肝，降压。适合于风痰上扰型高血压患者食用。

山楂雪蛤炖鲍鱼

【原料】山楂15克，雪蛤15克，鲜鲍鱼100克，蒜10克，葱10克，姜5克，盐5克，鸡汤400毫升。

【制法】把山楂洗净，切片；雪蛤发透去黑仔及筋膜；鲍鱼洗净，切片；蒜去皮切片，葱切段，姜切片；把炒锅置武火上烧热，加入植物油，烧至六成熟时，加入姜、蒜、葱爆香，加入鲍鱼炒匀，加入鸡汤、盐，放入山楂、雪蛤，文火煮35分钟即成。每天1次，每次吃鲍鱼50克。

【功效】补气血，降血压。适合于风痰上扰型高血压患者。

金菊斑鱼汤

【原料】鲜菊花50克，石斑鱼肉200克，鸡汤400毫升，盐5克，姜5克，大蒜10克。

【制法】鲜菊花洗净；石斑鱼洗净切薄片，去鱼刺；姜切丝，大蒜去皮切片；炖锅内加入鸡汤，置武火烧沸，放入鱼片、菊花、姜、蒜，文火煮8分钟加入盐即成。每天1次，佐餐食用。

【功效】疏风清热，降低血压。适合于风痰上扰型高血压患者食用。

首乌瑶柱三鲜羹

【原料】何首乌10克，鲜瑶柱50克，鲜花枝50克，鲜鲍鱼50克，大蒜20克，盐5克，植物油50毫升，胡椒粉3克。

【制法】把何首乌烘干，打成细粉；瑶柱洗净，切成小颗粒；花枝、鲍鱼洗净，也剁成小颗粒，待用；把炒锅置武火上烧热，加入植物油，烧六成熟时，加入大蒜爆香，加入鸡汤300毫升，烧沸，放入瑶柱、花枝、鲍鱼、何首乌粉，用文火煮35分钟即成。食用时加入胡椒粉、盐。每天1次，每次吃羹50克。

【功效】滋阴补肺，益气补血。适合于高血压风痰上扰型患者。

鹿茸黄鱼羹

【原料】黄鱼150克，鹿茸1克，黑胡椒末适量

【制法】鹿茸研细末，黄鱼切成小段，清水煮黄鱼，熟后去骨，鱼肉再煮开时加鹿茸细末和黑胡椒末，搅匀食之，可适当加调料。

【功效】温补脾肾。适用于高血压脾肾阳虚，形寒肢冷，小便清长，下肢浮肿，血浆白蛋白低久久不能恢复正常者。

薏苡仁淡菜煲冬瓜

【原料】薏苡仁30克，植物油30毫升，淡菜50克，冬瓜300克，姜、葱、精盐各5克。

【制法】将薏苡仁洗净，除去杂质；淡菜洗净；冬瓜去皮，洗净，切5厘米见方的块；姜切片，葱切段；锅置大火上烧热，加入植物油，放入姜、葱爆香，加入水600毫升，放入薏苡仁，用大火烧沸，小火煮30分钟，加入盐、冬瓜，再用小火煲30分钟即成。每天1次，每次冬瓜100克，随意喝汤。

【功效】除湿清热，利尿降压。

淡菜红花鱼头汤

【原料】淡菜、豆腐各50克，红花6克，鲤鱼头500克，姜、葱各5克，精盐3克。

【制法】将淡菜、红花洗净；鲤鱼头去鳃，洗净一切两半；姜切片，葱切段；豆腐切5厘米长，2厘米厚块；将鲤鱼头、淡菜、红花、姜、葱、精盐放入锅内，加水800毫升；大火烧沸，去浮沫，再加入豆腐，用小火煮30分钟即成。每天1次。

【功效】补肝益肾，祛瘀活血，消瘿去瘤。适宜用于高血压兼有腰痛、阳痿、带下等症者。

双耳淡菜粥

【原料】黑木耳、白木耳各 10 克（泡发后洗净），水发海参、淡菜各 50 克，松花蛋 1 个，粳米 100 克，盐、味精各适量。

【制法】前 6 味一起加水煮成稀稠粥，加盐、味精调味服食。每天 1 剂，分 2 次服食。

【功效】滋补肝肾，降血压。适合于高血压证属肝肾阴虚型患者食用。

淡菜黄瓜汤

【原料】淡菜 50 克，黄瓜 200 克，盐 5 克，蒜 10 克，姜 5 克，葱 10 克，植物油 50 毫升。

【制法】把淡菜洗净，去泥沙；黄瓜洗净，去瓤，去皮切片；蒜去皮切片，葱切花，姜切片；炒锅放在武火上，加入植物油，六成熟时，加入姜、葱、蒜爆香，加入清水 1000 毫升烧沸，放入淡菜、黄瓜、盐，用中火煮 25 分钟即成。每天 1 次，佐餐食用。

【功效】利水消肿，降低血压。适合于高血压证属肝肾阴虚型患者食用。

西芹煲淡菜

【原料】西芹 100 克，淡菜 50 克，姜 5 克，葱 10 克，盐 5 克，鸡汤 300 毫升。

【制法】把西芹洗净，切成 4 厘米长的段；淡菜洗净。姜切片，葱切段；把炒锅置武火上烧热，加入植物油，烧至六成熟时，加入姜、葱爆香，放入淡菜、西芹、盐翻炒片刻加鸡汤，用文火煲 25 分钟即成。每天 1 次，每次吃淡菜 30～50 克。随意吃西芹，喝汤。

【功效】补肾益气。适用于阴阳两虚型高血压患者。

茵陈蚬肉生姜汤

【原料】茵陈 30 克，新鲜蚬肉 120 克，生姜 15 克，精盐、味精各适量。

【制法】将茵陈洗净，生姜去皮切成片；取新鲜大蚬，用开水略煮，去壳，取肉；再将全部用料同放入砂锅内，加清水，先用大火煮沸，再用小火煮 1 小时，汤成去渣，加精盐、味精，再煮沸即成。佐餐食用。

【功效】清热利湿，利胆退黄。茵陈具有清热利湿、热毒通便、利胆退黄的功效；蚬肉有清热、利湿、解毒的功效；生姜具有发汗解表、温中止呕、散寒止咳、解毒、利胆等功效；三者相合，共奏清热利湿、消胆退黄的功效。

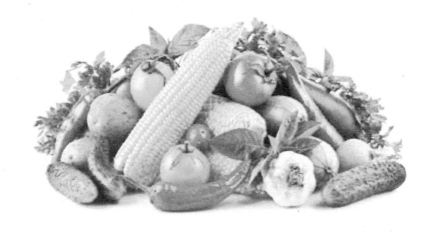

第五章

米菜瓜果能治病

  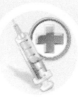

粳米

【性味归经】 甘，平。归脾、胃二经。

【功效主治】 益脾和胃，除烦解渴。主治脾胃虚弱，胃气不和，呕逆少食，热病伤及胃阴，烦渴口干。

粳米中的蛋白质虽然只占7%，但因通常食用量很大，所以仍然是蛋白质的重要来源。粳米所含人体必需氨基酸也比较全面，还含有脂肪、钙、磷、铁及B族维生素等多种营养成分。

【用法】 煮粥，煎汤，做糕点。

【饮食宜忌】 高血压伴糖尿病患者，应注意总量摄入，避免血糖过高。肥胖患者，应注意控制总热量。

药膳推荐

腊八粥

【原料】 粳米20克，地瓜20克，白果、荸荠、栗子、蚕豆各5克，青菜50克。

【制法】 蚕豆浸泡10小时；地瓜、荸荠去皮，栗子去壳及外皮，切成小丁；白果去壳，剥去芯、籽；青菜洗净切丝。粳米放锅内，加入蚕豆、地瓜、荸荠、栗子、白果及清水，旺火烧开，微火熬40分钟左右，至米粒开花，加入菜丝，至米汤黏稠时，加入精盐、味精，搅拌即成。

【功效】 益气健脾，通利肠道。

海参粥

【原料】 水发海参50克，粳米25克。

【制法】 海参切片，粳米洗净加水适量与海参片同煮为稀粥。

【功效】 益脾胃，养精神。

四仁锅巴

【原料】 杏仁、砂仁各10克，薏苡仁15克，白蔻仁、通草各6克，滑石20克，粳米锅巴250克。

【制法】将杏仁、薏苡仁、砂仁、白蔻仁、滑石、通草洗净；用凉水浸泡10分钟，然后同放入砂锅中；加适量清水，大火煮沸，再用小火煎汤150毫升，趁热浇在粳米锅巴上即可。温热服用，代餐食用。

【功效】宣畅气机，化湿健脾，利尿降压。杏仁理上焦之气，白蔻仁、砂仁、薏苡仁理中焦之气；众药合用，使三焦之气条达，而湿邪随小便而去。粳米锅巴具有补脾益气的功效。

鸡内金粥

【原料】鸡内金粉6克，粳米100克，白糖适量。

【制法】先将鸡内金用小火焙炒至黄褐色，研成细粉备用；后将粳米入砂锅加水，煮至米开花至汤未稠时，调入鸡内金粉；稍煮至粥稠时停火，再放入白糖。每天早、晚温热服食。

【功效】健脾胃，助消化。适宜用于高血压患者食欲不振、消化不良、脘腹饱胀等症。

香菇枸杞粥

【原料】香菇25克，枸杞子10克，粳米100克，蜂蜜30毫升。

【制法】香菇用开水泡发后洗净，切成细末，待用；粳米、枸杞子淘洗干净，放入砂锅，加水煮粥，先用大火烧沸，调入香菇细末拌匀，再煮沸成粥，待温加蜂蜜调匀即成。每天1剂，分早晚2次服食。

【功效】滋阴平肝，降压。适合于肝肾阴虚型高血压患者。

绞股蓝粥

【原料】绞股蓝15克，大枣15枚，粳米100克，红糖20克。

【制法】将绞股蓝拣去杂质，晒干或烘干，研成极细末，备用；将大枣、粳米淘洗干净，一同放入砂锅，加水煨煮成稠粥；加入绞股蓝细末、红糖，拌和均匀，改用小火持续煨煮10分钟即成。

【功效】清热平肝，补虚降压。适用于肝风内动型、肝肾阴虚型高血压患者。

柿枣茱萸粥

【原料】柿饼3个，大枣15枚，山茱萸10克，粳米60克，白糖适量。

【制法】柿饼、大枣洗净，放入温水中浸泡20分钟，去柿饼核及枣核，切碎，待用；山茱萸洗净，放入砂锅，水煎2次，每次煎30分钟，合并2次煎液，待用；药汁入锅，加入淘洗后的粳米煮沸，入柿饼、大枣，共煮至粥成，加入白糖调味即可。每天1剂，分早晚2次服食。

【功效】补益肝肾，降压去脂。适用于肝肾阴虚、阴阳两虚型高血压患者。

鳖龟牡蛎粥

【原料】生牡蛎30克，生鳖甲、生龟板各24克，生地黄、生白芍、麦门冬各20克，白薇、牡丹皮、赤芍各15克，生甘草6克，阿胶（烊化）10克，粳米100克。

【制法】前10味水煎取汁，入粳米煮成稀稠粥，调入烊化的阿胶即成。每天1剂，分2次服食。

【功效】滋补肝肾，降血压。适合于高血压证属肝肾阴虚型患者。

 小麦

【性味归经】甘，平。归心、脾、肾经。

【功效主治】养心益脾，清热除烦，止渴，利小便。主治妇女脏躁，喜悲伤，极欲哭，烦热不安，消渴口干，小便不利等。

小麦面粉营养价值很高，糖类约占75%，蛋白质约占10%，是补充人体热量和植物蛋白的重要来源。其还含有丰富的维生素和钙、铁、磷、钾、镁等营养成分，可以作为对高血压患者的重要能量来源。

【用法】煎汤，煮粥，冷水调服，炒黄温水调服。外用：炒黑研末调敷，干撒，炒黄调敷。

【饮食宜忌】不宜与川椒、萝卜同用。高血压伴糖尿病患者，应注意总量摄入，避免血糖过高。肥胖患者，应注意控制总热量。

药膳推荐

白菊花肉饼

【原料】白菊花50克，猪瘦肉250克，面粉500克，料酒、葱花、姜末、盐、酱油各适量。

【制法】白菊花拣去杂质洗净、切碎，与洗后的猪瘦肉一起剁成泥状，加入各味调料调制成馅，分成 10 份，待用；面粉加水和匀成团，分 10 个剂子擀成小饼状，包馅后，擀成小饼，放入平底烙饼锅中，小火烙成香脆饼即成。隔天 1 剂，每天 2 次，当点心食用。

【功效】平肝息风，除烦降压。适用于肝阳上亢型高血压等。

桑椹淮山面

【原料】桑椹 30 克，淮山药 50 克，面粉 100 克，鸡蛋 1 枚，调料适量。

【制法】桑椹洗净，分两次煎熬取汁 100 毫升；淮山药研粉，鸡蛋取蛋清，与面粉和调料（精盐、葱花、姜适量）放入盆内，用桑椹汁和面，揉成面团，制成面条状；锅内放入适量清水，武火煮沸后放入面条，再加入混合油煮熟后，放味精和香油调味即成。

【功效】滋养肝肾，补血生津。适用于肝肾阴虚、阴虚阳亢型高血压，症见头晕目眩、咽干口燥、少寐多梦、舌干少津等血虚津少者。

茯苓糕

【原料】茯苓 50 克，面粉 450 克。

【制法】把茯苓烘干，打成粉，与面粉混匀加入发酵粉，用清水糅合成面团发酵；发好后制成 5 厘米见方的一块块糕状；把茯苓糕上笼用武火、大汽蒸熟即可。每天 1 次，早餐食用。

【功效】健脾渗湿，宁心安神。适合气虚湿阻型高血压患者食用。

大枣肉桂糕

【原料】白术 10 克，干姜 15 克，大枣 30 克，肉桂 6 克，面粉 500 克，白糖 150 克，发面、碱水各适量。

【制法】将白术、干姜、大枣、肉桂同放入砂锅内；大火烧沸后，转用小火煮 20 分钟，去渣留汁；再将面粉、白糖、发面放入盆内，加药汁和清水，揉成面团；面团发酵后，加碱水，试好酸碱，做成糕坯；将糕坯上笼用大火蒸 30 分钟即成。早餐食用。

【功效】健脾温肾，和胃益气。适用于治疗脾肾阳虚型高血压。其中大枣、白术健脾益气，干姜温胃散寒，肉桂温补脾肾，面粉、白糖健脾养胃；共制成糕，共奏温补脾肾、益气和中的效果。

粟米

【性味归经】甘、咸，凉。归肾、脾、胃经。

【功效主治】和中，益肾，除热，解毒。主治脾胃虚弱，呕逆少食，消渴口干，烦热，泄泻，小便不利。

小米富含维生素 B_1、维生素 B_2、维生素 E、钙、铁等多种营养成分，属于高钾低钠食品，经常吃些小米，对高血压患者有益。小米还可以有效改善脾胃虚弱、消化不良，抑制反胃、呕吐的功效，可以使久病体虚的高血压患者得到调养，帮助他们恢复体质。

【用法】煮粥，煎汤。外用，研末撒或熬汁涂。

【饮食宜忌】不宜与杏仁同食，恐有吐泻。

药膳推荐

扁豆粟米饭

【原料】粟米 100 克，扁豆 50 克，白糖适量。

【制法】将粟米、扁豆淘洗后放入锅中，加适量水；大火煮沸，小火煮至米熟即可；食时调入白糖。早晚分次食用。

【功效】养脾和胃，益肾补虚。用于高血压脾胃气虚证。粟米益脾和胃，养肾气，滋阴液；扁豆擅长健脾和胃；与粟米制成饭，补益脾肾作用得更强。

羊肉粟米粥

【原料】羊肉 200 克，小米 100 克，生姜 2 片，花椒 2 克，精盐 2 克，清水 800 毫升。

【制法】首先，把羊肉洗净后切成 0.5 厘米见方的丁，小米淘洗干净；然后把生姜和花椒放入水中煮约 15 分钟，待水入味后捞出姜和花椒；把羊肉和小米倒入熬好的汤中，用大火煮成粥后，放味精、精盐调味即可食用。

【功效】补脾养胃，暖中益气。适用于高血压脾肾阳虚证，患者可见体质虚弱、食欲不振、腹寒反胃等症状。

小米药枣粥

【原料】小米 50 克，大枣 8 枚，山药 20 克，清水 500 毫升。

【制法】把大枣去核，山药洗净后削去外皮，切成 1.5 厘米见方的小块；小米拣去杂质、淘洗干净；然后把小米、红枣和山药块一起放进锅里，加 500 毫升清水，用大火把水煮开；接着改用文火熬约 50 分钟，待小米和山药软烂即可。

【功效】生津利水，散热健脾，益气补血。适用于肝肾阴虚型高血压，阴虚阳亢而见燥热、口干多饮、心烦气躁、消化不良等症状。

红糖谷糠蒸黄鸡

【原料】红糖、谷糠各 150 克，黄鸡 1 只，大蒜 10 克，姜、葱、精盐各 5 克。

【制法】将鸡宰杀后，去毛、内脏及爪；谷糠碾成细末；将鸡放入沸水锅内焯去血水，放入蒸盆内，加入姜、葱、精盐，将谷糠、红糖放鸡腹内，注入清水 300 毫升；将蒸盆放入蒸笼内，用大火、大汽蒸 1 小时即成。每天 1 次，每次吃鸡肉 50 克，随意喝汤。

【功效】补气血，健肝脾。适宜高血压脾肾亏虚，体弱多病者。

 荞麦

【性味归经】甘，凉。归脾、胃、大肠经。

【功效主治】清热解毒，消积下气，健脾除湿。主治胃肠积滞，胀满，腹痛，脾虚湿热泄泻，自汗，偏头痛。

荞麦中的钾，有助于降低血压；富含的芦丁能强化毛细血管壁；含有的蛋白质，可以保护人体的血管细胞。

荞麦所含镁和铬，有利于防治糖尿病，铬更是一种理想的降糖能源物质，它能增强胰岛素的活性、加速糖代谢、促进脂肪和蛋白质的合成。

荞麦所含热量虽高，却不会引起肥胖，还会起到调脂减肥的作用。

【用法】入丸、散。外用：研末掺和调敷。

【饮食宜忌】脾胃虚寒者禁用，不宜与平胃散及矾共用。不宜多食。

药膳推荐

毛豆荞麦粥

【原料】糙米 100 克，荞麦 50 克，毛豆 30 克，盐 1 克，高汤适量。

【制法】将糙米、荞麦淘洗干净，分别用冷水浸泡2~3小时；捞出沥干后下入锅内，加入高汤和适量冷水，先用旺火烧沸，然后转小火煮至烂熟；煮粥的同时将毛豆仁取出洗净；放入另一锅内，加入适量冷水，煮熟备用；粥熬好时放入熟毛豆仁，加盐调好味，即可盛起食用。

【功效】健脾开胃，降脂通便。适用于高脂血症、冠心病、高血压。

荞麦饼

【原料】荞麦、鸡蛋。

【制法】将荞麦面放入盆里加水、鸡蛋、精盐搅拌成糊；平底锅置微火上，用少许色拉油擦锅底，烧热，用勺将荞麦面糊舀入平底锅中，用刮板抹平，烙黄一面后翻烙另一面，烙熟即成荞麦饼。

【功效】健脾开胃，宽肠利水。适用于高血压脾肾阳虚。

健胃荞麦茶

【原料】荞麦6克，黄芪15克。

【制法】将荞麦、黄芪放入600毫升的热水冲泡，盖杯焖10分钟，滤渣取汁。

【功效】益中气，健脾胃，消积除胀。此方可改善身体虚弱、盗汗、腹胀食少，可促进脾胃运作、增加食欲。

丝瓜荞麦面

【原料】丝瓜400克，荞麦面条500克，瘦肉150克，植物油、虾皮、枸杞子、盐、胡椒粉、味精、鸡精、大蒜各适量。

【制法】首先将瘦肉切成丝，再将丝瓜切成块，大蒜也切成薄片；锅内放入少量底油，加入切好的蒜炝锅，然后加入瘦肉丝、丝瓜翻炒，放入枸杞子和虾皮，同时缓慢加入高汤或清水一同煮；将熟时加入盐、胡椒粉、味精、鸡精调味即可；将荞麦面条放在另一个煲中煮10分钟，煮熟后捞出，然后把煮好的丝瓜汤浇在上面，就可食用。

【功效】降血脂。适用于高血压、高血脂、冠心病。

红薯

又名地瓜、山芋、甘薯、红苕、线苕、白薯。

【性味归经】甘，平。归脾、肾经。

【功效主治】补中和血，益气生津，宽肠胃，通便秘。主治脾虚水肿，疮疡肿毒，肠燥便秘。

红薯富含钾、β 胡萝卜素、叶酸、维生素 C 和维生素 B_6，这 5 种成分均有助于预防心血管疾病。钾有助于人体细胞液体和电解质平衡，维持正常血压和心脏功能。

红薯富含碳水化合物、膳食纤维、胡萝卜素、维生素，以及钾、镁、铜、硒、钙等 10 余种元素。红薯属碱性食物，有利于维护血液的酸碱平衡。红薯中含有大量黏液蛋白、黏液多糖等，它们能保持人体心血管壁的弹性，防止动脉粥样硬化的发生，还能保持呼吸道、消化道、关节腔的润滑。

β 胡萝卜素和维生素 C 有抗脂质氧化、预防动脉粥样硬化的作用。补充叶酸和维生素 B_6 有助于降低血液中高半胱氨酸水平，半胱氨酸可损伤动脉血管，是心血管疾病的独立危险因素。红薯有抗癌作用。饮食中最具有抗癌作用的营养物质是 β 胡萝卜素、维生素 C 和叶酸，而在红薯中三者含量都比较丰富。β 胡萝卜素和维生素 C 的抗氧化作用有助于抵抗氧化应激，抵抗对遗传物质脱氧核糖核酸（DNA）的损伤，起一定的抗癌作用。常吃红薯有助于维持人体的正常叶酸水平，体内叶酸含量过低会增加癌症的患病风险。

红薯中高含量的膳食纤维有促进胃肠蠕动、预防便秘和结肠直肠癌的作用。红薯的含热量非常低，可起到减肥作用。红薯中还含有一种类似雌激素的物质，对保护人体皮肤，延缓衰老有一定的作用。

【用法】蒸、煮熟食，或油煎、烤熟食用。

【饮食宜忌】胃酸分泌多者不宜多吃；脾胃虚寒者不宜生食；不可与柿子同时生吃，易造成肠梗阻。

药膳推荐

红薯饼

【原料】红薯 500 克，白糖 50 克，面粉 50 克，糯米粉 50 克，黑芝麻 50

克，花生油 100 毫升。

【制法】将红薯洗净，大火蒸熟后去皮，捣成泥；红薯泥加糯米粉、面粉和清水一起拌揉均匀，按成面坯；黑芝麻炒香压碎，再加白糖、少量花生油混合拌匀，揉成馅球；取面坯逐个包馅球后摁扁，蒸熟即可。

【功效】滋阴润燥，补脾健胃。高血压患者在秋天可经常食用。

红薯粥

【原料】红薯 300 克，粳米 500 克，调味品适量。

【制法】将红薯洗净去皮，切块与粳米同煮粥。粥煮熟后酌加调味品调味。

【功效】健脾补胃，补虚强体。适合于体弱贫血、脾胃消化力差者食用，高血压、高血脂患者可常食。

红薯芝麻粥

【原料】红薯 1000 克，粳米、芝麻各适量。

【制法】将红薯洗净后切成片，与洗净的粳米一起煮成稀粥。将芝麻加适量的食盐炒熟后碾碎，装入瓶内备用。每次取 1 汤勺芝麻粉放入红薯粥中拌匀食用。

【功效】滋阴润燥，补脾健胃。高血压患者常食可以预防动脉硬化。

生红薯汁

【原料】生红薯 250 克。

【制法】将红薯去皮切小块，用净纱布包好榨取汁液，冲入适量凉开水。

【功效】清热生津。普遍适合于高血压患者食用。

 大蒜

【性味归经】辛、甘，温。归脾、胃、肺经。

【功效主治】温中健胃，消食，解毒，杀虫。主治脘腹冷痛，饮食积滞，饮食不洁，呕吐腹泻，痢疾，肺结核，百日咳。

大蒜的有效成分可防止心脑血管中的脂肪沉积，诱导组织内部脂肪代谢，降低胆固醇，降低血浆浓度，增加微动脉的扩张度，促使血管舒张，调节血压，增加血管的通透性，从而抑制血栓的形成和预防动脉硬化。

每天吃 2～3 瓣大蒜，是降压的最好最简易的办法，大蒜可帮助保持体内一种酶的适当数量而避免出现高血压。

【用法】生食，煨熟，煮汤，绞汁。外用：捣敷。

【饮食宜忌】阴虚火旺、肺胃积热之目昏眼干者，及狐臭病人不宜食。

药膳推荐

青菜拌海蜇

【原料】海蜇皮 150 克，芹菜 60 克，荠菜 30 克，大蒜头 1 头，芝麻酱 20 克，盐、味精、白糖、香醋、香油各适量。

【制法】将海蜇皮切细条，用凉水浸泡后，捞出沥干；芹菜洗净、切丝，入沸水中焯一下，捞出沥水；荠菜洗净，入沸水中焯一下，切细；大蒜头去皮，洗净，捣成泥状；各味一起入盆，拌匀即成。每天 1 剂，佐餐食用。

【功效】清热降压，化痰去脂。适用于肝火上炎、肝阳上亢型高血压。

大蒜炖墨鱼

【原料】大蒜 100 克，枸杞子 30 克，墨鱼 250 克，清汤 500 毫升，香油 50 毫升，姜片、精盐、酱油、胡椒粉、味精各适量。

【制法】大蒜瓣去外皮，洗净，切成厚片；枸杞子洗净，用清水浸发。墨鱼（即乌贼）去骨，用苏打水浸泡 1 小时，待软后，洗净，切薄片；将油烧至七成热，放入墨鱼爆炒几遍，盛出，置砂锅内，加入清汤、蒜瓣、姜片、枸杞子，武火煮沸后，文火慢炖 1 小时，收汁时再放入精盐、胡椒粉、味精调味即可。

【功效】温中健胃，养血滋阴。适用于肝肾亏虚所致头晕目眩、遗精早泄，年迈体衰、血虚经闭的高血压伴动脉粥样硬化者。

独蒜牛奶羹

【原料】大头独蒜 30 克，牛奶 200 毫升，白糖 20 克。

【制法】将大蒜去皮，切片，放入炖杯内，加水 100 毫升，用小火炖煮 1 小时，待用；将牛奶放入奶锅内，用中火烧沸，同熟大蒜混匀，烧沸，加入白糖即成。每天 1 杯。

【功效】补虚，益脾，行气。适宜各种类型高血压辅助治疗和调养。

蒜炒芹菜墨鱼

【原料】大蒜 30 克，芹菜、鲜墨鱼各 200 克，枸杞子 10 克，料酒 5 毫升，姜丝、葱花各5克，酱油5毫升，盐少许，植物油30毫升。

【制法】大蒜去皮洗净，切片，待用，芹菜洗净，切成5厘米长的段；墨鱼洗净，切成4厘米长的段；热炒锅加入植物油，烧至六成热时，加入蒜片、葱花、姜丝炒香，随即加入墨鱼条煸炒，并加入芹菜条、料酒、枸杞子翻炒均匀，加入酱油、盐、味精调味即成。每天1剂，分2次佐餐食用。

【功效】滋阴养血，降压去脂。适用于阴虚、血虚型高血压患者。

  茼蒿

【性味归经】温，甘、辛。归肝、肾经

【功效主治】化痰止咳，清利头目。

茼蒿，又名菊花菜、蓬蒿菜、蒿菜。茼蒿又称"皇帝菜"，营养非常丰富，胡萝卜素含量约为黄瓜、茄子含量的15～30倍。含钙约为冬瓜、黄瓜含量的2倍，为西红柿的6倍。其纤维细嫩，容易消化吸收，对儿童发育成长及老年人吸收不良的胃肠都大有好处。

茼蒿中含有较高量的钾矿物盐，能调节体内水液代谢，通利小便，消除水肿。茼蒿中的粗纤维可增强胃肠蠕动，茼蒿还有促进蛋白质代谢的作用，有助于脂肪的分解，达到通腑利肠消化和降低胆固醇的目的。茼蒿中含有特殊香味的挥发油，有助于宽中理气、消食开胃、增加食欲。

【用法】煮熟，炒菜，或作馅料蒸煮。

【饮食宜忌】茼蒿中的芳香精油遇热易挥发，这样会减弱茼蒿的健胃作用，所以烹调时应注意旺火快炒，以免损耗营养成分。余汤或凉拌有利于胃肠功能不好者。与肉、蛋等荤菜共炒可提高其维生素A的利用率。茼蒿辛香滑利，腹泻者不宜多食。

药膳推荐

茼蒿蛋白饮

【原料】鲜茼蒿250克，鸡蛋3枚。

【制法】将鲜茼蒿洗净，鸡蛋打破取蛋清；茼蒿加适量水煎煮，快熟时，加入鸡蛋清煮片刻，调入油、盐即可。

【功效】降压，止咳，安神。对高血压性头昏脑涨、咳嗽咳痰及睡眠不安者，有辅助治疗作用。

茼蒿蒜泥

【原料】大蒜3瓣，茼蒿250克，味精、食盐、香油各适量。

【制法】茼蒿洗净，切1寸长段，大蒜捣烂为泥备用；锅内放入清水煮开，茼蒿下锅开水焯3分钟捞出；将蒜泥、味精、食盐、香油同时放入，搅拌均匀盛盘即可。

【功效】开胃健脾，降压补脑。

茼蒿汁

【原料】茼蒿250克，火腿肉、笋、香菇各50克，豆粉、熟猪油各适量。

【制法】取新鲜茼蒿洗净剁碎，捣取汁；将汁水拌生豆粉勾稀芡；火腿、笋、香菇洗净，切成小丁；清水煮沸后下火腿丁、笋丁、香菇丁，改小火烧10分钟，加盐，倒入茼蒿汁勾稀的豆粉，使成浅腻状，再浇上熟猪油即成。

【功效】安心神，养脾胃。高血压心烦不安、便秘口臭者可常食。

茼蒿炒猪心

【原料】茼蒿350克，猪心250克，葱花、精盐、料酒、白糖各适量。

【制法】将茼蒿去梗洗净切段；猪心洗净切片；锅中放油烧热，放葱花煸香，投入猪心片煸炒至水干，加入精盐、料酒、白糖，煸炒至猪心片熟；加入茼蒿继续煸炒至茼蒿入味，加入味精即可。

【功效】开胃健脾，降压补脑。适用于心悸、烦躁不安、头昏失眠、神经衰弱的高血压患者。

韭菜

【性味归经】辛，温。归肝、胃、肾经。

【功效主治】温肾壮阳，益肝健胃，行气理血，止汗固涩。主治噎膈反胃，气血瘀阻，胸痹腹痛，阳痿遗精，吐血，衄血，跌打损伤。

韭菜含有挥发性精油及含硫化合物，有降低血脂的作用，所以食用韭菜对高血压、高血脂及冠心病患者颇有好处。

韭菜的辛辣气味有散瘀活血、行气导滞作用，适用于跌打损伤、反胃、肠炎、吐血、胸痛等症。

韭菜含有大量维生素和粗纤维，能增进胃肠蠕动、治疗便秘、预防肠癌。

【用法】绞汁，煎煮，炒食。外用：捣敷，擦洗。

【饮食宜忌】小儿消化不良，疮疖，疗肿，疟疾，目疾患儿忌食。

药膳推荐

魔芋韭菜

【原料】韭菜 300 克，魔芋豆腐 250 克，精盐 4 克，酱油 20 毫升，花生油 75 毫升，米醋 3 毫升，豆瓣 20 克，味精 1 克，水淀粉 30 克。

【制法】将韭菜掐去黄梢、老叶，洗净，沥去水分，切成 3 厘米长的段；将精盐、米醋、味精、酱油、水淀粉同放 1 碗中，调匀成味汁；将魔芋豆腐切成条块，放入沸水中煮 4 分钟，捞出沥水，再改刀切成粗丝；豆瓣剁碎；炒锅置旺火上，加花生油，烧至七成热，将魔芋豆腐条放入，炸 2 分钟，切不可炸过火，用漏勺控油；将油倒回炒锅，烧至七成热，下豆瓣，炒出红油即将魔芋豆腐条及韭菜同时下锅，用铲急速翻炒，韭菜切不可过火，否则软烂，影响菜质，菜将熟时，烹入调好的味汁，再颠炒均匀，起锅即成。分 3 次食用。

【功效】降低血压，减少人体内的胆固醇含量，防止癌症发生。

韭菜炒虾仁

【原料】鲜虾仁 100 克，韭菜 150 克，油 5 克，姜末少许。

【制法】虾仁片成薄片；韭菜切段；炒勺放油，烧热，下虾仁、姜末煸炒，放韭菜、精盐，用旺火速炒几下，出勺。

【功效】调肠胃，降血脂，利胆养肝。适用于各型高血压以及脂肪肝的预防和治疗。

韭菜炒鸡蛋

【原料】韭菜 300 克，鸡蛋 3 枚，食盐、料酒、色拉油各少许。

【制法】将韭菜洗干净，控干水分后切成 3 厘米长的段待用；鸡蛋打入碗内，加料酒、食盐、味精搅打均匀；炒锅加较多底油，烧至五六成熟，倒入韭菜煸炒，待韭菜断生，迅速倒入鸡蛋液翻炒，一边翻炒一边淋上少量油，待鸡蛋液凝固至熟即成。

【功效】补肾益阳，除湿理血。适合于阳气虚型高血压患者。

桃香韭菜

【原料】韭菜 150 克，核桃 6 克，香油 2 毫升，盐 3 克。

【制法】韭菜洗净后切段，核桃仁用香油炒熟，加入韭菜、盐略炒，待韭菜熟后即可。

【功效】气血双补，健肾。适用于高血压合并糖尿病患者。

 莼菜

【性味归经】性寒，味甘。归肝、脾经。

【功效主治】清热解毒，止呕。主治高血压，泻痢，胃痛，呕吐，反胃，痈疽疔肿，热疖。

莼菜含有丰富的钙，钙指数为 2.47，不仅有利于吸收利用，而且能起到补钙降压的保健作用。莼菜中含有丰富的锌，为植物中的"锌王"。

莼菜营养丰富，含有大量维生素、蛋白质和微量铁质，还含有丰富的黏液质。莼菜的黏液质含有多种营养物质及多缩戊糖，有较好的清热解毒作用，能抑制细菌的生长，食之清胃火、泻肠热。莼菜中含有丰富的维生素 B_{12}，是细胞生长分裂及维持神经细胞髓鞘完整所必需的成分。

莼菜含有一种酸性杂多糖，不仅能够增加免疫器官——脾脏的重量，而且能明显地促进巨噬细胞吞噬异物，是一种较好的免疫促进剂，可以增强机体的免疫功能，预防疾病的发生。

【用法】煎煮，炒食。

【饮食宜忌】莼菜性寒，不可多食和久食。

药膳推荐

莼菜羹

【原料】莼菜 250 克，冬笋 25 克，香菇 20 克，榨菜丝 15 克，盐、香油各适量。

【制法】将莼菜去杂物，洗净切段；冬笋、香菇、榨菜分别切丝；锅中放入鲜汤，烧沸加入冬笋丝、香菇丝、榨菜丝，同煮至沸，再加入莼菜，汤沸后加盐，出锅后淋上麻油即成。

【功效】止呕，止泻痢，消炎解毒。可作为胃及十二指肠溃疡、胃痛、呕吐、高血压以及胃癌等病症患者的辅助食疗菜肴。

西湖莼菜汤

【原料】瓶装西湖莼菜1瓶，熟笋、西红柿、水发香菇各50克，姜末、味精、料酒、鲜汤、盐、香油各适量。

【制法】莼菜沥去卤汁，倒入碗中用沸水泡过后，沥干水分；水发香菇、熟笋切成丝，西红柿洗净切成片；炒锅放油，烧至五成热，放入姜末煸炒至油热姜香，加入鲜汤、香菇丝；烧沸后放入笋丝、莼菜、西红柿，加入味精、盐、料酒，烧至入味，淋上香油，装入大汤碗。

【功效】降血脂，降血压，抗癌。可作为高血脂、高血压、癌症、冠心病等体虚患者的营养辅助食疗汤菜。

杞子莼菜汤

【原料】莼菜150克，熟火腿肉25克，熟鸡脯肉50克，枸杞子15克，香油、高汤、盐、味精各少许。

【制法】鲜莼菜轻轻漂洗干净，沸水中迅速烫焯后，捞起入汤碗内；火腿肉、鸡脯肉切成薄片，同放在莼菜上；锅中倒入适量高汤，加入枸杞子、盐、味精后，大火烧沸，随即浇在莼菜汤碗内，淋上香油即成，每天1剂，佐餐当汤服用。

【功效】滋养降压，清热解毒。适用于各类高血压，对阴虚阳亢型高血压尤为适宜。

莼菜冬瓜汤

【原料】莼菜200克，冬瓜片50克，香菇丝、冬笋丝各20克，榨菜、盐、味精、湿淀粉、香油各适量。

【制法】莼菜漂洗干净后，入沸水焯一下，迅速捞起入碗；冬瓜片、香菇丝、冬笋丝入砂锅，加适量水，先用大火煮沸，加入莼菜，再煮沸时，加入榨菜、盐、味精拌匀，以湿淀粉勾芡成羹状，淋入香油即成。每天1剂，佐餐当汤服用。

【功效】清热利水，消肿降压。适用于各类高血压患者，对阴阳两虚型高血压患者尤为适宜。

海带

【性味归经】咸，寒。归脾、胃经。

【功效主治】软坚散结，消痰平喘，通行利水，祛脂降压。主治瘿瘤，瘰疬，痰热咳喘，水肿，高血压。

海带降脂、降胆固醇，预防高血压。海带所含的昆布素有清除血脂作用，能使血中胆固醇含量显著降低。海带淀粉硫酸脂为多糖类物质，也具有降血脂的功效，从而防治心血管疾病及老年性疾患。

海带含有较多的碱性成分，有助于体内酸碱平衡。海带的有效成分甘露醇是一种疗效显著的利尿剂，可用于治疗各种水肿。

海带还能通过改变大便菌群活性而改变结肠的肠道生态学，选择性地减少或杀灭可产生致癌物质的某些结肠内的细菌。

【用法】煎汤，凉拌，煮食。

【饮食宜忌】脾胃虚寒者不宜。海带中含有砷，可引起慢性中毒，应食前多浸泡、多漂洗。

药膳推荐

海带决明汤

【原料】海带（鲜）30克，决明子15克。

【制法】将海带洗净，浸泡2小时，连汤放入砂锅内，再加入草决明，煎1小时以上。血压不太高者，每天1剂，病重者可每天2剂。

【功效】清热明目，降脂降压。

海带爆木耳

【原料】水发黑木耳250克，水发海带100克，蒜1瓣，调料适量。

【制法】将海带、黑木耳洗净，各切丝备用；菜油烧热，爆香蒜、葱花，倒入海带、木耳丝，急速翻炒，加入酱油、精盐、白糖、味精，淋上香油即可。

【功效】安神降压，活血化瘀。适用于高血压患者。

海鲜面

【原料】小麦面粉 100 克，干贝 20 克，海带（鲜）20 克，海藻 20 克，盐 5 克，大葱 10 克，植物油 30 毫升 。

【制法】将海藻、干贝、海带洗净，切成小颗粒待用；将植物油放入炒锅内，待油热至六成热时，入葱末爆香；再加入海藻、干贝、海带炒匀；加入 300 毫升清水用文火煮 25 分钟，加盐盛起待用。将面粉用清水和匀，揉成面团，用擀面杖擀成薄片，切成面条。在沸水 1000 毫升中，下入面条煮熟，捞起盛入碗内。加入海鲜盖在面上即成。

【功效】降低血压。适合于高血压患者作为常食膳食，四季皆宜。

海带绞股蓝汤

【原料】海带 50 克，绞股蓝 50 克，泽泻 20 克，草决明 20 克，生山楂 30 克。

【制法】海带洗净切丝，与绞股蓝、泽泻、草决明、生山楂混合后加水适量煎服，1 日 1 剂，连用 3～6 个月，效果良好。

【功效】降脂柔肝。

 芹菜

【性味归经】辛、甘，凉。归肝、胃、膀胱经。

【功效主治】清热平肝，健胃下气，利小便。主治热病或饮酒过度，烦热口渴；肝热阳亢，头晕目眩，烦热不安，胃热呕逆，纳差食少，热淋，尿血，尿浊；高血压，高血脂，糖尿病。

芹菜含有蛋白质、糖类、维生素 A、维生素 C、维生素 P、胡萝卜素及钙、磷、铁等多种营养成分，而且其叶、茎和根还具有药用价值，临床对于原发性、妊娠性及更年期高血压均有效。

芹菜可调理肠胃、促进新陈代谢、保护血管，并有祛脂及降血压作用。如果血压偏高，有眩晕、头痛、面红目赤、烦躁失眠、口苦或便秘、尿黄、舌红苔黄、脉弦数等肝火亢盛征象者，可辅以芹菜食疗，对平稳降血压有好处。

【用法】煎汤，凉拌，绞汁，炒菜。

【饮食宜忌】本品不宜久煎、久炒。皮肤有皮疹或癞疥者忌食。

药膳推荐

芹菜落花生

【原料】芹菜 300 克，花生米 100 克，花椒油 15 克，酱油 5 克，精盐 3 克，味精 1 克。

【制法】花生米用水煮熟后捞出，去掉膜皮；芹菜择去根、叶，洗净，切成 3 厘米长的段，放入开水里余烫一下，捞出，用凉水过凉，沥净水；把芹菜围成圈状，均匀地码放在盘子边上，再把花生仁堆放在芹菜圈中；将酱油、精盐、味精、花椒油放在小碗内调好，浇在芹菜上，吃时调拌均匀即成。

【功效】清热除烦。适用于肝阳上亢型高血压患者，伴有烦闷、燥热等症状时，饮食调节。

五味滑鸡煲

【原料】五味子 10 克，鸡肉 200 克，西芹 200 克，蘑菇 30 克，黄酒、姜、葱、精盐各 5 克，大蒜 10 克，植物油 50 毫升。

【制法】将五味子洗净，去杂质；鸡肉洗净，切 4 厘米见方的块；西芹洗净，切 4 厘米长的段；蘑菇发透，去蒂根，撕成瓣状；姜切片，葱切段，大蒜去皮，切段；将炒锅放在大火上烧热，加入植物油，六成熟时，下入姜、葱、蒜爆香，随即加入鸡肉滑透；再加入西芹、蘑菇、五味子、精盐，加清水或上汤 250 毫升，用小火烫 35 分钟即成。每天 1 次，每次吃鸡肉 50 克，随意吃西芹、蘑菇。

【功效】生津安神，补益气血。适用于高血压兼神经衰弱者。

清蒸芹菜卷

【原料】嫩芹菜 200 克，青鱼肉 100 克，荸荠 50 克，海米 10 克，鸡蛋 1 个，胡椒粉、料酒少许。

【制法】青鱼肉用刀背砸成蓉，剔去骨、刺，放入碗内；荸荠、海米剁成末放入鱼蓉内，加鸡蛋、精盐、味精、胡椒粉、料酒，搅拌成馅；芹菜切段；取洁净纱布平摊在盘内，将芹菜段理顺，整齐地排放纱布一端，取适量鱼馅铺成 1 厘米粗与芹菜段同长度的条，放在芹菜上，将纱布包成卷，使芹菜段粘在鱼肉馅周围，成形后揭开纱布，取出芹菜卷放在盘内，按此法全部做完，上锅蒸熟。

【功效】养阴清热，滋补肝肾。适用于肝肾阴虚型高血压。

芹菜拌苦瓜

【原料】芹菜、苦瓜各 150 克，芝麻酱 50 克，精盐、味精、酱油、蒜泥适量。

【制法】将芹菜去掉根和叶片，留取叶柄，洗净后切成 1.5 厘米长的段，用开水焯片刻，晾凉备用；将苦瓜削皮去瓤切成细丝，用开水焯片刻，再用凉开水过片刻，沥净瓜丝中的水分，和芹菜同拌；芝麻酱用凉开水调成稀糊，加上精盐、味精、酱油、醋、蒜泥与菜调匀，盛入盘内食用。佐餐食用。

【功效】清热利水。适用于肝肾阴虚型高血压。

 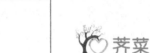荠菜

【性味归经】甘，平。归肝、肺、脾经。

【功效主治】健脾利水，止血解毒，降压明目。

荠菜含有乙酰胆碱、谷甾醇和季铵化合物，不仅可以降低血液及肝里胆固醇和三酰甘油的含量，而且还有降血压的作用。

荠菜所含的橙皮苷能够消炎抑菌，还能抗病毒、预防冻伤，对糖尿病性白内障患者也有疗效。荠菜中所含的二硫酚硫酮，具有抗癌作用。荠菜还含有丰富的维生素 C，可防止硝酸盐和亚硝酸盐在消化道中转变成致癌物质亚硝胺，可预防胃癌和食管癌。

荠菜含有大量的粗纤维，食用后可增强大肠蠕动，促进排泄，从而增进新陈代谢，有助于防治高血压、冠心病、肥胖症、糖尿病、肠癌及痔疮等。

荠菜含有丰富的胡萝卜素，因胡萝卜素为维生素 A 原，所以是治疗眼干燥症、夜盲症的食物。

【用法】蒸、煮、炒熟，或作馅料蒸煮，或煎汤。

【饮食宜忌】便溏者慎食荠菜。

药膳推荐

荠菜马兰粥

【原料】荠菜、马兰头各 100 克，粳米 60 克，盐、味精、麻油、白糖各适量。

【制法】将荠菜、马兰头洗净，用沸水焯后切细，待用；粳米淘洗后煮粥，粥将成时加入荠菜、马兰头及其余各味，调匀稍煮沸即可。每天 1 剂，分 1～2 次服食。

【功效】清热解毒，降压去脂。适用于肝火上炎型高血压患者。

荠菜炖荸荠芹菜

【原料】荠菜 200 克，荸荠、芹菜各 100 克，盐、味精、植物油各适量。

【制法】荠菜洗净后切碎；荸荠去皮洗净切片；芹菜洗净切成小段；植物油入锅烧热，先放入芹菜翻炒 3 分钟；再加入荸荠片及适量水，煮沸 5 分钟后下荠菜拌匀，炖煮片刻，调入盐及味精即成。每天 1 剂，分 2 次佐餐食用，连用 10～15 天为 1 个疗程。

【功效】平肝清热，降压去脂，适用于肝火上炎、肝阳上亢型高血压。

三青豆腐

【原料】荠菜 150 克，芹菜、小白菜各 60 克，豆腐 250 克，料酒、盐、熟植物油各少许。

【制法】荠菜、芹菜、小白菜洗净后切碎；豆腐切成 6 块；先将芹菜、荠菜煮片刻，再加入小白菜及油、盐稍煮，最后加入豆腐及料酒拌匀，煮沸即可。每天 1 剂，分 2 次食用。

【功效】平肝清热，和脾胃。适用于肝火上炎型高血压患者。

东坡羹

【原料】荠菜 200 克，米粉 50 克，豆粉 20 克，蜂蜜 20 毫升，酸梅 10 个，熟植物油、姜末各适量。

【制法】荠菜洗净，放入沸水焯 1～2 分钟，捞出，切成细末状，加入熟植物油及姜末调匀，置碗中待用；锅中加入水及酸梅，用大火烧沸，缓缓调入米粉及豆粉，煨煮至黏稠时，加入荠菜末，边搅动边拌和，羹将成时停火，调入蜂蜜，和匀即成；这就是有名的"东坡羹"。每天 1 剂，分 2 次服。

【功效】补肝肾，益心脾，调中开胃，利水降压。适用于各类高血压，对老年性肝肾阴虚、阴阳两虚型高血压尤为适宜。

 白菜

【性味归经】甘，微寒，无毒。归肺、胃、膀胱经。

【功效主治】养胃生津，除烦解渴，利尿通便，清热解毒，为清凉降泄补益之良品。主治肺胃有热，心烦口渴，肺热咳嗽，膀胱热结，小便不利。

白菜中含有丰富的维生素 C，经常食用可以预防胆固醇升高，对预防高血压也有效果。白菜中丰富的膳食纤维有润肠通便，促进排毒的作用。

【用法】煮熟，煎汤。外用：绞汁外敷。

【饮食宜忌】肺、胃虚寒者少食。

药膳推荐

枸杞田螺汤

【原料】枸杞子 20 克，田螺肉 100 克，小白菜 200 克，姜、葱、精盐各 5 克，植物油 30 毫升。

【制法】将枸杞子洗净，去杂质；田螺肉清水漂去泥，洗净切片；小白菜洗净，切 5 厘米长的段；姜切片，葱切段；炒锅置大火上烧热，加入植物油，烧至六成熟时，放入姜、葱，爆香，加入田螺炒匀，注入清水 500 毫升，用大火烧沸，加入盐、小白菜；用小火煮 6 分钟即成。每天 1 次，每次吃田螺肉 50 克。

【功效】补肝肾，清虚热。用于高血压肝肾亏虚者。

糖醋白菜

【原料】白菜 200 克，山楂 10 克，醋 10 毫升，白砂糖 10 克，姜 5 克，大葱 10 克，盐 5 克，植物油 50 毫升。

【制法】将山楂洗净后去核，切成片；白菜洗净后切成 4 厘米长的段；将炒锅置于武火上烧热，加入植物油，待油烧至六成热时放入姜、葱爆香；再放入白菜、山楂、盐翻炒。加入糖、醋起锅即成。

【功效】清热解毒，降脂降压。适合于阳虚型高血压患者。

杜仲煮白菜

【原料】杜仲25克，白菜300克，料酒10毫升，姜5克，葱10克，盐2克，鸡精2克，鸡油25毫升。

【制法】杜仲除去粗皮，用盐水润透，切成丝，炒焦；白菜洗净，切4厘米长的段；姜切片，葱切段；将杜仲、白菜、料酒、姜、葱同放炖锅内，加水1500毫升，置武火烧沸，再用文火烧煮30分钟，加入盐、鸡精、鸡油即成。每天1次，佐餐食用。

【功效】补肝肾，疗烦渴，降血压。适用于高血压肝肾虚损，见烦渴、小便不畅等症。

蘑菇菜心

【原料】白菜心300克，干红辣椒、水发蘑菇各100克，酱油、香油、盐、醋、白糖、料酒各适量，葱丝、姜丝共20克。

【制法】将白菜心投入开水中烫至八成熟，捞出，加精盐少许拌匀，腌5分钟，挤去水分，切段，码在盘内；将辣椒、蘑菇均切成丝；锅中加适量香油烧至四五成熟时，放入干红辣椒丝、葱丝、姜丝、蘑菇丝煸炒，添汤适量，加白糖、酱油、醋、料酒、盐烧3分钟左右，浇至盘内的白菜上即可。

【功效】通利肠胃，降脂降压。尤其适于高血压伴高血脂、脂肪肝的患者日常饮食调养。

油菜

【性味归经】甘，平。归肺、胃、大肠经。性较润滑。

【功效主治】清肺止咳，利肠通便。

油菜中的膳食纤维能与胆酸盐和食物中的胆固醇及三酰甘油结合，并从粪便排出，从而减少脂类的吸收，故可用来降血脂。油菜含有大量胡萝卜素和维生素C，有助于增强机体免疫能力。油菜所含钙量在绿叶蔬菜中为最高。常吃油菜能起到清血降压、强健视力、清热解毒的作用。

【用法】煮熟，煎汤。

【饮食宜忌】便溏者慎食。

药膳推荐

油菜炒虾仁

【原料】 对虾肉 50 克，油菜 250 克，姜、葱适量。

【制法】 将虾肉洗净切成薄片，虾片用酱油、料酒、淀粉拌好；油菜梗、叶分开，洗净后切成 3 厘米长段；锅中加入食油，烧热后先下虾片煸几下即起出，再把油锅熬热加盐，先煸炒油菜梗，再煸油菜叶，至半熟时倒入虾片，并加入佐料姜、葱等，用旺火快炒几下即可起锅装盘。

【功效】 滋阴血，利肠胃。可提高机体抗病能力，适用于肝肾阴虚型高血压的饮食调理。

干贝扒油菜

【原料】 干贝 25 克，油菜心 300 克，盐适量，淀粉 1 匙，油 1 大匙，葱 1 段，姜 1 片。

【制法】 干贝先用 100 克左右热水泡软，在水中加入葱段和姜片连水放入锅中蒸 1 小时后取出，捞出撕成丝状待用，姜葱捞出不要，汤汁待用，油菜去老叶洗净，锅中放入适量水，烧沸腾加半匙盐，将油菜放入快速余烫后捞出，过凉水沥干，炒锅烧热下油，油烧至六成热时放入干贝丝稍炒，倒入蒸干贝的汁水，再加入油菜心一起翻炒片刻，加盐调味，将油菜夹出摆盘，锅中汤汁加湿淀粉勾芡收浓，将干贝浓汁浇在菜心上即可。

【功效】 滋阴血，利肠胃。可提高机体抗病能力，适用于肝肾阴虚型高血压的饮食调理。

蘑菇青菜

【原料】 鲜蘑菇 250 克，青菜心（小油菜）500 克，盐、味精各适量。

【制法】 将蘑菇和青菜心拣洗干净后切片，另起油锅煸炒，并加入盐和味精等调料后食用。

【功效】 清热平肝，降脂降压。适用于高脂血症、高血压及冠心病等。

淡菜汤

【原料】 淡菜 500 克，油菜心 200 克，料酒 10 毫升，盐 3 克，大葱 8 克，姜 5 克，胡椒粉 1 克，猪油（炼制）15 毫升。

【制法】 淡菜用热水浸泡，去杂洗净，放碗中；滤净浸泡水，倒入碗中，上笼蒸 1 小时取出；烧热锅，加入猪油。先将淡菜连汤下锅，加入清水、盐、料酒、葱（切段）、姜（切片）、胡椒粉，煮开后加入青菜心稍煮。拣出葱、姜即成。

【功效】滋肝补肾，降血脂。适合于高血压患者。

鸡肉油菜

【原料】油菜 200 克，鸡胸脯肉 50 克，料酒 25 毫升，蛋清半个，淀粉 3 克，精盐 2.5 克，味精 1.5 克。

【制法】先把油菜洗净，切成段；把鸡胸脯肉切成薄片，用蛋清、料酒、淀粉、少许盐拌好；油锅熬热，将鸡片倒入旺火急炒至近熟时，取出待用；再把油锅熬热加盐，煸油菜，最后将鸡肉和余下的作料一起倒入，快速拌匀即成。

【功效】降脂。适合于体型肥胖者及高血压、冠心病、脑血管病、骨质软化等患者食用。

蟹肉棒油菜

【原料】油菜 250 克，蟹肉棒 50 克，盐 2 克，酱油 5 毫升，醋 3 毫升，香油 1 毫升，大葱 5 克，姜 3 克。

【制法】先将油菜择洗干净，切长段，下沸水锅焯熟；捞出控去水分，用盐调拌匀，装在盘子里；蟹肉棒洗净，下沸水锅焯熟；葱、姜洗净，分别切花、末备用；将蟹肉棒撕成细丝，与油菜段拌在一起；最后再把酱油、醋、香油、葱花、姜末调成汁，浇在菜里拌匀即可。

【功效】滋阴清热。适用于高血压患者。

 菠菜

【性味归经】甘，凉，无毒。归大肠、小肠经。

【功效主治】养血生血，润燥生津，清热除烦，养肝明目，宽肠胃，通便秘。主治高血压，高血脂，糖尿病，便秘，头昏头痛，目赤烦热，痔疮出血。

菠菜中含有丰富的胡萝卜素、维生素 C、钙、磷，以及一定量的铁、维生素 E 等有益成分，能供给人体多种营养物质。菠菜中的钾质可帮助维持细胞内的电解质平衡，并使心脏功能及血压正常。

菠菜中所含的铁质，对缺铁性贫血有较好的辅助治疗作用。菠菜叶中含有铬和一种类胰岛素样物质，其作用与胰岛素非常相似，对稳定血糖颇有益处。

【用法】凉拌，炒食，炖汤。

【饮食宜忌】脾虚易泻者少食，肾结石者不宜。

药膳推荐

菠菜墨鱼

【原料】大蒜20克，菠菜300克，鲜墨鱼300克，酱油6克，盐3克，葱10克，植物油40克。

【制法】大蒜切片；菠菜切段；鲜墨鱼切段；葱切花；炒锅置大火上烧热，再加入植物油，烧至六成熟时，加入蒜、葱爆香，随即加入墨鱼段炒匀，加入菠菜、盐、酱油，炒熟即成。

【功效】补气血，利肠胃。适于各种类型高血压患者。

菠菜鸭肝汤

【原料】菠菜200克，鸭肝50克，玉竹20克，植物油30毫升，黄酒5毫升，姜、葱各12克，精盐3克。

【制法】将玉竹发透，切5厘米长的段；菠菜洗净，切5厘米长的段，鸭肝洗净，切片；姜切片，葱切段；鸭肝、黄酒、精盐、酱油浸渍20分钟待用；菠菜用沸水炸透，捞起沥干水分待用；炒锅放在大火上烧热，加入植物油，烧至六成熟时，放入姜、葱爆香，注入清水烧沸，加入玉竹煮10分钟后，放入鸭肝、菠菜煮5分钟即成。每天1次。

【功效】滋补肝肾，养肝润燥。适宜用于肝肾阴虚型高血压。

菠菜鱼片汤

【原料】鱼肉50克，菠菜50克，葱、姜少许。

【制法】鱼肉切薄片；菠菜切段；葱切段，姜切片；锅加水，下鱼、葱、姜，煮沸，投入菠菜段，放精盐、味精，盛入汤碗。

【功效】生津安神，补益气血。适宜肝肾阴虚型和心脾两虚型高血压。

芦笋

【**性味归经**】甘、辛、苦，微温。归肺经。

【**功效主治**】清热解毒，生津利水，止咳散结，杀虫止痒。主治高血压，动脉硬化，体质虚弱，高脂血症，气血不足，营养不良，肥胖和习惯性便秘，肝功能不全，肾炎水肿，尿路结石。贫血者宜食，癌症患者宜食。

芦笋含有大量芦丁（芸香苷）及甘露聚糖、胆碱、精氨酸等成分，对维护毛细血管的形态和弹性及生理功能有利，对辅助治疗高血压等心血管系统疾病有较好作用。芦笋含多种矿物元素，除含硒外，还是高 K 因子（钾/钠的比值）食品，其 K 因子大于 68。

芦笋所含的营养成分非常丰富，每 100 克鲜芦笋可食部分含多种维生素、非蛋白含氮物质以及灰分，含量也较其他蔬菜高。如与番茄相比，维生素 A 的含量是番茄的 1～2 倍，维生素 C 的含量是番茄的 1.5～2 倍，维生素 B_1 的含量是番茄的 3～6 倍，维生素 B_2 的含量是番茄的 3～7 倍，烟酸的含量是番茄的 1～2.5 倍，蛋白质的含量是番茄的 1～2.5 倍。

芦笋还含有叶酸、核酸、天冬酰胺、芦丁、甘露聚糖等，所含的甲基甲酮和胶类使芦笋具有特有的芳香气味。芦笋中所含天冬酰胺对人体有许多特殊的生理作用，并可提高人体的免疫功能，从而使细胞恢复正常生理状态。

芦笋所含的丰富的组织蛋白能有效地控制细胞异常生长，使细胞生长正常化。每 100 克芦笋中还含有胡萝卜素 100 微克，维生素 C 45 毫克，其含脂肪量极低，对心血管系统和其他器质性病变均有食疗功效。

【**用法**】煮熟，煎汤，生嚼，绞汁服。

【**饮食宜忌**】痛风患者不宜多食。

药膳推荐

芦笋茶

【**原料**】鲜芦笋 100 克，绿茶 3 克。

【**制法**】芦笋洗净切碎，与绿茶同入砂锅，加水 500 毫升，煮沸 10 分钟后，去渣取汁即可。每天 1 剂，代茶饮用。

【功效】清热平肝，降压去脂，软化血管。适用于肝火上炎、肝阳上亢型高血压。

芦笋鲤鱼

【原料】芦笋100克，豌豆苗50克，鲤鱼1条（300克左右），料酒、葱花、姜末；盐、味精、胡椒粉、麻油各适量。

【制法】芦笋洗净，切成小段，入沸水中稍烫，捞出，置于冷开水中，待用；鲤鱼入锅，加水适量，先用大火烧沸，撇去浮沫，加入料酒、葱花及姜末；再用小火煨煮至鱼肉熟烂，放入芦笋段及拣好、洗净的豌豆苗，并加入盐、味精、胡椒粉，改小火煮沸，淋上麻油即成。每天1剂，佐餐随意食用。

【功效】滋阴清热，利湿降压。适用于肝肾阴虚型高血压。

芦笋枸杞粥

【原料】鲜芦笋片100克，枸杞子、大枣各10克，粳米100克，红糖30克。

【制法】枸杞子、大枣、粳米淘洗干净，一起入锅，加水煮粥；将成时，加入芦笋，继续煨煮5分钟，以红糖调味即成。每天1剂，分2次服食。

【功效】滋阴平肝。适用于阴虚型高血压。

芝麻核桃拌笋丝

【原料】鲜芦笋150克，黑芝麻、核桃仁各30克，葱花、姜丝、白糖、盐、味精、麻油各适量。

【制法】芦笋洗净切丝，入沸水中焯透，捞出晾干，待用；黑芝麻、核桃仁炒熟，共研为细末，与其余调味品一起入芦笋丝中，拌匀即成。每天1剂，佐餐食用。

【功效】滋补肝肾，平肝降压。适用于肝肾阴虚型老年性高血压。

 丝瓜

【性味归经】甘，凉。归肺、胃、肝经。

【功效主治】清热，化痰，凉血。主治热病发热烦渴，咽喉痛，肺热咳嗽，痰黄稠，血热便血，痔疮出血。

丝瓜所含各类营养在瓜类食物中较高，所含皂苷类物质、丝瓜苦味质、黏液质、木胶、瓜氨酸、木聚糖和干扰素等特殊物质具有一定的特殊作用。

【用法】煎汤、煮食、炒食。外用：绞汁、捣涂。

【饮食宜忌】脾胃虚寒，便溏腹泻者不宜。

药膳推荐

番茄丝瓜

【原料】番茄 400 克，丝瓜 300 克，水发黑木耳 20 克，精制油、精盐、白糖、味精各适量。

【制法】将丝瓜去皮，洗净，切成滚刀块；黑木耳泡发后洗净；番茄洗净，用开水烫后剥皮，切成大小相等的块；烧锅置旺火上，放入精制油烧热后投入切好的丝瓜、番茄翻炒几下；再加入黑木耳略炒一下，用精盐、白糖调味，烧 1～2 分钟后放味精，即可盛盘。

【功效】滋肝益肾，疏肝理气。适用于肝阳上亢型和肝肾阴虚型的高血压。

石决明草决明炖丝瓜

【原料】石决明 30 克，草决明 200 克，混合油 60 毫升，料酒、精盐、胡椒粉、味精、葱花各适量。牡蛎肉 200 克，丝瓜 500 克，蒜瓣、酱油、胡椒各适量。

【制法】石决明（敲碎）、草决明洗净，用双层纱布包扎好，煎取过滤浓汁 100 毫升；牡蛎肉洗净，切片，放入少许料酒、精盐拌匀，在油锅内爆炒几遍，盛出；砂锅内放入适量清汤和药汁，将牡蛎肉蒜瓣入锅，文火慢沸 30 分钟，放入丝瓜（切片），待香熟时，再放入精盐、胡椒粉、葱花、味精，待汤汁浓时即成。

【功效】平肝潜阳，降火降压。适用于肝阳上亢以及肝风内动和肝肾阴虚型高血压。

丝瓜豆腐瘦肉汤

【原料】猪瘦肉 60 克，丝瓜 250 克，嫩豆腐 2 块，葱花、盐、五香粉各适量。

【制法】将丝瓜去皮，切成厚片；豆腐切块；猪瘦肉切成薄片，加精盐、糖、芡粉拌匀；在锅内加清水适量，武火煮沸，先放入豆腐煮沸后，再放入丝瓜、肉片，稍煮，至丝瓜、肉片刚熟，加入葱花、盐、五香粉调味即可。佐餐食用。

【功效】益气血，清虚热。适用于肝肾阴虚型高血压。

丝瓜豆腐

【原料】丝瓜100克，豆腐100克，番茄50克，榨菜25克，油5克。

【制法】嫩丝瓜切片；豆腐切块；榨菜切丁；番茄用开水烫过，去皮后切片；锅置火上，注油烧热，下入丝瓜煸炒，放入番茄、榨菜、豆腐和适量开水烧开，焖2分钟，加入味精、精盐。

【功效】滋肝益肾，疏肝理气。适用于各肝阳上亢型和肝肾阴虚型的高血压。

橘皮饮

【原料】橘皮、杏仁、老丝瓜各10克，白糖少许。

【制法】将老丝瓜（切片）、橘皮洗净，杏仁去皮一同入锅，加水适量，置武火上烧沸，再用文火煮20~30分钟去药渣，用白糖调味。代茶饮。

【功效】理气化痰，祛风通络。适合于痰浊中阻型高血压。

 茄子

【性味归经】甘，微寒。归胃、大肠经。

【功效主治】清热凉血，利大便。主治血热便血，痔疮出血，大便不爽。

茄子全身均可入药，其果实、茄蒂、茄把、根、花、叶、幼苗都有止痛消肿、清热、活血的效用。

茄子是心血管病人的食疗佳品，常吃茄子，可预防高血压引起的脑出血和糖尿病引起的视网膜出血。茄子还可提供大量的钾，钾在人体中有着重要的生理功能，能维持细胞内的渗透压，参与能量代谢过程，维持神经肌肉正常的兴奋性，缺钾则易引起脑血管破裂。

另外，茄子中的一些成分可以预防氧化破坏作用，从而避免由此引起的心血管疾病。

【用法】蒸、炒、浸酒、绞汁或煎汤。

【饮食宜忌】脾胃虚寒，肠滑腹泻者慎服。

药膳推荐

茄子烧荸荠

【原料】茄子 200 克，荸荠 100 克，猪瘦肉 50 克，植物油 50 毫升，酱油 10 毫升，白糖 10 克，姜、葱、精盐各 5 克。

【制法】将茄子洗净，切成丝；猪瘦肉洗净，切成 5 厘米长的细丝；姜、葱切细丝，待用；炒锅置大火上烧热，加入植物油，烧六成熟时，放入姜、葱爆香；加入猪瘦肉、荸荠、茄子、酱油、精盐、白糖，用小火烧煮 30 分钟即成。每天 1 次，每次吃猪肉 50 克，随意吃荸荠、茄子，佐餐食用。

【功效】滋阴柔肝，利水降气。适用于肝肾阴虚、肝阳上亢型高血压。

茄子炒肉丝

【原料】茄子 700 克，虾仁 50 克，猪瘦肉 150 克，鸡蛋 2 个，香菇、冬笋各 25 克，花生油 100 克，葱、姜、酱油、味精各适量。

【制法】将茄子切成薄圆片；猪肉、冬笋、香菇切丝；用开水把冬笋、香菇丝烫一下，沥干水待用；放炒锅，将油烧温，先把虾仁炒一下，捞出，再下茄片炸至金黄色时捞出；锅内留少许油，将鸡蛋炒成碎块，铲出备用；另将肉丝放入，加葱、姜炒熟；锅内入虾仁、鸡蛋、香菇丝、冬笋丝，调入酱油，加味精和少许水拌匀，装盆中做馅；取 1 只碗，铺一层茄片，放入馅，盖上茄片，上蒸笼蒸熟即成。

【功效】清热活血，滋阴润燥。适用于肝阳上亢、肝肾阴虚型高血压。

决明炒茄块

【原料】茄子 500 克，草决明 30 克，豆油 250 毫升（实耗 50 毫升左右），葱花、姜汁、蒜片、盐、味精、湿淀粉各适量。

【制法】决明洗净，捣碎，水煎取浓汁，待用；茄子去蒂洗净，切成斜三角块，放入烧至七成热的豆油中，炸至焦黄色，捞出沥油；锅内留余油 3 克，入蒜片炝后，加入药汁、葱花、姜末、盐、味精、湿淀粉，勾成薄芡，倒入炸茄块翻炒即成。每天日 1 剂，分 2 次佐餐食用。

【功效】清热凉血，平肝潜阳。适用于肝阳上亢型高血压。

黄瓜

【性味归经】甘，凉。归胃、膀胱经。

【功效主治】清热止渴，利水消渴。主治胸中烦热，口渴喜饮，水肿，小便不利。

黄瓜具有清热、利尿、解毒之功效。其含有糖类和苷类及多种游离氨基酸，其中的丙醇二酸在人体内可抑制糖类物质转化为脂肪，有减肥和预防冠心病的功效。用黄瓜蔓加工的"煎剂"和"片剂"可用于治疗高血压。

黄瓜头（带花的那一端）中含有一种葫芦素 C，这种物质具有明显的抗肿瘤作用，因此食用时不要把黄瓜头扔掉。

老黄瓜中含有丰富的维生素 E，可起到延年益寿、抗衰老的作用。黄瓜中的黄瓜酶，有很强的生物活性，能有效地促进机体的新陈代谢。

【用法】生食、凉拌、煎汤或煮食。

【饮食宜忌】脾胃虚寒者不宜。

药膳推荐

水火瓜椒

【原料】黄瓜 250 克，青椒 30 克，花椒油 10 克，醋 5 克，白糖 5 克，葱末 5 克，盐 2 克。

【制法】将黄瓜洗净，去头尾，切丝；青椒去蒂、去籽，洗净，切丝；将黄瓜丝放入盘中，撒上盐，搅拌均匀；锅置火上，放入花椒油烧热，放入青椒丝、葱末、醋、白糖翻炒均匀，倒在黄瓜丝上拌匀即可。

【功效】清热解毒，平肝抑阳。适用于肝阳上亢型高血压。

拌猴头

【原料】猴头 200 克，黄瓜片 50 克，水发黑木耳 25 克，蒜泥 10 克，香油 2 克。

【制法】猴头切片，与木耳一同入开水焯熟，沥水装入碗内，加黄瓜片、盐、味精、醋、香油、蒜泥，拌匀。

【功效】调肠胃，强免疫。

脆皮黄瓜

【原料】 黄瓜 300 克，香油 10 毫升，盐 3 克，花椒 3 克，辣椒（红、尖、干）10 克。

【制法】 将黄瓜洗净，去蒂，切成筷子粗细的长条，用精盐拌匀，腌 2 小时，再用洁净的布包好拧去水分，放入碗内；将干红辣椒洗净，切成小段；锅放火上倒入香油，油烧热后放入花椒炸香，再放入干辣椒炸至酥脆，连油倒入黄瓜碗内，拣去花椒，加入味精拌匀，再把黄瓜切成 4 厘米长的段，入盘即成。

【功效】 清热解毒，减肥。适合于高血压、高脂血症患者。

杜仲黄瓜汤

【原料】 黄瓜 300 克，杜仲 25 克，鸡蛋 50 克，料酒 10 毫升，姜 5 克，大葱 10 克，盐 3 克，鸡精 3 克，植物油 25 毫升。

【制法】 将杜仲去粗皮后润透，切成丝，并炒焦；黄瓜洗净，切成薄片；鸡蛋磕入碗内，搅散；姜切成片，葱切成段；将炒锅置武火上烧热，待油烧至六成热时，加入姜片、葱段爆香；再加入杜仲及 1 800 毫升清水煮 15 分钟。再加入黄瓜片、鸡蛋、盐、鸡精，煮沸即成。

【功效】 补肝肾，清热利尿，降血压。适合于患有肾虚腰痛、高血压等症的患者。

扁豆

【性味归经】 甘，平，有毒。归脾、胃经。

【功效主治】 健脾化湿，解暑化湿。补脾不滋腻，化湿不燥烈，故为补脾、化湿、解暑之佳品。

扁豆气清香而不窜，性温和而色微黄，与脾性最合。凡大病之后，初进补剂，先用本品，调养正气而无壅滞之弊。含有蛋白质、维生素 B_1、维生素 B_2、维生素 C 等，还含有蔗糖、棉子糖、葡萄糖、半乳糖、果糖等物质。对于高血压、高脂血症患者，具有比较好的食疗作用。

【用法】 煮熟，炒食，煎汤，或作馅料蒸煮食用。

【饮食宜忌】 适量，炖汤、煎汤、煮粥。煮熟食，以破坏其毒性成分；气滞胀满及患癥疾者不宜食。

药膳推荐

素烧三样

【原料】鲜嫩扁豆、鲜番茄各100克，鲜大豆腐400克，熟豆油40毫升，淀粉、水发海米各10克，精盐、味精、葱花、生姜末各适量

【制法】将扁豆撕去筋丝，放开水锅里烫煮片刻，捞出控水；豆腐切3厘米长、1厘米厚、1厘米宽的片，放开水锅里煮片刻，捞出控净水分；番茄切去蒂，再切成橘子瓣状；锅内放油烧热，用葱花、生姜末炝锅，放入番茄略微煸炒，加少许水；将豆腐和扁豆同时下锅，加精盐、味精轻炒拌均匀；勾粉芡，淋熟豆油，即可出锅。佐餐食用。

【功效】健脾和中，消暑生津，利水化湿。番茄性生津止渴、健胃消食；扁豆健脾利湿；豆腐清热解毒、益气和中；三者合用，适宜用于高血压患者湿邪阻滞中焦所致的食欲欠佳、食后易腹胀，甚至有泛呕、尿少色深等症，尤其适合于夏天食用。

山药枣豆糕

【原料】鲜山药200克，鲜扁豆50克，陈皮丝5克，大枣肉500克。

【制法】将山药去皮，切成薄片；将大枣肉、鲜扁豆切碎，捣成泥；撒上陈皮丝，和匀后制成小块，上笼蒸熟即成。做早餐食用。

【功效】健脾利湿。适用于高血压患者中焦虚弱，肝脾不和诸症。山药能健脾益胃、补气养阴；扁豆具有健脾和中、消暑化湿的功效；陈皮理气和胃，燥湿化痰；大枣具有养血安神、补中益气、缓和药性的功效。

山药扁豆粥

【原料】山药30克，扁豆10克，粳米100克。

【制法】将山药洗净去皮切片，扁豆煮半熟，加粳米、山药煮成粥食用。早、晚餐服用。

【功效】健脾化湿。适宜用于湿浊阻滞者。

九仙糕

【原料】莲子、山药、白茯苓、薏苡仁、芡实各5克，炒麦芽、炒白扁豆各3克，陈皮6克，白糖150克，糯米粉1000克。

【制法】将莲子用温水泡后去皮和芯；将山药、茯苓、薏苡仁、麦芽、白扁豆、芡实、陈皮同放入砂锅内，加适量清水；大火烧沸，用小火煮30分钟，去渣留汁；将糯米粉、白糖放入盆内，加药汁揉成面团，做成糕；上笼用大火蒸30分钟即成。早餐食用。

【功效】补虚损，健脾胃。适宜用于脾胃虚弱，元气亏损的高血压患者，以及脾肾阳虚型高血压。以补中益气糯米为主，配合健脾益气、消谷化食之山药、茯苓、薏苡仁、麦芽、扁豆、陈皮做糕，增强补益作用，且补中有消、补而不滞。

党参荷叶粥

【原料】党参、鲜荷叶各10克，灯心草5克，炒扁豆30克，粳米60克。

【制法】将党参、灯心草、炒扁豆、鲜荷叶、粳米洗净，全部用料同放入砂锅内，加适量清水，用小火煮成粥即成。早晚分次食用。

【功效】清热祛湿，健脾和胃，清心安神。党参能健脾除湿，与扁豆合用，可增强健脾除湿的功效；灯心草清心降火、利尿通淋，有利尿降压、清心安神的功效；荷叶能利水渗湿；诸药与粳米合用，既有健脾的作用，又有较强的除湿功效。

扁豆薏苡仁粥

【原料】扁豆、冬瓜子仁各20克，薏苡仁、芦根各30克，粳米100克。

【制法】将芦根、冬瓜子仁洗净，用冷水浸泡30分钟，入锅；加适量清水，煎煮30分钟，去渣取汁；与淘洗干净的粳米、扁豆、薏苡仁同入锅中，用小火煮成稠粥。早晚分次食用。

【功效】健脾利湿。扁豆既可补脾胃而化湿浊，又可清暑热而止吐泻；薏苡仁具有健脾益气、渗利水湿的功效；芦根具有清胃止呕、清热生津的功效；冬瓜子具有清肺热、化痰、排脓、利湿的功效。

 茭白

【性味归经】寒，甘；归肝、脾、肺经

【功效主治】解热毒，除烦渴，利二便。主治烦热消渴，二便不通、黄疸，热淋，目赤，疮疡等。

茭白含有维生素 A 和维生素 C，对高血压以及心血管疾病患者，有助于控制血压。

夏季食用尤为适宜，可清热通便、除烦解酒，还能解除酒毒，治酒醉不醒。

茭白含蛋白质、脂肪、糖类、维生素 B_1、维生素 B_2、维生素 E、微量胡萝卜素和矿物质等成分，体质较为燥热的人，容易觉得心烦、口干舌燥、小便较黄又味重者，吃一些茭白会有帮助。茭白含较多的碳水化合物、蛋白质、脂肪等，能补充人体的营养物质，具有健壮机体的作用。

茭白的含水量很大，热量相当低，对于想减肥的人，是很不错的食材。糖尿病患者，也很适合食用茭白。

【用法】煮熟，炒食，煎汤，或作馅料蒸煮食用。

【饮食宜忌】茭白不适宜阳痿、遗精、脾虚胃寒、肾脏疾病、尿路结石或尿中草酸盐类结晶较多、腹泻者食用。不宜与豆腐同食，否则易形成结石。

药膳推荐

醋熘茭白

【原料】茭白 250 克，酱油 15 毫升，白砂糖 5 克，醋 15 毫升，淀粉（玉米）10 克，花椒 2 克，猪油（炼制）25 毫升。

【制法】剥去茭白外层老叶，洗净，切成小块。炒勺置旺火上加热，入猪油和花椒油，待热，放入茭白煸炒。熟后加入糖、醋、酱油，并用水淀粉着芡后即成。

【功效】解酒，降压。适用于高血压。

海米拌茭白

【原料】虾米 30 克，茭白 300 克，香油 20 毫升，盐 3 克，味精 1 克。

【制法】茭白剥去老皮，洗净后切成 0.5 厘米厚、1 厘米见方的块，放入沸水锅中焯一下，捞出晾凉后放入盆内，撒入精盐和味精稍腌片刻；海米用开水泡发，捞入碗中，泡海米的汁水去除泥沙后留用；锅中放入香油烧热，放入海米炸出香味，烹入适量的泡海米的汁水煮沸，晾凉后浇在茭白片上，拌匀即成。

【功效】清热利尿，补钙。适用于高血压、肝炎。

茄汁茭白羹

【原料】茭白 300 克，西红柿 150 克，西红柿酱 20 克，料酒 15 毫升，盐 2 克，味精 1 克，白砂糖 1 克，植物油 15 毫升。

【制法】茭白去壳去皮洗净，在菜板上拍松，切成长条备用；西红柿洗净，切瓣；将植物油倒入锅中，旺火烧至七成热，下茭白炸至淡黄色，捞出沥干待用；锅中留少许油，将油烧热，放入西红柿酱炸熟，加入鲜汤、料酒、盐、白糖，煮开；然后放入西红柿瓣和炸过的茭白，加盖用小火焖烧至汤汁浓稠，用味精调味即可。

【功效】清热解毒，利尿降压。对高血压、水肿症患者有辅助疗效。

茭白芹菜汤

【原料】茭白 100 克，芹菜 50 克，调味料、盐各适量。

【制法】将茭白剥去外壳，洗净，切片；芹菜择洗干净，切段；将两者一同放入锅中，加水煮汤，汤沸后加入盐、调味料即可。

【功效】除热祛风，散寒破结，降压通便。适用于二便不通者，亦可用治改善高血压症状。

 洋葱

【性味归经】辛，温。归肺、胃经。

【功效主治】温肺化痰，解毒杀虫，疗疮消肿。主治腹中冷痛，宿食不消，泻下痢疾等。

洋葱含有前列腺素 A，前列腺素 A 是一种较强的血管扩张剂，可以降低人体外周血管和心脏冠状动脉的阻力，促进引起血压升高的钠盐等物质的排泄，因此有降血压、预防血栓的功效。

洋葱中的槲皮素是与降血糖药物甲苯磺丁脲相类似的有机物，适合糖尿病人食用。临床研究证实洋葱中含硫化物和含硫氨基酸还具有降低胆固醇和血脂的作用。

洋葱含有较多的微量元素硒，硒是一抗氧化剂，能使人体产生大量的谷胱甘肽，当谷胱甘肽这种物质的浓度升高时，癌症的发生率就会大大下降。洋白菜中含有能分解亚硝胺的酶，能消除亚硝胺的突变作用，因此，洋白菜有一定的抗癌作用。同时，因洋白菜中含有维生素 U 样因子，这种因子在绿色蔬菜中均有，但在洋白菜中含量最多，而且比人工合成的维生素 U 效果好，所以新鲜的洋白菜对胃、十二指肠溃疡有止痛及促进愈合作用，对慢性肝病常常伴有胃病者更为适宜。

【用法】煎汤，炒食，生食，捣敷。

【饮食宜忌】脾胃有热、阴虚目昏者慎服。

药膳推荐

洋葱法夏

【原料】洋葱 300 克，法半夏 20 克，混合油 50 毫升，料酒、精盐、猪骨汤、湿淀粉、酱油、味精各适量。

【制法】法半夏置砂罐内，加入适量清水，煎取药汁 50 毫升；洋葱去外表老皮，洗净后切成丝，置入少许精盐拌匀；用料酒、精盐、味精、酱油、湿淀粉和猪骨汤兑成芡汁；热锅下油，烧至七成热时放入洋葱，快速炒拌至断生，加入药汁和芡汁，汁收即可出锅。

【功效】理气宽中，化痰泄浊。适用于高血压痰浊中阻，症见头晕目眩、恶心食少、时吐痰涎、舌苔白滑而腻。

素炒洋葱

【原料】洋葱 300 克，植物油、酱油、醋、味精、食盐、白糖、料酒各适量。

【制法】洋葱切掉根，剥去外皮，洗净切成丝；油锅烧热，放入洋葱丝煸炒片刻，烹入料酒，加酱油、食盐、白糖、味精，炒匀后淋少许醋即可。

【功效】清热化痰，扩张血管。适合于高血压、冠心病、动脉硬化等患者。

洋葱肉排

【原料】肉排 300 克，洋葱 150 克，香菇 4 只，姜数片，蒜末 1 小匙，胡椒粉少许，老抽 1 大匙，生抽 1 匙，蚝油 1 小匙，料酒 1 小匙，盐 3 克，水 1 杯，花生油 30 克，糖、生粉各少许。

【制法】香菇浸软，沥干水，洋葱切块；肉排用半匙老抽、胡椒粉、糖、生粉、料酒拌匀的料腌 10 分钟；起油锅爆洋葱、肉排，下姜、蒜末、香菇，翻炒几下，加入水，大火烧开后，调入蚝油、生抽，转小火炖约 30 分钟即可。

【功效】温心脉，补脾阳。适用于心脾两虚、脾肾阳虚型高血压。

 紫菜

【性味归经】甘、咸，寒。归肺、胃经。

【功效主治】软坚散结，清热化痰，利尿。主治瘿瘤，瘰疬，肺热咳嗽，痰黄稠，水肿，脚气。

紫菜营养丰富，富含胆碱和钙、铁、碘，高血压患者更宜食用。

紫菜中的镁可显著降低进血清胆固醇的总含量，并能抑制人体吸收胆固醇。

紫菜所含的多糖具有明显增强细胞免疫和体液免疫功能，可促进淋巴细胞转化，提高机体的免疫力。

【用法】煎汤，煮食，浸酒，或入丸、散服。

【饮食宜忌】脾胃虚寒湿滞者不宜。食多令人腹胀、口吐白沫，饮少许热醋可解。

药膳推荐

紫菜寿司

【原料】寿司紫菜 3 张，粳米 240 克，糯米 40 克，黄瓜 1 根，蟹肉棒 3 根，鸡蛋 1 个，盐 3 克，糖 1 小匙，米醋 40 毫升，肉松适量。

【制法】粳米煮熟，用放了盐和糖的米醋拌匀放凉；鸡蛋放少许盐摊成蛋饼，切成蛋条；蟹肉棒煮熟，一剖为二；黄瓜去皮切条，盐渍一下；取一张紫菜，放在寿司帘上，取 1/3 米饭铺在紫菜上，在米饭上洒上一层肉松，再将黄瓜条、蟹肉棒放在其上；将寿司帘靠自己这端卷起，整个卷好后捏紧放开帘子；用锋利的刀沾水将寿司切成约 1 指宽的段，依法再做 2 卷，吃时可蘸少许酱油和芥末。

【功效】补肾养心，生津益胃。适用于肝阳上亢型高血压，伴随失眠多梦、头晕健忘等症状者。

紫菜降压汤

【原料】西洋参2克，紫菜20克，决明子15克。

【制法】紫菜泡发，洗净泥沙；西洋参研成末；将决明子放入锅中，加水500毫升，烧开后用小火煎至汁浓，去渣，加入紫菜、西洋参末，烧开后即可。每天服2次。

【功效】补肾养心。适用于肝肾阴虚型高血压。

紫菜猴头汤

【原料】水发猴头50克，紫菜10克，猪瘦肉25克，鸡蛋1个，取蛋清，荸荠片25克，水发香菇25克，料酒、精盐、味精、酱油、淀粉、鸡清汤、香油各适量。

【制法】先将猴头放入冷水中浸泡，捞出，摘掉表面的针刺，除去老根，洗净，切成薄片，放开水锅中焯透捞出沥水；把猪肉洗净，剁成肉泥放入碗内，加些蛋清、淀粉、精盐、料酒、香油和少许鸡汤，搅成糊状；取一个盘子，用清水洗净，抹上香油，将紫菜用水洗净揉碎，猴头片用筷子夹住，在蛋糊中蘸匀，粘上紫菜放入在盘内，上笼蒸10~15分钟取出。将锅置火上，注入清汤，放入荸荠片、香菇片、料酒，汤沸后加入味精，撇去浮沫，盛入汤碗内；将蒸好的猴头片放汤内，即可供食用。

【功效】滋肝肾，养精气；提高免疫能力。尤其适于心脾两虚、肝肾阴虚高血压患者饮食调理。其中与紫菜配菜的猴头，营养成分很高，每百克含蛋白质26.3克，是香菇的2倍；它含有氨基酸多达17种，其中人体所需的占8种；每100克猴头含脂肪4.2克，是名副其实的高蛋白、低脂肪食品；另外还富含各种维生素和无机盐。猴头有增进食欲，增强胃黏膜屏障机能，提高淋巴细胞转化率，提升白细胞等作用，故可提高免疫能力。猴头还是良好的滋补食品，对神经衰弱、消化道溃疡有良好疗效。

紫菜南瓜汤

【原料】紫菜10克，老南瓜100克，虾皮20克，鸡蛋1个，猪油、黄酒、酱油、醋、味精、香油各适量。

【制法】将紫菜撕碎，老南瓜切块，洗净备用；将鸡蛋打入碗内；虾皮用黄酒浸泡；火上置铁锅，放适量猪油，油热后放入酱油炝锅，加水适量，放入虾皮、老南瓜煮30分钟；将紫菜加入，10分钟后打入搅匀的鸡蛋液，加上醋、味精，淋上香油即可。佐餐食用。

【功效】凉血益肝，清热利水。适宜用于肝阳上亢高血压，尤其日常多阳亢燥热、烦闷、眩晕等症状者。

 银耳

【性味归经】甘、淡，平。归肺、胃经。

【功效主治】润肺化痰，养阴生津，止血。主治阴虚肺燥，干咳无痰，或痰稠黏，不易咯出，痰中带血；胃阴不足，咽干口渴，大便燥结；咯血、吐血、便血、崩漏等。

银耳中的有效成分酸性多糖类物质，能增强人体的免疫力，调动淋巴细胞，加强白细胞的吞噬能力，兴奋骨髓造血功能，对高血压患者有益。

银耳能提高肝脏解毒能力，起保肝作用；银耳富含维生素 D，能防止钙的流失，对生长发育十分有益；因富含硒等微量元素，可以增强机体抗肿瘤的免疫力。

【用法】煎汤，炖煮，泡服，研末服。

【饮食宜忌】湿痰咳嗽，大便不实，便溏腹泻者不宜。

药膳推荐

蘑菇银耳炖豆腐

【原料】鲜蘑菇 100 克，银耳 50 克，豆腐 500 克，芡粉、精盐、白糖、味精、酱油、麻油各适量。

【制法】将蘑菇洗净，削去根部黑污；银耳用清水泡发后去蒂；豆腐切成小块，入油锅；将豆腐煎至微黄，加少量清水，下蘑菇、银耳，文火焖透，调入盐、糖、味精、酱油、麻油等，再下芡粉煮沸即可食用。

【功效】滋肝阴，和肝脾。适用于高血压肝阳上亢和肝肾阴亏患者。

银耳杜仲羹

【原料】银耳 30 克，银杜仲 20 克，灵芝 10 克，藕粉 30 克，冰糖 30 克。

【制法】将银杜仲、灵芝洗净，放入砂锅内，加水煎煮 2 次，每次 40 分钟，合并 2 次煎汁备用；银耳置清水中泡发，拣出杂质后放入砂锅，加适量清水，文火煮至微黄色，兑入药汁及冰糖，继用文火将银耳煮至酥烂成胶状，将藕粉调糊兑入，勾兑成羹即可。分早、晚两次服用。

【功效】滋补肝肾，舒筋降压。适用于肝肾阴虚、冲任失调及脑卒中后遗症恢复期气血不足高血压患者。痰湿中阻型之咳吐痰浊的高血压患者忌用。

银耳炒菠菜

【原料】银耳20克，菠菜200克，姜5克，葱10克，盐5克，植物油30毫升，大蒜10克。

【制法】银耳发透，去蒂，撕成瓣状；菠菜洗净，切成5厘米长的段，用沸水焯透捞起，沥干水分；姜、蒜切片，葱切花；炒锅置武火上烧热，加入植物油，六成熟时，加入葱、姜、蒜爆香，加入银耳、菠菜、盐炒熟即成。每天2次，佐餐食用。

【功效】滋阴止咳，降低血压。适合于风痰上扰型高血压。

银耳香菜豆腐

【原料】银耳30克，嫩豆腐250克，香菜叶10克，精盐、味精、湿淀粉各适量。

【制法】将银耳用冷水浸泡，去杂质洗净，放在沸水锅中焯透，捞出，均匀地摆放在炖盘中；将嫩豆腐用清水漂洗干净，压碎成泥，加精盐、味精、湿淀粉，搅拌均匀，装入碗中，上面撒布香菜叶，上笼蒸5分钟左右；取出后均匀放在装银耳的炖盘里，备用；将锅置火上，加适量鲜汤，烧沸后加少许精盐、味精，用湿淀粉勾芡，浇在银耳炖盘中即成。

【功效】滋阴清热，和血降压。适用于阴虚阳亢型高血压患者。

 芝麻

【性味归经】甘，平。归肺、脾经。

【功效主治】补肝肾，润五脏。主治肝肾不足，虚风眩晕，风痹，瘫痪，大便燥结，病后虚羸，须发早白。

芝麻为脂溶性氧化剂，对血管及毛细血管等细胞组织的类脂膜结构具有很好的保护作用，不仅使血管的弹性增强，而且还可使血液循环运行正常，有不容忽视的降压作用。

芝麻含一定量的锌，可改变锌/镉比例，有利于排除有害元素镉，有助于降低血压。

【用法】煎汤，入丸、散，炒食。外用：煎水洗浴或捣敷。

【饮食宜忌】脾弱便溏者勿服。

药膳推荐

芝麻粥

【原料】黑芝麻30克，粳米100克。

【制法】先黑芝麻淘洗干净，晒干后炒熟研碎，同粳米煮粥。每天早晚餐服食。

【功效】补肝肾，润五脏。适宜用于高血压患者，体质虚弱、大便干燥、头晕目眩等症。

芝麻糊

【原料】黑芝麻300克，小米粉600克，糯米粉400克，红糖30克，白糖20克。

【制法】黑芝麻拣去杂质，洗净、晾干，入锅中微火炒香，趁热研为细末，待用；黑芝麻细末与小米粉、糯米粉混合均匀，入锅微火炒熟出香味，晾凉，调入红糖、白糖混合均匀，装瓶备用。每日2次，每次取30克，用沸水调成糊服用。

【功效】滋肝肾，益脾胃。用于高血压肝阳上亢、肝肾阴亏等。

桑椹芝麻糕

【原料】桑椹、白糖各30克，黑芝麻60克，麻仁10克，糯米粉700克，粳米300克。

【制法】将黑芝麻放入炒锅内，用小火炒香；桑椹、麻仁洗净后，放入砂锅内，加适量清水，用大火烧沸后，转用小火煮20分钟，去渣留汁；再将糯米粉、粳米粉、白糖放入盆内，加药汁和适量清水，揉成面团做成糕，在每块糕上撒上黑芝麻，上笼蒸20分钟即成。做主食，随意食用。

【功效】健脾和胃，补肝益肾。适宜用于肝肾阴虚型高血压，以及老年人体虚肠燥、大便干结等症。

芝麻枣仁虾糕

【原料】虾仁200克，猪肉100克，酸枣仁15克，远志10克，芝麻150

克，鸡蛋 3 个，面包片 24 片，生菜 300 克，精盐、味精、胡椒面、淀粉、白糖、醋、香油各适量。

【制法】 将酸枣仁、远志烘干研末；虾仁、猪肉剁成蓉；鸡蛋清、精盐、味精、胡椒面、湿淀粉和匀，搅成酱；芝麻洗净，晾干；鸡蛋黄、干淀粉调制成粉；将面包片两面分别抹上粉和酱，一面撒上芝麻，投入五成熟的油锅内炸成金黄色，捞起放条盘一端；另一端装上生菜（洗净后切成丝，用白糖、醋、香油调拌），即可食用。用做主食。

【功效】 温补脾肾。适宜用于高血压脾肾阳虚者。

百果糕

【原料】 糯米 750 克，粳米、白糖各 250 克，核桃仁、熟黑芝麻、薏苡仁、淮山药各 100 克，枸杞子 50 克，蜜橘红、麻油各 10 克。

【制法】 核桃仁用开水泡胀去衣，入油锅炸酥，捞起切细；淮山药研成粉；蜜橘红切细粒；上述用料加枸杞子、薏苡仁等同时，再加入白糖拌匀即成百果糕料；糯米和粳米洗净后研成粉，加水少些，揉匀，分成小块，放入笼内蒸熟；倒入盘内，稍冷，加入白糖与香油揉匀，然后铺一层米糕粉，撒一层百果糕料，上面再放一层米糕粉，做成夹心百果糕。佐餐食用。

【功效】 补肝肾，健脾胃。适宜用于高血压肝肾不足、脾胃虚弱。

 木耳

【性味归经】 甘，平。归胃、大肠经。

【功效主治】 凉血止血，和血养营，益气润肺，养胃润燥。主治阴虚肺燥，干咳无痰；或痰黏量少，胃阴不足，咽干口燥，大便燥结；吐血，便血，痢疾，痔疮出血。

黑木耳含有丰富的维生素和植物胶，能促进胃肠蠕动，对高血压患者颇有益。黑木耳中的类核酸物质能有效降低胆固醇和三酰甘油。

黑木耳含有丰富的蛋白质、维生素、矿物质等。黑木耳可抗血小板聚集和降低血凝，可以防止血栓形成，对延缓中年人动脉硬化、冠心病以及其他心脑血管疾病非常有益。

黑木耳中含有发酵素和植物碱，能促使消化及泌尿系统各种腺体的分泌，有化解结石的作用。

【用法】煎汤，煮，炖，炒食，或焙干研末服。

【饮食宜忌】便溏腹泻者不宜。

药膳推荐

降脂木耳

【原料】木耳 100 克，腐竹 50 克，红椒 1 只，葱 5 克，花生油 10 克，盐 4 克，味精 1 克，白糖 1 克，湿淀粉适量。

【制法】木耳切丝，腐竹切丝，红椒切丝，葱切段；待水开时，入木耳、腐竹，煮去腐竹的豆腥味，倒出待用；另烧锅下油，入红椒丝、葱段、木耳、腐竹，翻炒数次，调入盐、味精、白糖炒透入味，然后用湿淀粉勾芡，出锅即成。

【功效】清肠胃，降血脂。可用于预防高血压的饮食调节，也可用于高血压患者的食疗佐餐。

胡桃木耳羹

【原料】猪瘦肉 50 克，黑木耳 15 克，豆腐 200 克，胡桃 150 克，调料适量。

【制法】猪肉剁碎粒，豆腐切丁，黑木耳撕片；先将肉粒在油锅内煮熟，掺鲜汤适量，入豆腐丁、胡桃、黑木耳片；锅烧开，拌调料食用。

【功效】调中益气，活血散血。可用于冠心病患者的血管栓塞、心肌梗死、高血压、便秘的辅助治疗。

木耳绿豆粥

【原料】黑木耳 20 克，绿豆 50 克，粳米 100 克，红糖 30 克。

【制法】将黑木耳用冷水泡发去蒂，洗净后切成碎末备用；绿豆淘净后入锅，加水煨煮至绿豆酥烂时加入淘净的粳米，继续煮 10 分钟，调入黑木耳碎末和红糖，再煮几沸即成。

【功效】益气除烦，活血降压。适用于肝火上炎型高血压患者。

苦菜汤

【原料】鲜嫩苦菜 100 克，猪瘦肉丝、水发冬笋、水发木耳各 50 克，葱花、姜末、香菜末、精盐、味精、湿淀粉、酱油、醋、花生油各适量。

【制法】将苦菜择洗干净，在开水中焯两遍，以去其苦味；水发冬笋洗净切细丝，木耳洗净撕碎；炒勺放旺火上，加花生油烧至六成热，放入猪瘦肉丝炒散，然后放入清汤，下笋丝、碎木耳、苦菜、葱花、姜末、精盐、酱油烧沸，撇去浮沫，用湿淀粉勾芡，加醋、味精，起锅盛汤碗内，撒上香菜末即成。

【功效】清热去火，滋阴润燥。适用于高血压肝阳上亢，以及肝肾阴虚型高血压见虚热证候者。

 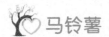 马铃薯

别名土芋、土豆、洋山芋。

【性味归经】味甘，性平。归脾、肾经。

【功效主治】补脾益气，缓急止痛，通利大便。

土豆中钾和钙的平衡对于心肌收缩有显著作用，能防止高血压和保持心肌健康。

土豆能供给人体大量有特殊保护作用的黏液蛋白，预防心血管系统脂肪沉积，保持血管的弹性，有利于预防动脉粥样硬化的发生。土豆所含的钾能取代体内的钠，同时能将钠排出体外，有利于高血压和肾炎水肿患者的康复。

土豆所产生的热量较低，并且只含有0.1%的脂肪，对减去多余脂肪很有效。每周平均吃上5~6个土豆，患脑卒中的危险性可减少40%。同时土豆有和中养胃、健脾利湿、宽肠通便、降糖降脂、美容养颜、补充营养、利水消肿的食疗作用。

【用法】蒸、煮熟食，或油煎、烤熟食用。

【饮食宜忌】土豆淀粉含量较高，不宜长期多食。

药膳推荐

土豆酸奶汁

【原料】土豆2个，酸奶200毫升。

【制法】将土豆洗净，去皮，用擦菜板擦成丝，用纱布挤出汁或用榨汁机榨汁也可，然后加入酸奶混合即可食用。空腹饮用。

【功效】稳定血压。

土豆焖蛋

【原料】土豆 2 个,鸡蛋 3 枚,小洋葱半个,盐、鸡精、胡椒粉各适量。

【制法】土豆去皮切片(不必切得很薄),切好以后放入冷水锅中煮熟,控干水备用;洋葱切丝,蒜切片;鸡蛋磕入碗里,打散;平底不粘锅热油,先倒入洋葱和蒜片,炒到洋葱变软的时候,倒入土豆片,加点盐,黑胡椒粉,炒匀,摊平;然后,把蛋液均匀地倒在表面,摊匀。转小火,盖上锅盖,焖约 20 分钟或者焖到表面的蛋液都已经凝固即可。

【功效】特别适用于高血压、高血脂、动脉硬化等心血管疾病,以及糖尿病、癌症、急慢性肠炎、痢疾患者以及消化不良者。

醋熘土豆丝

【原料】土豆 400 克,植物油 15 毫升,盐 3 克,醋 50 毫升,葱 3 克,花椒 10 粒。

【制法】土豆削去皮,先切成薄片,再改刀切成细丝(越细越好,如能用擦子擦成丝更好),用冷水泡约 20 分钟后,将水控净;葱去根及干皮,切成细丝;锅内放植物油,下花椒粒,炸至花椒粒出香味,将其盛出,再下葱丝稍煸,即下土豆丝快速翻炒几下,待土豆丝稍变软,下盐及醋,炒匀即迅速出锅装盘。

【功效】降低血压,防止动脉硬化的发生。

西红柿土豆丝

【原料】土豆(黄皮)400 克,西红柿 100 克,莴笋 150 克,盐 5 克,味精 2 克,香油 2 毫升,色拉油 25 毫升。

【制法】将土豆去皮,切成细丝,用水泡去淀粉;西红柿去皮,去心,切丝;莴笋去皮,切成丝,待用;炒锅置火上,倒入色拉油烧热,将土豆丝、西红柿丝、莴笋丝一并倒入锅中,快速翻炒至断生;放入盐、味精,炒匀,淋入香油,即可出锅。

【功效】降血压,降血脂。

胡萝卜

【性味归经】甘，平。归脾、肝、肺经。

【功效主治】健脾消食，补肝明目，下气止咳，清热解毒。主治消化不良，食积胀满，大便不利，肝虚目暗，夜盲，小儿疳积，目昏眼干。

胡萝卜中含有降糖物质，其所含的某些成分，能增加强冠状动脉血流量、降低血脂、促进肾上腺素的合成，还有强心作用，是糖尿病、高血压、冠心病患者食疗佳品。

胡萝卜含有植物纤维，吸水性强，在肠中体积容易膨胀，是肠道中的"充盈物质"，可加强肠道蠕动，从而利膈宽肠、通便防癌。

胡萝卜素在体内转变成维生素 A，有助于机体的免疫功能，在预防上皮细胞癌变的过程中具有重要作用；胡萝卜中的木质素也能提高机体免疫机制，间接消灭癌细胞。

【用法】煮熟，煎汤，生嚼，绞汁服。

【饮食宜忌】脾胃虚寒者不宜。

药膳推荐

牛肉炖胡萝卜

【原料】牛肉 100 克，胡萝卜 150 克。

【制法】牛肉、胡萝卜切小块，入锅，加水、酱油、葱、姜，炖熟。

【功效】滋肝健脾。适用于高血压肝脾不和，阴阳不调者。

三色甜丝

【原料】胡萝卜、白萝卜、青萝卜各 150 克，精盐、味精、白糖少许，香油适量。

【制法】将诸萝卜洗净，削去外皮，切成细丝，放入盆内，加入精盐拌匀，腌 10 分钟后加入味精、白糖、香油拌匀即可食用。

【功效】适用于食欲不振、消化不良，及伴有便秘症状的高血压。

胡萝卜粉丝炒肉

【原料】胡萝卜 300 克，猪肉（瘦）100 克，粉丝 100 克，香菜 15 克，大葱10克，姜10克，盐4克，味精2克，白砂糖2克，醋5克毫升，鸡油10毫升，大豆油40毫升，淀粉（豌豆）15克，料酒15毫升。

【制法】 将胡萝卜洗净，切成4厘米长均匀的细丝；将猪瘦肉洗净，切成细丝；粉丝（水发）切成段。香菜洗净，切成3厘米长的段；将切好的肉丝用湿淀粉15克（淀粉10克加水）抓匀上浆；锅内加豆油烧至四成热，放入肉丝、葱（切丝）丝、姜（切丝）丝炒散，至肉丝断生，放入胡萝卜丝、盐、料酒、粉丝、白糖、米醋炒匀至熟，放入香菜段、味精炒匀，淋入鸡油，出锅装盘即成。

【功效】 益肝明目，降压，强心。此方是高血压、冠心病患者的食疗佳品。

胡萝卜泥汤

【原料】 胡萝卜100克，洋葱25克，精盐、味精、香油少许。

【制法】 把胡萝卜去皮洗净，放入水中，加洋葱煮熟烂后捞出，捣烂，起锅放清汤，汤开后将胡萝卜泥兑入汤内，微火烧开后，调好口味，淋香油即可。

【功效】 滋阴柔肝，调节免疫。适用于肝阳上亢型高血压。

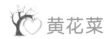 黄花菜

【性味归经】 甘，平。归肺、肾、胃经。

【功效主治】 养血平肝，安神明目，利尿消肿。主治头晕，耳鸣，咽痛，吐血，心悸，腰痛，淋病，乳痈。

黄花菜能显著降低血清胆固醇的含量，有利于高血压患者的康复，可作为高血压患者的保健蔬菜。

黄花菜还有较好的健脑、抗衰老功效，是因其含有丰富的卵磷脂，这种物质对增强和改善大脑功能有重要作用，同时能清除动脉内的沉积物，对注意力不集中、记忆力减退、动脉阻塞等症状有特殊疗效，故人们称之为"健脑菜"。

常吃黄花菜还能滋润皮肤，增强皮肤的韧性和弹力，可使皮肤细嫩饱满、润滑柔软，皱褶减少、色斑消退。

【用法】煎汤，炖煮。

【饮食宜忌】鲜品有小毒，用前宜浸泡 1～2 小时，制作时宜煮透炒熟。

药膳推荐

藕拌黄花菜

【原料】鲜藕 100 克，黄花菜 80 克，精盐、味精、葱花、鲜汤、湿淀粉各适量。

【制法】将鲜藕洗净，去老皮，切片，放开水锅中略煮片刻捞出待用；黄花菜用冷水泡，去杂洗净，挤去水分；锅中放生油烧热，放入葱花煸香，放入黄花菜煸炒，加入鲜汤、精盐、味精，炒至黄花菜熟，用湿淀粉勾芡，出锅装盘；将藕片与黄花菜略拌，重新装盘即可食用。佐餐食用。

【功效】凉血解毒。适用于高血压火热上炎，症见目赤眩晕、烦躁易怒、舌红苔黄。

马齿金针猪肝汤

【原料】马齿苋 45 克，黄花菜 30 克，熟猪肝 50 克，鸡蛋 1 枚，精盐、味精各适量。

【制法】将马齿苋洗净，切碎；黄花菜水发后切成段；猪肝洗净，切成薄片；将马齿苋、黄花菜放入锅中，加水煮 15 分钟后，再加入猪肝稍炖，打入鸡蛋，待沸后调入精盐、味精即成。

【功效】益肝明目，宽中下气。适用于高血压肝血不足，脾气壅滞，身体疲乏等。

金针白茅饮

【原料】黄花菜 100 克，白茅根 50 克。

【制法】黄花菜、白茅根加水 200 毫升，煎服。代茶饮。

【功效】清热利尿，凉血止血。适用于高血压火热上炎，症见目赤眩晕、烦躁易怒、舌红苔黄。且利尿有益于降压治疗，故而可以作为日常的降压膳食佐餐食用。

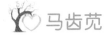 马齿苋

【性味归经】酸，寒。归大肠、肝、脾经。

【功效主治】清热祛湿，散血消肿，利尿通淋。

马齿苋含有大量的钾盐，有良好的利水消肿作用，钾离子还可直接作用于血管壁上，使血管壁扩张，阻止动脉管壁增厚，从而起到降低血压的作用。

马齿苋的茎叶中含蛋白质、脂肪、糖类、粗纤维、钙、磷、胡萝卜素、维生素，还含有大量去甲肾上腺素、钾盐及丰富的柠檬酸、苹果酸、氨基酸和生物碱等成分。因其含有较多的胡萝卜素，所以能促进溃疡愈合。

马齿苋中含有的多种钾盐、黄酮类、强心苷等活性成分及丰富的脂肪酸，能抑制人体内血清胆固醇和三酰甘油的生成，帮助血管内皮细胞合成的前列腺素增多，抑制血小板形成血栓烷，使血液黏度下降，促使血管扩张，可以预防血小板聚集、冠状动脉痉挛和血栓形成。

【用法】煮熟，煎汤。外用，绞汁外敷。

【饮食宜忌】阴虚内热或疮疡、目疾者慎用。

药膳推荐

凉拌马齿苋

【原料】鲜嫩马齿苋500克，蒜瓣适量，酱油、麻油各少许。

【制法】将马齿苋去根、老茎，洗净后下沸水锅焯透捞出，用清水洗净黏液，切段放入盘中；将蒜瓣捣成蒜泥，浇在马齿苋上，倒入酱油，淋上麻油，食时拌匀即成。

【功效】清热解毒，消肿止痛，降压。适用于高血压。

马齿苋炒鸡丝

【原料】鲜马齿苋400克，鸡脯肉100克，葱、姜末各10克，鸡蛋1枚（取蛋清），油、盐、料酒、湿淀粉、味精各适量。

【制法】将马齿苋择洗干净，沥水备用；鸡脯肉切细丝，放碗内，加盐、味精、料酒抓匀，再放蛋清、湿淀粉抓匀；炒勺置中火上，加油烧至五成热，下入鸡丝划散，倒入漏勺沥油；炒勺置旺火上，加油烧至七成热时，煸葱、

姜末，下马齿苋、料酒、清汤，炒至断生，下盐、味精、鸡丝炒匀，再放湿淀粉勾芡，最后淋香油，装盘即可。

【功效】健脾益胃，解毒消肿。适用于高血压。

马齿苋粥

【原料】鲜马齿苋100克，粳米50克，葱花5克。

【制法】将马齿苋去杂洗净，入沸水中焯片刻，捞出洗去黏液，切碎；油锅烧热，放入葱花煸香，再投马齿苋，加精盐炒至入味，出锅待用；将粳米淘洗干净，放入锅内，加适量水煮熟，放入马齿克煮至成粥，出锅即成。

【功效】清热解毒，健脾养胃。适合于高血压阳虚患者食用。

长命包子

【原料】马齿苋500克，韭菜250克，鸡蛋4枚，精盐、酱油、猪油、味精、葱末、姜末、面粉各适量。

【制法】将马齿苋、韭菜分别洗净，阴干2小时后切碎。将鸡蛋炒熟研碎；鸡蛋与马齿苋、韭菜及精盐、酱油、猪油、味精、葱末、姜末一起拌成馅；将面粉和成面团，搓成面皮；包入拌好的馅做成包子，上笼屉蒸熟即可。

【功效】活血散结，化瘀消脂。适用于高血压、高脂血症。

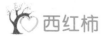 西红柿

【性味归经】甘、酸，凉。归胃、肝经。

【功效主治】清热生津，养阴凉血。主治热伤胃阴，咽干烦渴，肝阴不足，目昏眼干，夜盲，阴虚血热，衄血，牙龈出血。

番茄中含有大量的钾及碱性矿物质，能促进血中钠盐的排出，有降压、利尿、消肿作用，对高血压、肾脏病有良好的辅助治疗作用。经常发生牙龈出血或皮下出血的患者，吃番茄有助于改善症状。另外，番茄中所含维生素C、芦丁、番茄红素及果酸，可降低血胆固醇，预防动脉粥样硬化及冠心病。

【用法】生食、绞汁、煮汤。外用，涂搽。

【饮食宜忌】急性肠炎、菌痢、溃疡活动期患者不宜。未完全成熟的番茄含番茄碱，若短时内大量食入可中毒。

药膳推荐

番茄山楂陈皮羹

【原料】成熟番茄200克，山楂30克，陈皮10克。

【制法】将山楂、陈皮分别洗净，山楂切成片（去籽），陈皮切碎，同放入碗中备用；将成熟番茄放入温水中浸泡片刻，反复洗净，连皮切碎，剁成番茄糊，待用；用砂锅中加清水适量，调入山楂、陈皮，中火煨煮20分钟，加番茄糊，拌匀，改用小火煨煮10分钟，以湿淀粉匀兑成羹即成。早、晚分服。

【功效】养血健脾。适用于高血压肝胃不和，脾虚纳差的患者。

鲜酿西红柿

【原料】西红柿500克，五花猪肉200克，盐、胡椒粉、味精、香油、鸡蛋、慈菇、老姜、葱、火腿、金钩、猪油、豆粉、料酒各适量。

【制法】老姜剁细，葱切花，慈菇去皮剁细，火腿剁细，金钩发胀洗净剁细，鸡蛋清制成蛋清豆粉，猪肉剁细；锅烧热放入猪油，加入一半猪肉及料酒，待猪肉烧干水汽再放入盐、胡椒粉、味精、金钩、火腿、姜，一起烧出香味放入盆内晾凉；余下的一半生猪肉和葱花、香油一起也放入盆内拌匀，制成生熟混合馅。西红柿去皮，在顶部切一刀做成盖，掏去西红柿内部的籽，用干净纱布抹干西红柿内部的水分，抹上蛋清豆粉，将馅装入盖上盖。再依次放入蒸碗内摆好，上笼蒸熟后取出放入盘内。锅内放入汤、盐、胡椒粉、味精，烧沸放水豆粉加清芡起锅淋于盘内西红柿上即成。

【功效】滋阴清热，生津止渴。适用于头昏目眩、面红耳赤、口干、便秘、潮热心烦、尿黄等症状的高血压患者。

蛋黄番茄

【原料】番茄500克，新鲜鸡蛋黄2个，白糖适量。

【制法】将番茄洗净，放入沸水锅中余后投入凉水中，捞出后削去皮，切成半月形块，装在盘中；将鲜蛋黄放在番茄块中央，并将白糖撒蛋黄和番茄块上即成。佐餐食用。

【功效】凉血止血，健脾培元。适宜用于高血压先天不足，以及降压治疗中出现衄血等出血症状者。

鸡丝扁豆丝

【原料】鸡胸肉 50 克，扁豆 150 克，番茄 50 克，油 5 克，料酒、姜、葱少许。

【制法】鸡肉切细丝，用酱油、淀粉、料酒调汁拌好；摘去扁豆粗纤维，洗净切成细丝；番茄切小块；葱、姜切末；油烧热煸炒姜葱末、鸡肉丝，放扁豆丝，适当加水，至八成熟倒入番茄，一同炒熟，加酱油等调料，旺火推炒几下。

【功效】清热凉血，滋阴润燥。适用于肝肾阴虚和肝阳上亢型高血压，伴烦闷、干燥症状者。

 绿豆芽

【性味归经】甘，凉。归脾、胃、三焦经。

【功效主治】清暑热，调五脏，通经脉，解诸毒，利尿除湿。主治湿热郁滞，食少体倦，纳差头晕，饮酒过度。

绿豆在发芽过程中，维生素 C 会增加很多，而且部分蛋白质也会分解为各种人所需的氨基酸，可达到绿豆原含量的七倍，所以绿豆芽的营养价值比绿豆更大。

豆芽含有的蛋白质会分解成易被人体吸收的游离氨基酸，还有更多的磷、锌等矿物质，以及维生素 B_2、胡萝卜素等。经常食用对于维生素 B_2 缺乏引起的舌疮口炎，维生素 C 缺乏引起的疾病等都有辅助治疗作用。是最适合肥胖患者进食的蔬菜之一。

【用法】适量炒、炖或凉拌。

【饮食宜忌】制作时与醋共用，可使绿豆芽中所含的蛋白质凝固，又可使所含 B 族维生素不损失，也可除去豆腥味。脾胃虚寒之小儿，不宜多食。

药膳推荐

芹菜拌银芽

【原料】芹菜、绿豆芽各 100 克。

【制法】芹菜破开，切段，焯一下；绿豆芽焯一下捞出，和芹菜放在一起，加醋、精盐，拌匀。

【功效】降血脂，通肠道，清热泻火。

韭菜炒豆芽

【原料】韭菜 100 克，绿豆芽 150 克，油 5 克。

【制法】韭菜切段，炒锅注油烧热，放绿豆芽和韭菜一起煸炒，加精盐、味精，翻炒几下。

【功效】调肠胃，降血脂，利胆养肝。

凉拌三鲜

【原料】绿豆芽 100 克，菠菜 100 克，水发木耳 50 克，香油 2 克，蒜泥少许。

【制法】绿豆芽焯一下，放凉水内泡凉，捞出沥去水分；菠菜切段，焯一下，凉水泡凉，放入豆芽碗内；木耳撕成小片，与豆芽、菠菜放一起，拌一下，放入精盐、味精、醋、蒜泥、香油调拌均匀。

【功效】降血脂，通肠道，清热泻火。

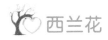 西兰花

【性味归经】甘，凉。归肝、脾、肾经。

【功效主治】补肾填精，健脑壮骨，补脾和胃。

西兰花中含有一定量的类黄酮物质，这类物质对高血压、心脏病有调节和预防的功用。

西兰花中的营养成分十分全面，每 100 克新鲜西兰花的花球中，含蛋白质 3.5 ~ 4.5 克，是菜花的 3 倍、西红柿的 4 倍。此外，西兰花中矿物质成分比其他蔬菜更全面，钙、磷、铁、钾、锌、锰等含量都很丰富，比同属于十字花科的白菜花高出很多。西兰花的维生素 C 含量比西红柿、辣椒都要高，也明显高于其他普通蔬菜。而且，西兰花中的维生素种类非常齐全，尤其是叶酸的含量丰富，这也是它营养价值高于一般蔬菜的一个重要原因。

西兰花能够有效预防前列腺癌，西兰花的抗癌作用，主要归功于其中含有的硫葡萄糖苷，长期食用可以减少乳腺癌、直肠癌及胃癌等癌症的发病概率。除了抗癌以外，西兰花还含有丰富的维生素 C，能增强肝脏的解毒能力，

提高机体免疫力。同时，西兰花属于高纤维蔬菜，能有效降低肠胃对葡萄糖的吸收，进而降低血糖，有效控制糖尿病的病情。

【用法】蒸、炒，或煎汤。

【饮食宜忌】西兰花性凉，肠胃虚弱者应少食。

药膳推荐

西兰花腐竹汤

【原料】腐竹 100 克，西兰花 160 克，蘑菇（干）50 克，木耳（干）100 克，红萝卜 100 克，姜 3 克，盐 3 克，白砂糖 4 克。

【制法】红萝卜去皮，洗净切厚片，煲开 5 分钟捞起；姜去皮切片，蘑菇洗净抹干，每朵切开边；西兰花洗净，摘成小朵，滚煮片刻，捞起浸冷后取起滴干水；木耳浸 1 小时，洗净撕成小块并煲开 5 分钟，然后洗净沥干水；腐竹剪成小块；爆姜片及煲开水，将萝卜、蘑菇、木耳、西兰花先煲半小时；然后放入腐竹再煲，至各料熟透，调味即可。

【功效】清热润燥，降压。

凉拌西兰花

【原料】西兰花 500 克，蘑菇 3 朵，胡萝卜半根，葱、蒜蓉、盐、醋、花椒油和香油各适量。

【制法】将西兰花洗净分成小块，用滚水烫一下，摊开晾凉；将胡萝卜切成小丁，蘑菇切成片，过水焯一下；切适量的葱丝和蒜末；将上述材料混在一起，加适量盐、醋、花椒油、香油，拌匀即可食用。

【功效】抗癌，降低血糖。对高血压、心脏病有调节和预防的功效。

西兰花冬瓜粉丝煲

【原料】西兰花 450 克，扁尖笋 150 克，胡萝卜半根，秀珍菇 100 克，冬瓜 150 克，粉丝、味精、盐、红椒各适量。

【制法】西兰花用小刀切成一朵朵，去根部（根部另用），洗净待用；扁尖笋浸泡 4 小时左右，改刀成斜刀片；扁尖笋焯水，去除咸味待用；秀珍菇洗净用手撕成小长块待用；胡萝卜洗净，改刀成 4 厘米长的粗丝待用；冬瓜改刀成 4 厘米长的细条待用；粉丝冷水浸泡至软，用剪刀剪成 6 厘米长的段待用；红椒也改刀成斜刀片待用；锅中加水，加盐、糖、少许油待水沸时，将西兰花放入，待西兰花翠绿时倒出；净锅内加入少许精制油烧热，放入红椒、扁尖笋、秀珍菇、胡萝卜、冬瓜煸香，加水略煮一会儿，放入粉丝、西兰花、盐、味精，拌匀起锅即可。

【功效】稳定血压。

清炒西兰花

【原料】西兰花 500 克，葱、姜、蒜、酱油、鸡精、色拉油、花椒大料各适量。

【制法】拌开西兰花，心部用刀切片，放热水中焯一下。放油入锅，待油七成热，加入花椒大料，放姜、葱、蒜爆出香味，放入西兰花翻炒。加入盐和鸡精出锅。

【功效】抗癌，稳压降糖。适用于高血压合并糖尿病患者。

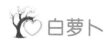 白萝卜

【性味归经】辛、甘，凉。归肺、胃经。

【功效主治】清热化痰，生津凉血，利尿通淋，益胃消食，下气宽中。主治肺热痰稠，咳嗽，热病口渴，热淋，石淋，小便不利，食积不消，脘腹胀满。

萝卜有很高的营养价值，含有丰富的碳水化合物和多种维生素，其中维生素 C 的含量比梨高 8~10 倍。萝卜不含草酸，不仅不会与食物中的钙结合，更有利于钙的吸收。萝卜含丰富的维生素 C 和微量元素锌，有助于增强机体的免疫功能，提高抗病能力。萝卜含有木质素，能提高巨噬细胞的活力，吞噬癌细胞。

萝卜中所含的芥子油、挥发油及多种酶类，具有刺激肠胃蠕动、帮助消化的功能。这些物质还能促进脂肪代谢，避免脂肪在皮下的堆积，有减肥健美的作用。萝卜中的 B 族维生素和钾、镁等矿物质可促进肠胃蠕动，有助于体内废物的排除。

【用法】绞汁、生嚼、煎汤或煮粥等。

【饮食宜忌】脾胃虚寒之人不宜。

药膳推荐

萝卜根煮溪螺

【原料】溪螺 120 克，冰糖、鲜萝卜根各 60 克。

【制法】将溪螺养于清水中，3 天后则可使用；溪螺洗净，轻杵，放入炖锅内，加清水 400 毫升，煮沸 20 分钟，去渣，用纱布滤过，加入冰糖使溶；再加入萝卜根煮 25 分钟即成。每天 2 次，上下午各服 1 次。

【功效】清热利水，解毒止痛。

虾皮粉丝萝卜汤

【原料】虾皮 80 克，粉丝 80 克，萝卜 200 克，盐 6 克，白酒 10 毫升，味精 5 克，花生油 20 毫升，葱、姜丝少许，胡椒粉少许，香菜少许，鸡汤 800 毫升。

【制法】先将萝卜洗净切成丝，粉丝加开水烫软至熟，香菜切成段；炒勺内放油烧热后用葱姜丝炝锅，下入虾皮煸炒几下后下入萝卜丝再煸炒数下；加入鸡汤，下入粉丝，烧开后打去浮沫，再加盐、白酒、味精、胡椒粉，撒上香菜段即成。

【功效】滋养强壮，健胃消食，补钙降压。

萝卜拌香菜

【原料】萝卜 300 克（红、白均可），香菜 25 克，红辣椒、青辣椒各 20 克，麻油 20 毫升，精盐、陈醋、胡椒粉各适量。

【制法】香菜除杂质，连根洗净沥干，切段；萝卜洗净（不去皮），切成细丝，加入精盐腌浸约 10 分钟，用手挤干水分，放入盆中；辣椒去蒂、去籽，切丝，加入少量精盐腌 3 分钟后与萝卜丝混匀，再放入沥干的香菜和精盐、醋、胡椒粉、麻油拌搅数遍即可。

【功效】醒脾开胃。适用于高血压患者伴食滞不消、脘腹胀满者。

金橘萝卜饮

【原料】金橘 50 克，萝卜 250 克，蜂蜜适量。

【制法】将金橘洗净后去籽，捣烂；萝卜洗净，切丝榨汁；金橘泥、萝卜汁混匀，放入蜂蜜，调匀即成。上、下午分服。

【功效】疏肝理气，解郁止痛。金橘理气补中、散寒解郁，萝卜消食化积，与解毒保肝的蜂蜜同时饮用；适宜用于高血压肝阳上亢，头痛头晕，兼有脾胃虚弱，纳差乏力等症。

陈皮萝卜牛肉

【原料】牛肉 1000 克，陈皮 30 克，白萝卜 500 克，味精、精盐适量。

【制法】先将牛肉切成块，用凉水浸泡半小时捞出，控干水分；陈皮洗净切成块，萝卜去皮，切滚刀块；锅内倒入清水烧开，放入牛肉，去泡沫，直到牛肉熟透时加入陈皮、萝卜；改小火，保持温开；待萝卜煮烂后下精盐、味精后即可出锅；去陈皮，吃肉喝汤。

【功效】调气活血，滋补肝肾。适用于高血压肝肾阴虚型。

白萝卜汁

【原料】白萝卜 400 克，冰糖适量。

【制法】白萝卜洗净、榨汁，加冰糖适量。每天 1～2 次。

【功效】清热解毒，凉血止血。适用于高血压鼻衄、齿衄等出血症。

 蚕豆

【性味归经】甘，平。归脾、胃经。

【功效主治】健脾利湿，止血，止带，降血压。主治脾胃虚弱，少食便溏，脾虚水肿，小便不利，便血，吐血，衄血。

蚕豆中富含蛋白质、糖类、磷、钙、铁，维生素 B_1、B_2 和烟酸等成分，不含胆固醇。其含有的维生素 C 能延缓动脉硬化，蚕豆皮中的膳食纤维还可以降低胆固醇、促进肠蠕动，对预防心血管疾病有积极作用，适合高血压患者食用。

【用法】煎汤或研末。

【饮食宜忌】多食易腹胀。极少数人用后可发生急性溶血性贫血。

药膳推荐

蚕豆炒韭菜

【原料】水发蚕豆 60 克，韭菜 150 克，糖、盐、料酒各 3 克，葱、姜、蒜末各少许，植物油20克，香油5克。

【制法】蚕豆剥去外壳，韭菜洗净，切段备用；起油锅加入植物油，放入生姜末爆炒至金黄色；将蚕豆放入锅中，并加水炒至熟软；最后加入韭菜、其余调味料拌炒片刻即成。

【功效】补中益气，健脾利湿。适用于脾肾阳虚型高血压。

蚕豆炖豆腐

【原料】鲜蚕豆、豆腐各100克，山药20克，精盐5克，鸡汤500毫升。

【制法】将鸡汤制作好；鲜蚕豆去皮，分成两瓣；豆腐切5厘米见方的薄块；山药润透，切薄片；鸡汤注入炖锅内，加入精盐，放入蚕豆、山药，置大火上烧沸，用小火煮30分钟后，放入豆腐，再煮15分钟即成。每天1次。

【功效】健脾利湿，消积利水。适用于高血压有肝经湿热，脾胃虚弱患者。

冬瓜皮蚕豆汤

【原料】冬瓜皮、蚕豆各60克。

【制法】用鲜冬瓜皮（干品亦可）、蚕豆加清水3碗，煎至1碗时去渣即可。每天2次。

【功效】解热健脾，利湿祛水。适用于各型高血压的降压辅助治疗。

蚕豆炖牛肉

【原料】鲜蚕豆250克，瘦牛肉500克，姜、葱、精盐各适量。

【制法】将鲜蚕豆（或水发干蚕豆）去皮；牛肉切成长2.5厘米、厚2厘米的块；加精盐、姜、葱，放入砂锅内，加水适量；置大火上烧沸后，改用小火炖熟。佐餐食用。

【功效】健脾利湿，补气培元。适用于高血压脾肾亏虚，见食欲不振、反胃、虚弱水肿等症。

 黑豆

【性味归经】甘，平。归脾、肾经。

【功效主治】补肾益阴，健脾利湿，清热解表。主治肾虚消渴多饮；肝肾不足之头昏目眩；脾虚水肿，脚气，湿痹，四肢拘挛疼痛，产后病，下血病，身面浮肿；痈肿疮毒。

黑豆基本不含胆固醇，只含植物固醇，而植物固醇不被人体吸收利用，却有抑制人体吸收胆固醇、降低胆固醇在血液中含量的作用。因此，常食黑豆对高血压，及与其相关的心脏病、肝硬化和粥样动脉硬化等疾病有防治功效。

【用法】煎汤，一般用量 10～30 克，或入丸、散。外用：研末掺或煮汁涂。

【饮食宜忌】不宜与参类药及龙胆共用。

药膳推荐

鳢鱼黑豆汤

【原料】鳢鱼 1 条（约 1000 克），黑豆 500 克，甘草 20 克，料酒少许，白糖适量。

【制法】宰杀鳢鱼，去鳞、鳃和内脏，保留肝脏，洗净，沥干，剔下鱼肉切块；甘草冲洗干净，用洁净纱布包好；黑豆择洗净，放砂锅内，加凉水浸没半小时，武火烧开，转用文火慢炖 2 小时；然后放入鱼块、甘草袋，加白糖 4 匙、黄酒 1 匙，再下火煮约半小时；至豆、鱼酥烂，拣出甘草袋不用，离火即可食用。

【功效】利水降压。适用于高血压痰湿中阻，见晕眩困重、舌淡胖苔白滑的患者。其中鳢鱼即蠡鱼，又叫黑鱼、乌鱼、黑鳢鱼，早在《神农本草经》中就有记载。其性味甘寒，主要功用是补脾、利水。《本草经疏》云："蠡鱼乃益脾除水之要药也。"

巴戟天熟地黄芪汤

【原料】巴戟天、熟地黄、黄芪各 20 克，黑豆 30 克，陈皮 10 克，瘦肉 150 克。

【制法】加水适量，同煲汤 2～3 小时。汤好后入去渣，加适量调味品。

【功效】滋补肝肾，调节免疫功能。用于高血压肝肾阴阳俱不足，体弱多病，免疫功能低下者。

健脾莲桃糊

【原料】莲子、核桃仁各 30 克，黑豆、山药各 15 克。

【制法】分别研成粉末，每次按食量取粉煮成糊状食用，可加精盐或糖调味；煮时也可加适量粳米粉或面粉，使糊更黏稠。每天 1 次。

【功效】补肾健脾，敛汗利湿。适用于高血压脾虚失运，又阴血不足者。

黑豆红花煎

【原料】黑豆 30 克，红花 6 克，红糖 60 克。

【制法】将黑豆、红花煮至豆熟后去渣取汁，冲红糖饮服。

【功效】活血通瘀。适用于高血压日久，有血瘀之弊，或已伴有冠心病等心血管疾病。本药食可用于高血压伴心血管疾病的辅助疗养，也可用于动脉粥样硬化和高血压冠心病的预防。

  绿豆

【性味归经】甘，凉。归心、胃经。

【功效主治】清热解毒，止渴利尿。主治热病或暑热所致的心烦口渴，小便不利；也用治热淋，暑热，泻痢，水肿，消渴等。此外，尚可主治服巴豆、附子等热药引起的中毒反应。

绿豆中含有一种球蛋白和多糖，能促进体内胆固醇在肝脏分解成胆酸，加速胆汁中胆盐分泌和降低小肠对胆固醇的吸收，可能对治疗动脉粥样硬化，减少血液中的胆固醇及保肝等均有明显作用。适合高血压伴有高血脂的患者食用。

【用法】煎汤，一般用量 15～30 克；研末或生研绞汁。外用：研末调敷。

【饮食宜忌】脾胃虚寒者不宜。

药膳推荐

枸杞绿豆粥

【原料】绿豆 100，枸杞子 10 克，粳米 60 克。

【制法】将绿豆拣去杂质洗净，放入砂锅加水，煨煮至烂熟成糊待用；粳米淘洗干净，与枸杞子一起入锅，加水煮成粥，倒入绿豆糊和匀即成。每天 1 剂，分 2 次服食。

【功效】清热除烦，滋阴降压。适用于肝肾阴虚型高血压患者。

绿豆莲蕉粥

【原料】绿豆 60 克，莲子肉 10 克，香蕉 2 个。

【制法】将前 2 味洗净，入锅，加适量水，煮酥烂，放入香蕉肉泥，稍煮拌匀即成。每天 1 剂，早晚分 2 次服食。

【功效】清热除烦，利尿降压。适用于各型高血压。

加味绿豆糕

【原料】绿豆粉、豌豆粉各 1000 克，山药、核桃仁、枣泥各 100 克，蜂蜜 100 毫升，桂花 20 克，红糖、白糖各 50 克。

【制法】山药、核桃仁洗净，烘干，碾成末和匀，入碗待用；锅置火上，加适量水煮沸，放入红、白糖溶化，加入桂花拌和均匀；先缓缓调入绿豆、豌豆粉，再调入山药、核桃仁粉及枣泥，视搅拌均匀程度加入适量清水，并调入蜂蜜，搅匀呈硬膏状，装入木格内，上笼蒸 30 分钟即成，晾凉后贮入冰箱备用。每天 2 次，每次 50 克，用温开水送服。

【功效】滋阴补虚，利湿降压。适用于中老年肝肾阴虚、阴阳两虚型高血压。

冬瓜三豆汤

【原料】冬瓜 250 克，赤小豆 100 克，绿豆 60 克，扁豆 30 克，精盐 1 克。

【制法】将冬瓜洗净，去皮切片；与洗净的赤小豆、绿豆、扁豆同放入锅中；加适量清水，用小火煮至三豆熟烂，调入精盐即成。早晚分次食用。

【功效】健脾利湿。冬瓜能利尿，生津，止渴；赤小豆健脾利水，清热除湿；绿豆清热解毒等；扁豆健脾和中，消暑化湿。4 味同煮，共奏健脾利湿的效果。适用于高血压脾虚湿阻，肝阳上亢患者。

豆腐

【性味归经】甘、咸，寒。归肺、胃经。

【功效主治】宽中益气，调和脾胃，消除胀满，通大肠浊气，清热散血。

豆腐中含蛋白质，维生素 A、B，烟酸、钾等。豆浆为高蛋白、低胆固醇食物，与动物蛋白食品合用，可提高蛋白质的吸收率；因豆浆系碱性食品，故对肉类、米饭、面包等酸性食品具有中和作用，有助于消化吸收和预防老年病；因含烟酸和易吸收的钙，故可增强微血管弹性，预防血管破裂，减轻老年骨质脆弱；长期饮用豆浆，可预防贫血、低血压、血小板减少。

【用法】蒸、炒，或煎汤。

【饮食宜忌】脾胃虚寒者不宜。

药膳推荐

芹菜拌干丝

【原料】芹菜 300 克，豆腐干 100 克，精盐、酱油、味精、白糖、生姜丝、麻油各适量。

【制法】将芹菜洗净后切成 4 厘米长的段；豆腐干切成丝；炒锅置于旺火上，加水烧沸，放入芹菜段和豆腐干丝，至芹菜段断生时捞出，放凉水中浸凉，控水后放入碗中，加入精盐、酱油、味精、白糖、生姜丝、麻油，调入均匀后装盘即成。

【功效】益阴疏肝。

车前草紫薇根炖豆腐

【原料】车前草 12 克，鲜紫薇花根 60 克，山楂树根 30 克，灯心草 9 克，豆腐 100 克，上汤 250 克，姜、葱、蒜各 5 克，精盐适量。

【制法】将以上 4 味药洗净，切节和片，放入纱布袋内，放入炖杯中；加水 200 毫升，用大火烧沸，小火煮 25 分钟，除去药包，留汁液待用；将豆腐切 4 厘米见方的块放入炖锅内；加入精盐、药液、姜、葱、大蒜，再注入上汤，将炖锅置大火上烧沸，再用小火炖煮 25 分钟即成。每天 1 次，吃豆腐，随意喝汤。

【功效】行气，利水，消肿。

王太守八宝豆腐

【原料】嫩豆腐 250 克，香菇、蘑菇、松子仁、瓜子仁、鸡肉、火腿、鸡清汤各适量。

【制法】豆腐洗净，切为烂碎；香菇、蘑菇洗净，与松子仁、瓜子仁一同剁碎；鸡肉、火腿分别去骨洗净，剁为肉蓉；锅中放鸡汤，置火上烧开，将上述 7 物放一大碗中，入沸鸡汤中烫滚，肉蓉熟即可起锅，不可过火。

【功效】填精补血，养阴润燥，解毒保肝。

蘑菇烧豆腐

【原料】嫩豆腐250克，鲜蘑菇100克。

【制法】砂锅内放入豆腐片、鲜蘑菇片、盐和清水，用中火煮沸后，用小火炖15分钟，加入调味品即可。

【功效】益气养阴。

薏仁芋头八宝饭

【原料】糯米150克，薏苡仁、豆腐干、槟榔芋、红萝卜各100克，水发冬菇、莲子各50克，净冬笋30克，酱油、植物油各适量，味精适量。

【制法】薏苡仁、糯米分别淘净，清水浸半小时；水发冬菇、冬笋、豆腐干均切成1厘米方粒；槟榔芋刨皮、红萝卜去冠，也均切成1厘米方粒；薏苡仁加清水焖烧熟透，糯米焖成饭，白莲子加水蒸熟；薏苡仁及糯米饭加熟植物油、酱油拌匀；炒锅放旺火上，下花生油烧热，下豆腐干略煎，然后加入冬菇、冬笋、槟榔芋、红萝卜各粒，加入酱油烧20分钟，加味精盛起。大扣碗1只，碗底涂抹花生油，防止粘碗；排入莲子，拨入薏苡仁、糯米饭一半，摊平；装入各馅料，再拨入薏苡仁、糯米饭压实，浇入各料的汁，上蒸笼蒸20分钟取出，翻扣于盘中即成。当主食吃。

【功效】健脾益胃。适用于食欲不振、水肿、小便不利、泄泻等。

马蹄豆腐汤

【原料】荸荠、黄豆芽各100克，豆腐200克，姜、葱、精盐各5克，植物油30毫升。

【制法】将荸荠洗净，去皮，切片；豆腐洗净，切5厘米见方的块，黄豆芽洗净去须；姜切片，葱切段；炒锅置大火上，加入植物油，烧六成熟时，加入姜、葱爆香，注入清水500毫升，加入盐，烧沸，加入荸荠、豆芽、豆腐，煮15分钟即成。每天2次，每次豆腐、荸荠100克。

【功效】清利湿热，利水消肿，补益气血。

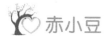
赤小豆

【性味归经】甘，平。归脾、大肠、小肠经。

【功效主治】健脾利水，和血，消肿除湿，解毒排脓。主治水肿，脚气，肝炎黄疸，泻痢，便血，痈肿，肾炎，感冒风寒，断奶胀乳等。

赤小豆具有良好的润肠通便、降血压、降血脂、调节血糖、预防结石、健美减肥的作用。其利尿作用，对心脏病和肾病、水肿患者均有益。

【用法】煎汤，一般用量9～30克或入丸、散剂。

【饮食宜忌】阴津不足，内热火旺者禁服。

药膳推荐

八仙茶

【原料】粳米、黄粟米、黄豆、赤小豆、绿豆、茶末各500克，净芝麻300克，净小茴香100克，净花椒50克，泡干姜30克，炒盐20克，麦面适量。

【制法】将上物除麦面共研细末，加麦面一起炒熟，晾凉后放入瓷罐中收贮。每天1次，适量服用。

【功效】补气养血，益精悦颜。适用于气血两虚型高血压。

茯苓赤小豆包子

【原料】茯苓15克，赤小豆100克，面粉500克，白糖50克。

【制法】将茯苓，赤小豆烘干，打成细粉，加入白糖，上笼蒸熟，待用；面粉加入水，发酵粉适量，揉成面团，搓面剂子（每个20克），用擀面杖擀成皮；左手拿皮，右手将赤小豆、茯苓、白糖馅放入面皮，逐个包成包子生坯；将包子生坯置蒸笼内，用大火、大汽蒸15分钟即成。每天2次，每次吃包子60克。

【功效】除湿健脾，利水消肿。

青鸭羹

【原料】青头鸭（老雄鸭）1只，草果5个，赤小豆250克，食盐、大葱适量。

【制法】宰杀青头鸭，去毛、去内脏，洗净，备用；大葱洗净、切段；赤小豆淘洗干净，连同草果、食盐、葱段一同装入青鸭肚内；将鸭放入锅内，加清水适量，武火烧开，文火慢炖，至鸭肉熟烂即可食用。

【功效】草果是姜科植物草果的果实，性味辛温，归脾、胃二经，能够燥湿除寒、消食化积，常用以治疗痰饮痞满，脘腹冷痛，反胃，呕吐，泻痢，食积。赤小豆、鸭肉已如前述。几味药物相辅相成，健脾除湿、温补中焦。适于高血压脾肾阳虚患者服用。

赤小豆玉米饭

【原料】赤小豆50克，玉米50克，粳米100克。

【制法】把赤小豆、玉米、粳米淘洗干净，去泥沙；先把赤小豆、玉米放入锅内，加水400毫升，煮沸，用文火煮30分钟，待用；再把粳米和之前已煮好的赤小豆、玉米同放电饭煲内，加水适量，如常规煲饭，将饭煲熟即成。每天1次，每次吃60~80克。

【功效】利水除湿，降低血压。可作为高血压患者常规主食，四季皆宜。

枳壳砂仁炖猪肚

【原料】枳壳9克，砂仁3克，赤小豆30克，猪肚1只，姜、葱、蒜各10克，精盐、黄酒各5克。

【制法】将枳壳润透，切丝；砂仁烘干打成粉；赤小豆洗净，去杂质；猪肚洗净；姜切片，葱切段；将赤小豆、枳壳、砂仁粉放入猪肚内，然后放炖锅内；加入姜、葱、精盐、蒜，注入清水1500毫升；将炖锅置大火烧沸，再用小火炖煮1小时即成。每天1次，每次吃猪肚50克。

【功效】补虚损，健脾胃，止胀满。适用于高血压疲乏无力、气短消瘦者。

赤小豆炖鹌鹑

【原料】鹌鹑肉250克，赤小豆20克，姜10克，大葱10克，盐3克。

【制法】活杀鹌鹑，去毛，去内脏，用水冲洗干净；将赤豆洗干净，放入鹌鹑肚内，加水适量；隔水炖2小时至肉烂，豆熟时加姜、葱、盐即可。

【功效】散血消肿，清热利湿。适用于肥胖、糖尿病、动脉硬化、脑功能不全、老年性痴呆、高血压、高脂血症等。

冬瓜小豆粥

【原料】冬瓜500克，赤小豆、山药各50克，红糖、藕粉各30克。

【制法】冬瓜去皮、去籽，洗净切碎；山药去皮，洗净、切碎，2味同入家用粉碎机中打成糊状，入碗待用；赤小豆洗净，入砂锅，加适量水，以中火煨煮至熟烂，加入冬瓜、山药糊及红糖，小火煨煮至沸，调入湿藕粉，以小火煨拌至羹状即成。每天1剂，分早晚2次服用。

【功效】利水消肿，补虚降压。适用于各型高血压患者，对老年痰浊内蕴型高血压患者尤为适宜。

三豆大枣甘草汁

【原料】绿豆、赤小豆、黑豆各100克，大枣15枚，甘草5克。

【制法】甘草洗净、切碎；大枣洗净、去核，待用；将绿豆、赤豆、黑豆洗净，放入砂锅，加适量水，煨煮至酥熟，加入甘草末、大枣，继续以小火煨煮半小时即成。每天1剂，分早晚2次服食。

【功效】滋阴补血，利水降压。适用于阴虚内热型高血压。

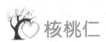

核桃仁

【性味归经】甘，温。归肾经、肺、大肠经

【功效主治】补肾温肺，润肠通便。主治肾阳虚衰，腰痛脚弱，小便频数；肺肾不足，虚寒喘咳，肺虚久咳、气喘；肠燥便秘。

核桃仁为高钾食品，以核桃仁干品为例，每100克可食部分含钾量高达385毫克，含钠量为6.4毫克，其K因子（钾/钠比值）为60.15，已远远超过防治高血压的有效界定值范围。核桃仁所含锌、铬、锰、铁等微量元素都比较丰富，在降血压以及保护心、脑血管等方面具有一定作用。核桃仁主要含不饱和的亚油酸甘油酯，并含有被称作维生素F的γ-亚麻酸等活性成分，所以常吃核桃不但不升高胆固醇，还能减少肠道对胆固醇的吸收，所以很适合动脉硬化、高血压和冠心病患者食用。

核桃含有丰富的B族维生素和维生素E，可防止细胞老化，能健脑、增强记忆力及延缓衰老。

【用法】生食，炒食，煎汤。

【饮食宜忌】阴虚火旺、痰热咳嗽及便溏者不宜食用。

药膳推荐

核桃粉

【原料】核桃仁1000克，红糖200克，白糖100克。

【制法】核桃仁拣去杂质洗净，烘干碾为末，与红糖、白糖拌和均匀，贮瓶备用。每天2次，每次取30克，用米汤或温开水送服。

【功效】补肾养血，降压。适用于各型高血压。

黄精桃仁粥

【原料】核桃仁、黄精各30克，粳米100克。

【制法】前2味拣去杂质后，碾成末，与粳米煮成粥即成。每天1剂，分2次服食。

【功效】补虚益精，益肾降压。适用于肝肾阴虚型高血压。

核桃芡实粥

【原料】核桃仁20克，芡实18克，莲子18克，粳米60克，精盐、姜片、葱花各适量。

【制法】莲子去心，与芡实一起用清水浸泡15分钟；粳米淘净，置砂锅内，放入适量清水；武火煮沸后即入核桃仁、芡实、莲子肉，煮至八成熟时，放入精盐、姜片，文火慢煮至粥稠，撒入葱花调匀即可。

【功效】补肾温阳，调和冲任。适用于冲任失调以及肾精亏虚和肾阳不足型高血压。

 栗子

【性味归经】甘，温。归脾、胃、肾经。

【功效主治】健脾益神，补肾强筋，活血止血。

栗子含有丰富的营养成分，包括糖类、蛋白质、脂肪、多种维生素和无机盐，对高血压、冠心病、动脉粥样硬化等具有较好的防治作用。

栗子含有丰富的维生素C，能够维持牙齿、骨骼、血管、肌肉的正常功用，可以预防和治疗骨质疏松、腰腿酸软、筋骨疼痛、乏力等症，延缓人体衰老，是老年人理想的保健果品。

【用法】生食，炒，煮，炖汤。外用，捣敷。

【饮食宜忌】小儿不可多食，易阻滞脾胃。

药膳推荐

栗子烧白菜

【原料】生栗子50克，白菜200克，枸杞子25克，酱油25毫升，植物油15毫升，精盐2克，白糖5克。

【制法】将栗子切开1个小口，煮至半熟，剥去外壳，切成两半；把白菜洗好切成3厘米长的段；炒锅上火，放油熬热，放入白菜过油炸黄；再放入栗子、枸杞子，加水、酱油、精盐，拌匀，盖好锅盖；用小火焖片刻，放入白糖，再拌匀焖软即成。佐餐食用。

【功效】养胃健脾，补益肝肾。适用于肝肾阴虚型和心脾两虚型高血压。

栗子鸡

【原料】光仔鸡1只（约重700克），栗子350克，酱油30克，盐4克，味精2克，料酒25克，葱、姜各15克，水淀粉10克，花生油500克（约耗50克），熟油、白糖各少许。

【制法】将鸡肉皮拍平，用虚刀交叉在肉面上排剁几下，然后切成方块，盛入深碟中，加盐、料酒少许，再用淀粉水调上浆；将料酒、酱油、糖、味精、醋放入碟内，淀粉水调成芡汁；油温升至七成熟时，将鸡块放入锅中，倒入栗子肉，鸡肉转成玉白色时，滤油；放葱段，将调味芡汁加适量水调匀倒入，翻炒几次即可。

【功效】滋补肝肾。适用于肝肾阴虚型高血压。

核桃栗子羹

【原料】核桃仁50克，栗子50克，冰糖10克。

【制法】将核桃去壳留仁，炒香；栗子去皮，炒香，切两瓣；核桃、栗子一同放入炖锅内，加水300毫升，置武火烧沸，再用文火煮1小时。将冰糖打成屑，放入炒勺内，加水50毫升，置火上熬成糖汁，将糖汁放入核桃栗子羹内，搅匀即成；每天1次，每次吃羹50克。

【功效】补肝肾，降血压。适合于高血压证属肝肾阴虚型。

秋海棠花栗子粥

【原料】秋海棠50克，栗子肉100克，粳米150克，冰糖70克。

【制法】秋海棠花去梗柄，洗净；栗子肉去内皮洗净，切成碎米粒；粳米淘净；冰糖打碎；粳米、栗子碎粒放入锅内，加入清水适量，用旺火烧沸，转用慢火煮至米熟烂；加入冰糖、秋海棠花，再用小火熬煮片刻，即可食用。每天 1 次。

【功效】补肾强筋，健脾养胃，活血止血。适用于高血压肝肾虚损或脾虚所致泄泻、乏力等症。

 花生

【性味归经】甘，平。归脾、肺经。

【功效主治】润肺，和胃。主治燥咳，反胃，脚气，高血压，高脂血症及出血性疾病。

花生中含有大量的蛋白质和脂肪，特别是不饱和脂肪酸的含量很高，不饱和脂肪酸有降低胆固醇的作用，有助于防治动脉硬化、高血压和冠心病；其还含有一种生物活性物质白藜芦醇，可以防治肿瘤类疾病，同时也可预防和治疗动脉粥样硬化、心脑血管疾病。非常适合高血压患者适量食用。

【用法】生食，炖煮，煎汤。

【饮食宜忌】体寒湿滞，肠滑便泄者不宜服。

药膳推荐

花生仁拌芹菜

【原料】连皮花生仁 100 克，芹菜 250 克，豆油、酱油、精盐、味精、白糖、醋、花椒油各适量。

【制法】炒锅内放豆油烧热，放入花生仁炸酥捞出；芹菜摘去根和叶后切成 2 厘米长的段，放开水锅里焯后捞出，用冷水淘凉，控净水分；芹菜与花生仁同放入盘中；酱油、精盐、白糖、味精、醋、花椒油放在小碗内调好，浇在盘中；拌匀混合即成。佐餐食用。

【功效】清热利水，和胃止血。适宜用于高血压脾虚不能统血而致的牙龈出血、鼻衄等症。

紫洋葱拌花生米

【原料】紫洋葱 500 克，花生米 100 克，陈醋、凉拌用酱油、白糖、鸡精各适量。

【制法】将花生米用40℃~50℃的温水浸泡3~5小时，不用水煮，捞出待用；将洋葱切成1~1.5厘米见方的菱形小块；用陈醋、鲜味酱油、白糖和鸡精将洋葱和花生米拌匀，10分钟后即可以食用。

【功效】降血压，降血脂。适合于高血脂、动脉硬化、高血压、冠心病等患者。

花生鲤鱼

【原料】细粒花生10克，鲤鱼1条（约750克），姜数片，葱4根，香菜2根，料酒、生抽各1小匙，水100克，植物油20克，胡椒粉、精盐少许。

【制法】花生用清水浸泡，加水高火加热10分钟；鲤鱼洗净抹干水，加胡椒粉、精盐各少许，抹匀，放入烧热的植物油中，煎至两面皆花色铲起；锅中放油，爆香姜、葱，加入料酒，下花生、胡椒粉、精盐、生抽、水，煮滚，入鲤鱼，大火加热片刻，放入香菜即可。

【功效】醒脾和胃，滋补中焦。适用于心脾两虚型高血压。其中配菜的鲤鱼，也是高血压药膳常用食材。鲤鱼含有丰富的优质蛋白质，易于被人体消化吸收，并能供给人体必需的氨基酸、矿物质、维生素A和维生素D，适宜高血压患者食用；鲤鱼的脂肪多为不饱和脂肪酸，能很好地降低胆固醇，可以防治动脉硬化、冠心病。

柏仁煮花生米

【原料】花生米500克，柏子仁30克，精盐、葱段、姜片、花椒、桂皮各适量。

【制法】花生米去杂洗净；柏子仁拣净，用净布包好；锅内放花生米、柏子仁，加葱段、姜片、花椒、桂皮，再加入适量清水；旺火烧沸后，改为小火焖烧至熟，加入精盐再烧一段时间入味后即可。佐餐食用。

【功效】养心安神，益脾润肠。适宜用于高血压心悸不眠、健忘、体虚便秘、阴虚盗汗等症。

莲子

【性味归经】甘、涩，平。归脾、肾、心经。

【功效主治】补脾益胃，涩肠固精，养心安神。主治脾胃虚弱，少食腹泻，泻痢日久，脾虚带下，小便白浊，肾虚遗精，心失所养，虚烦不眠。

莲子中的钙、磷和钾含量非常丰富，有促进凝血、镇静神经、维持肌肉的伸缩性和心跳的节律等作用；其还含有β-谷甾醇和生物碱，可以促进胆固醇降解代谢，对冠心病、动脉粥样硬化等有显著的预防效果。

【用法】生食，研末，煮食，煎汤。

【饮食宜忌】大便燥结者不宜。

药膳推荐

莲子鸡丁

【原料】鸡脯肉250克，油50克，鸡蛋2只，白莲子、胡萝卜、四季豆、白糖、料酒、盐、味精、葱姜各适量，淀粉少许。

【制法】将莲子用热水氽熟，鸡脯肉切成丁，葱姜切片；鸡丁放入碗中，加入盐、料酒、味精、蛋清、淀粉搅匀上浆；将葱姜放入另一碗中，加料酒、盐、味精、水淀粉调成汁，待用；炒勺上火，入油放鸡丁煸炒，八成熟后，入胡萝卜丁，四季豆豆角段及莲子；翻炒均匀至鸡丁熟，将汁迅速倒入锅中翻炒，使汁均匀挂在原料上即可。

【功效】滋补肝肾。适用于肝肾阴虚型高血压。

苡米莲子粥

【原料】薏苡仁30克，莲子肉（去皮心）30克，冰糖适量，桂花适量。

【制法】先煮薏苡仁，继入莲子肉，粥成后加入冰糖及桂花。每天2次。

【功效】健脾祛湿，清热益气。用于高血压心脾两虚，见有食欲不佳、大便溏泄、心悸失眠等症。

莲子鸡丁

【原料】鸡脯肉250克，油50克，鸡蛋2只，白莲子、胡萝卜、四季豆、白糖、料酒、盐、味精、葱姜各适量，淀粉少许。

【制法】将莲子用热水氽熟，鸡脯肉切成丁，葱姜切片；鸡丁放入碗中，加入盐、料酒、味精、蛋清、淀粉搅匀上浆；将葱姜放入另一碗中，加料酒、盐、味精、水淀粉调成汁，待用；炒勺上火，入油放鸡丁煸炒，八成熟后，入胡萝卜丁、四季豆豆角段及莲子；翻炒均匀至鸡丁熟，将汁迅速倒入锅中翻炒，使汁均匀挂在原料上即可。

【功效】滋补肝肾。适用于肝肾阴虚型高血压。

莲子茯苓糕

【原料】莲子肉、茯苓、麦门冬各 500 克，白糖、桂花各适量。

【制法】将莲子肉、茯苓、麦门冬共研成细粉，加入白糖、桂花拌匀，用水和面蒸糕即成。早餐食用，每次吃 100 克。

【功效】清热除湿，宁心健脾。适宜用于高血压心脾两虚患者见消渴、心悸、怔忡、食少、形疲、乏力等症。

松子

【性味归经】甘、涩，平。归肝、肾、大肠经。

【功效主治】补益肝肾，润肠通便。主治头晕，目花，大便不畅，风痹，痔疾。

松子中含有丰富的维生素 E，可以起到软化血管、预防血压升高、抗衰老、美容养颜的作用。松子中锰和磷的含量较高，有补脑的作用，十分适合发育中的中小学生和记忆力减退的老年人。

经常吃松子还可以增强身体免疫力，增强性欲等。

【用法】生食，炒食，煎汤。外用：煎水洗。

【饮食宜忌】松子脂肪含量很高，肥胖患者和高血脂患者宜少吃。

药膳推荐

松仁蜂蜜粥

【原料】松子仁 30 克，粳米 100 克，蜂蜜适量。

【制法】将松子仁洗净，捣成泥状；与淘净粳米同放入砂锅中，加适量清水；大火煮沸，再用小火煮至粥成，稍温后调入蜂蜜便可食用。早晨空腹，晚上睡前温热服用。

【功效】补益脾肾。适宜用于脾肾阳虚型高血压。

松子抗衰膏

【原料】松子仁 200 克，黑芝麻 100 克，核桃仁 100 克，蜂蜜 200 克，黄酒 500 毫升。

【制法】将松子仁、黑芝麻、核桃仁同捣成膏状，入砂锅中；加入黄酒，文火煮沸约 10 分钟；倒入蜂蜜，搅拌均匀，继续熬煮收膏，冷却装瓶备用。每日 2 次，每次服食 1 汤匙，温开水送服。

【功效】滋润五脏，益气养血。适用于高血压肝肾亏虚，症见腰膝酸软、头晕目眩等。

松仁鱼丁

【原料】鱼肉 200 克，松仁 50 克，料酒 5 克，精盐 2 克，胡椒粉 0.5 克，蛋清、淀粉各 15 克，味精、白糖、葱、姜末适量。

【制法】鱼肉去皮，切丁；用料酒、精盐、胡椒粉、蛋清、淀粉把鱼丁抓匀上浆；勺内加油烧热，下入鱼丁滑透捞出；再放入松仁炸酥，倒入漏勺；勺内留油 15 克，放入料酒、葱、姜末、鲜汤、精盐、味精、白糖、胡椒粉烧开。用湿淀粉 10 克（淀粉 5 克加水）勾芡，放入鱼丁、松仁翻匀，淋入香油出勺。

【功效】滋润五脏，益气养血。适用于高血压肝肾亏虚。

松仁玉米

【原料】玉米粒 400 克，剥壳松子仁 100 克，红菜椒 1 个，青菜椒 1 个，香葱 2 棵；食用油 15 克，精盐 1 小匙，白糖 3 小匙，味精 1 小匙。

【制法】菜椒切小丁，香葱切末；将玉米粒放入沸水中煮 4 分钟至八成熟，捞出沥干；用中火将炒锅烧至温热，放入松仁干炒，至略变金黄出香味；要经常晃动锅或用锅铲翻炒，避免颜色不均匀；将炒好的松仁盛出，平铺在大盘中晾凉；炒锅中倒入油，用中火烧热，先把香葱煸出香味，再依次放入玉米粒、菜椒丁煸炒 2 分钟；调入精盐和白糖，翻炒均匀，加入味精，松仁炒匀装盘成菜即可。

【功效】滋养肝肾，润肠和胃。

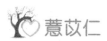 薏苡仁

又名薏米、苡仁、苡米。

【性味归经】甘、淡，微寒。归脾、胃、肺经。

【功效主治】利水渗湿，舒筋缓急，清热排脓。生用清热利湿，麸炒健脾止泻。性寒不伤胃，补脾不滋腻，渗湿不峻利，药力缓和，为清补淡渗之品，亦为食疗佳品。

薏苡仁能增强肾功能，有清热利尿的功效，可以缓解高血压患者水肿的症状。其本身也有一定的扩张血管和降低血糖的作用。经常食用薏苡仁对慢性肠炎、消化不良等症也有效果。

薏苡仁含有薏苡仁酯、薏苡仁内酯等，能有效抑制癌细胞的增殖，可用于胃癌、子宫颈癌的辅助治疗。健康人常吃薏苡仁，能使身体轻捷，减少肿瘤发病机会。

【用法】生食，研末，煮食，煎汤。

【饮食宜忌】脾虚无湿，大便燥结及孕妇慎服。

药膳推荐

白术苡仁饭

【原料】土炒白术 25 克，薏苡仁 50 克，炒枳壳 15 克，粳米 250 克，荷叶 1 张，调料适量。

【制法】将粳米蒸成饭；荷叶铺于蒸笼上，其上放药物；再上放米饭，加油、精盐适量，同蒸约 30 分钟。吃米饭及薏苡仁。

【功效】补气健脾，开胃消食，化湿利水。适宜用于高血压脾肾阳虚，水湿内阻者。

葛根薏苡仁粥

【原料】葛根 120 克，薏苡仁 30 克，粳米 30 克，盐 1 克。

【制法】将葛根去皮，洗净，切片；生薏苡仁、粳米洗净；把全部用料一齐放入锅内，加清水适量，文火煮成稀粥，随量食用。

【功效】清热利尿。适用于高血压、冠心病属肝阳亢盛或痰湿者，对改善头晕头胀、胸闷心烦、口苦咽干、肢体麻木、小便不利有良效，亦可用治风湿性关节疼痛属湿热者。肾虚高血压患者不宜食用本品。

鹌鹑薏苡仁汤

【原料】鹌鹑 2 只，杜仲 15 克，薏苡仁 30 克，枸杞子 10 克，赤小豆 15 克，香油 50 毫升，鲜汤 800 毫升，生姜、精盐、胡椒粉、味精各适量。

【制法】将鹌鹑去毛及内脏，洗净血水；杜仲、赤小豆、枸杞子、薏苡仁一同洗净；砂锅内放入以上原料，加水 500 毫升，武火煮沸 30 分钟；再放入鹌鹑、生姜，文火慢炖 1 小时，加入香油、胡椒粉、精盐、味精调味即可。

【功效】补益脾肾，利水除湿。适用于肝肾亏虚、脾弱湿盛所致的高血压兼血管硬化症，高血压合并高脂血症者最为适用。小便频多的老年患者，食用本汤时可不用赤小豆和薏苡仁。

 莲藕

【性味归经】甘，寒，归肺、胃经。

【功效主治】莲藕生食清热，凉血，散瘀；熟食健脾开胃，养血生肌。无论是正常人、热性病后的患者都可食用，有出血倾向者更宜。

藕是一款冬令进补的保健食品，既可食用，又可药用。生食能凉血散瘀，熟食能补心益肾，可以补五脏之虚，强壮筋骨，滋阴养血。同时还能利尿通便，帮助排泄体内的废物和毒素。

在块茎类食物中，莲藕含铁量较高，故对缺铁性贫血的病人颇为适宜。莲藕的含糖量不算很高，又含有大量的维生素 C 和食物纤维，对于高血压、糖尿病等一切有虚弱之症的人都十分有益。

实验证明藕汁能缩短出血时间，收敛止血，可用于高血压患者齿衄、鼻衄等出血症状。

【用法】适量炒、炖、凉拌，或绞汁服。

【饮食宜忌】忌用铁器烹饪。

药膳推荐

二鲜饮

【原料】鲜藕、鲜茅根各 120 克。

【制法】将鲜藕、鲜茅根洗净，茅根切碎，鲜藕切成片；同放入砂锅中，加适量清水，大火煮沸，小火煮 30 分钟即可。上下午分次服用。

【功效】清热解毒，利湿养阴。藕与白茅根两者鲜用，清热利湿，退热养阴；适宜用于高血压火热上炎患者。

芦笋荸荠羹

【原料】鲜芦笋100克，荸荠60克，茯苓粉、藕粉各30克。

【制法】芦笋洗净，切碎成颗粒状，待用；荸荠去皮洗净，切碎成细颗粒状，放入砂锅，加水适量，煨煮15分钟；加入芦笋拌匀，小火煨至沸，调入藕粉及茯苓粉，搅拌成羹即可。每天1剂，早晚分2次服食。

【功效】平肝降压，化痰降浊。适用于痰浊内蕴型高血压。

糖醋嫩藕

【原料】白莲藕500克，鲜红辣椒30克，混合油50毫升，白醋20毫升，香油20毫升，精盐、白糖、胡椒粉各适量。

【制法】白莲藕洗净泥沙，刨去外表粗皮，去节，顺切两半，再横切0.3厘米厚的片状，放在清水中漂洗，然后捞出沥水；鲜红辣椒洗净，去蒂、籽，切成小片；净锅放武火上，放入混合油烧至六成热，入红辣椒丝煸炒3分钟，即加入藕片、精盐、白醋、白糖、胡椒粉，均匀煸炒，淋上香油翻拌，装盘即成。

【功效】清热生津，凉血散瘀。适用于肝肾阴虚和阴虚阳亢以及风中脏腑等类型的高血压患者，对高血压伴各类出血症状者尤为适宜。

陈皮砂仁炒藕丝

【原料】陈皮、砂仁各6克，藕丝100克，猪瘦肉50克，姜、葱、精盐各5克，植物油30毫升。

【制法】将陈皮、砂仁烘干，研成细粉；藕洗净，切丝；猪瘦肉洗净，切丝；姜切片，葱切段；炒锅置大火上烧热，加入植物油，六成熟时，放入姜、葱爆香，加入瘦肉、藕丝、精盐，炒至断生即成。每天1次。

【功效】消食开胃，行气化湿。适用于高血压脾胃虚弱者。

生煸枸杞

【原料】枸杞子25克，冬笋、水发香菇各50克，藕200克，白糖6克，精盐3克，味精1克，猪油50毫升。

【制法】将枸杞子洗净；冬笋切成细丝；香菇切丝；藕切成片备用；烧热炒锅，放猪油烧至七成热时，把笋丝、香菇丝、藕片放锅内略炒，再将枸杞子倒入，翻炒数下；加入精盐、味精、白糖，再翻炒数次，即可出锅装盘。佐餐食用。

【功效】补肾益精。适用于肝肾阴虚型，以及阴虚有热的高血压患者。

粉蒸排骨藕

【原料】猪排骨（大排）500 克，莲藕 250 克，籼米粉（干、细）125 克，糯米粉 125 克，小葱 10 克，姜 10 克，酱油 7 毫升，料酒 7 毫升，盐 2 克，白砂糖 5 克，八角 1 克。

【制法】葱洗净打结，姜洗净切片；将排骨洗去血水，沥干，切成小块，用酱油、料酒、白糖、葱、姜和少许米粉拌匀，腌至入味；洗净藕段，刮去老皮，竖剖为二，再横切成与排骨大小相似的片，用少许盐腌半小时；将排骨、藕片放在碗里，倒入五香米粉搅拌，使排骨、藕片都裹上一层米粉；然后将排骨、藕片交错分层码在大碗内，剩余的米粉也全部拌入；入蒸锅蒸 15 分钟至熟即可。

【功效】补虚养身。适用于便秘的糖尿病、高血压患者。

荞麦藕节汤

【原料】荞麦茎叶 60 克，藕节 30 克。

【制法】水煎服。

【功效】降血压，止血。适用于高血压兼有出血症的患者。

荠菜蜜枣藕节汤

【原料】鲜荠菜 60 克，鲜藕节 20 克，蜜枣 25 克。

【制法】将鲜荠菜、鲜藕节、蜜枣放入锅内，加 1000 毫升水同煎，待煎至 500 毫升后即成。每天 1 次。

【功效】凉血止血。适用于高血压有鼻衄、齿衄等出血者。其中荠菜也是高血压药膳常用食材。荠菜中的乙酰胆碱、谷甾醇和季胺化合物，可以降低血液及肝内胆固醇和三酰甘油的含量，从而起到降血脂的作用，并有降血压的作用。荠菜含有大量的粗纤维，食用后可增强大肠蠕动，促进排泄，从而增进新陈代谢，有助于防治高血压、冠心病、肥胖症、糖尿病等。

 苦瓜

【性味归经】苦，寒。归心、脾、胃经。

【功效主治】清热消暑，养血益气，补肾健脾，滋肝明目。

常吃苦瓜对高血压、高血脂、高血糖（糖尿病），都有很好的食疗作用。

苦瓜中丰富的维生素和微量元素有良好的降压效果；其含有的苦瓜苷、类胰岛素物质还可以降血糖；多肽可以调节血脂，对减肥有一定效果。

苦瓜的维生素 C 含量很高，具有预防维生素 C 缺乏病、保护细胞膜、防止动脉粥样硬化、提高机体应激能力、保护心脏等作用。苦瓜中的有效成分可以抑制正常细胞的癌变和促进突变细胞的复原，具有一定的抗癌作用。苦瓜中的苦瓜素被誉为"脂肪杀手"，能使摄取的脂肪和多糖减少。

【用法】适量炒、炖、凉拌，或绞汁服。

【饮食宜忌】苦瓜性凉，脾胃虚寒者不宜食用。据动物实验，妊娠大鼠灌服苦瓜浆汁引起子宫出血，并在数小时死亡，因此孕妇不宜吃苦瓜。苦味食品不宜过量。

药膳推荐

苦瓜菠菜粥

【原料】菠菜 50 克，鲜苦瓜 100 克，猪瘦肉 50 克，粳米 100 克，料酒、盐各少许。

【制法】菠菜洗净，切段；苦瓜洗净，切片；猪瘦肉洗净，切成片，用料酒、盐腌 10 分钟；锅内加入清水、粳米熬约 30 分钟；加入苦瓜、焯去血水的瘦肉片，先煮 7 分钟，加入菠菜后再煮 3 分钟；最后加适量调料调味即成。

【功效】适用伴有五心烦热、头晕眼花症状的高血压患者。

苦尽甘来

【原料】新鲜苦瓜 2 只，冷冻白果 200 克，沙拉油 2 大匙，盐 2 茶匙，白砂糖 2 茶匙，蒜泥 1 大匙，枸杞若干粒。

【制法】白果化冻后在冰糖水中煮 10 分钟，再用蜂蜜浸泡过夜；将苦瓜洗净后切两段，去瓤后切薄斜片；苦瓜片在沸水中快速烫一下，马上放入冰开水中浸凉，捞出控水；放入沙拉油、盐、糖、蒜泥，拌匀后用蜜汁白果和泡软的枸杞装饰摆盘。

【功效】清热祛火，滋阴润燥。适用于肝肾阴虚、肝阳上亢型高血压。

紫菜花枝苦瓜汤

【原料】紫菜 50 克，鲜花枝（墨鱼）100 克，苦瓜 100 克，姜 5 克，葱

10 克，盐 5 克，蒜 10 克，植物油 30 毫升。

【制法】把紫菜用水发透，洗净；鲜花枝去紫色皮膜，令成白色洗净；苦瓜洗净，一切两半，挖去瓤，切片；姜切片，葱切花，大蒜去皮切薄片；把炒锅置武火上烧热，加入植物油，六成熟时，加入蒜、姜、葱爆香，加入清水 600 毫升，烧沸，放入花枝片、苦瓜片、紫菜，烧沸，用文火煮 25 分钟即成。

【功效】补肾益心，降低血压，清热解毒。适用于高血压证属肾阴亏损型患者。

双瓜粥

【原料】冬瓜 500 克，苦瓜 50 克，粳米 100 克，葱花、姜末、味精各适量，盐少许。

【制法】冬瓜去皮、子，洗净、切碎；苦瓜去籽、洗净、切碎，2 味同入家用粉碎机中搅成糜糊状，入碗待用；粳米淘洗干净，加水煮粥；粥将成时，先加入冬瓜、苦瓜糜糊拌匀煮沸，再加入其余各味稍煮即成。每天 1 剂，分早晚 2 次服食。

【功效】清热解毒，利尿降压。适用于肝火上炎、肝阳上亢型高血压。

 冬瓜

【性味归经】甘淡，凉，归肺、大肠、小肠、膀胱经。

【功效主治】清热解毒，利水化痰。冬瓜特点是体积大、含水多、热量低，可用于暑热烦渴、肺热痰嗽、肾炎水肿、小便不利等。

冬瓜含维生素 C 较多，且钾盐含量高，钠盐含量较低，高血压、肾脏病、浮肿病等患者食之，可达到消肿而不伤正气的作用，对动脉硬化症、冠心病、高血压、肾炎、水肿等疾病有良好的辅助治疗作用。

冬瓜中所含的丙醇二酸，能有效地抑制糖类转化为脂肪，加之冬瓜本身不含脂肪，热量不高，对于防止人体发胖具有重要意义，还可以有助于体形健美。

冬瓜子含尿酶、腺碱、胡芦巴碱等，可清肺热、排脓、化痰、利湿，适用于治疗慢性气管炎，肺脓肿等。

【用法】可用鲜冬瓜，随意煨汤喝；每日 60 克较适宜。

【饮食宜忌】冬瓜药性偏凉，"热者食之佳，冷者食之瘦人"。即病证属热性病患者服用是适宜的，属虚寒者则不宜服用，可能损伤正气。

药膳推荐

冬瓜薏苡仁粥

【原料】连皮冬瓜 500 克，薏苡仁 60 克，精盐 2 克。

【制法】将薏苡仁洗净，用清水浸泡 20 分钟；冬瓜洗净，连皮切成片状，与薏苡仁同入锅中，加适量清水；先用大火煮沸，改用小火煮至薏苡仁熟烂；加入精盐，再煮沸即成。早晚分次食用。

【功效】健脾行气，利水降压。适用于多种类型的高血压，尤其适于心脾两虚、夹有湿邪的患者。

冬瓜鲩鱼汤

【原料】冬瓜 250 ~ 500 克，鲩鱼 200 ~ 250 克（以鱼尾较好），盐适量。

【制法】先用油煎鱼尾至金黄色，与冬瓜一起，加入清水适量，煲 3 ~ 4 小时，加食盐少许，调味服食。

【功效】平肝，祛风，除热。民间常用以治疗肝阳上亢之头痛眼花、高血压等疾患。

冬瓜饴糖饮

【原料】冬瓜 1500 克，饴糖 500 克。

【制法】将在冬瓜蒂处开口，挖去瓜瓤；然后倒入饴糖，仍将瓜蒂盖上；用毛竹丝杆插，放入稻壳火中，煨 24 小时，候冷取出冬瓜内汤水即成。每天 2 次，上下午各服 1 次，每次服用 150 毫升。

【功效】清热解毒，利水消肿。适宜用高血压患者，见体弱、小便不利。

复方玉米须饮

【原料】玉米须 30 克，冬瓜皮、茯苓皮各 15 克。

【制法】将 3 药用水煎，去渣即可。日常饮用。

【功效】利尿退肿。适用于高血压的降压辅助治疗，以及肝硬化腹水者。

梨

【性味归经】甘、微酸，凉。归肺、胃经。

【功效主治】清热生津，润燥化痰。

梨含有较多的糖类物质，糖类物质中果糖含量占大部分，易被人体吸收、促进食欲，对高血压患者的肝脏具有保护作用。梨中果胶含量很高，比苹果更有助于消化和预防便秘。高血压患者便秘易发生心血管意外，可于每餐饭后吃 1 个梨。

梨能清热镇静，对于肝阳上亢或肝火上炎型高血压患者，常食梨有利血压恢复正常，改善头晕目眩等症状。

【用法】生食，绞汁饮，蒸或煨食，煎汤，熬膏。

【饮食宜忌】脾胃虚寒之便溏腹泻、咳嗽无热者不宜。

药膳推荐

生梨饮

【原料】白参 6 克，梨汁 100 毫升。

【制法】将人参放入碗中，加适量水，然后隔水炖 0.5~1 小时，取出待用；生梨适量粉碎取汁 100 毫升，加入人参液中即可。分 2 次服完，可长期服用。

【功效】补气益脾。适用于心脾两虚型高血压。

川贝雪梨糯米饭

【原料】川贝 12 克，雪梨 6 个，糯米 100 克，冬瓜 100 克，冰糖适量。

【制法】将糯米洗净，蒸成米饭；冬瓜切条；川贝打碎；雪梨去皮；在梨蒂把处横切一刀做盖，挖出梨核，将梨在沸水中烫一下，捞出放入凉水中冲凉，再捞出放入碗内；将糯米饭、冬瓜条和适量冰糖末拌匀后和川贝母都分成 6 等份，分别装入 6 个雪梨中，盖好蒂把，装入碗内，然后上笼，沸水蒸约 50 分钟，至梨烂后即成。

【功效】清热润燥，降压安神。适用于高血压火热上炎，烦躁眩晕。

五汁蜜膏

【原料】鸭梨 1000 克，白萝卜 1000 克，生姜 250 克，炼乳 250 克，蜂蜜 250 克。

【制法】鸭梨、白萝卜同切碎，用干净纱布绞汁去渣，煎熬浓缩如膏状；加入用生姜绞取的姜汁和炼乳、蜂蜜，搅匀，煮沸后，待冷装瓶。每次服一汤匙，用开水冲服，每日 2 次。

【功效】滋阴润燥清热，健脾养胃柔肝。适用于肝阳上亢型高血压。

  白果

银杏又名白果。

【性味归经】甘、苦、涩，平，有小毒。归肺、肾经。气薄味厚，苦能燥湿，涩能收敛，上敛肺金平喘咳，下行湿浊降痰涎。

【功效主治】敛肺定喘，止带缩尿。

银杏含黄酮类和双黄酮类，外种皮含有毒成分白果酸，另含白果酚、白果醇、天门冬素、银杏甲素及糖等。银杏能抗细菌；降血压，抗血栓形成，改善微循环；祛痰，增加毛细血管通透性；清除自由基，抗脂质过氧化，延续衰老；对胃肠有解痉作用，扩张输尿管；抗过敏，抗肿瘤，调节免疫功能；提高应激反应。

【用法】适量炒、炖熟食。

【饮食宜忌】水煎内服，5～10 克，捣碎，或捣汁，或炖鸡，或入丸、散剂。外用适量，捣烂外敷；均不可过量多用，小儿尤当注意。因有毒，不可生食。因性涩敛，故咳喘痰稠、咳吐不爽者慎用。

银杏叶和其果实银杏（俗称白果）都含一种叫银杏苷的物质，遇水分解后，产生出氢氰酸，该物质可与体内红细胞中的血红蛋白结合，而发生中毒现象，所以不可过量。

药膳推荐

白果咸菜粥

【原料】生白果仁 6 粒（约 12 克），干腐竹，芥蓝，潮州咸菜各 20 克，香米 50 克，芝麻香油 1/2 茶匙（3 毫升），香葱 10 克，骨汤 300 毫升。

【制法】干腐竹用温水泡开，切成 2 厘米的斜段；潮州咸菜用流动水冲洗干净，切成丝；香葱洗净，切成小粒；芥蓝洗净切碎；香米淘洗 1 次，放入砂锅中，备用；将骨汤倒入砂锅中与香米拌匀，移至灶台上用大火煮开，再转小火煲煮至香米六成熟；放入生白果仁、腐竹段、芥蓝碎和潮州咸菜继续煲煮至所有原料成熟，调入芝麻香油搅拌均匀。

【功效】燥湿化痰，醒脾和中。适用于高血压脾肾两虚、心脾两虚患者。

白果苦瓜

【原料】苦瓜 2 根，白果 10 个，盐、味精、淀粉适量。

【制法】白果洗净，苦瓜洗净切丁；炒锅上火入油，放白果、苦瓜及调味料炒熟；最后用淀粉勾薄芡即可。

【功效】养血益气，补肾健脾，滋肝明目。

鲜虾仁白果蛋炒饭

【原料】粳米饭 150 克，鸡蛋 1 只，葱花 10 克，鲜虾 10 只，白果 25 克，味精 2 克，植物油 250 毫升，盐、胡椒粉少许。

【制法】鲜虾放入沸水中煮熟，将煮熟的鲜虾去掉虾壳待用；锅内入油烧至四成热时，放入白果过油至熟沥出；锅中留油 30 毫升，加入打散的蛋液炒匀，再加入米饭炒散；加入鲜虾仁、过油的白果，盐、味精、胡椒粉用旺火把米饭炒出香味；撒上葱花即可装盘。

【功效】滋肝肾，健脾胃，祛痰湿，补元气。尤其适于高血压久病体弱者。

白果炒牛肉

【原料】白果（鲜）150 克，牛里脊肉 200 克，滑子菇 75 克，青蒜 50 克，大葱 15 克，姜 5 克，白皮大蒜 5 克，碱 1 克，豌豆淀粉 5 克，鸡蛋清 40 克，植物油 20 克，料酒 5 克，盐 2 克，味精 2 克，酱油 5 克。

【制法】嫩牛肉切 1.2 厘米见方的丁，放碗中加碱少许和水抓匀稍腌，再放入料酒、盐、蛋清、水淀粉上浆腌渍；白果、滑子菇放沸水中氽出；滑勺中加油烧热，即可入葱姜蒜煸香，放入牛肉煸炒，随烹料酒，加酱油、盐、味精翻炒；炒至九成熟，加入高汤和调料，加白果、滑子菇翻炒，加入蒜苗，淋香油即成。

【功效】益气健脾，祛湿调肠。

白果烩丝瓜

【原料】丝瓜1条，白果7颗，枸杞适量，姜丝1小匙，香菇2朵，盐适量，橄榄油1/2小匙

【制法】丝瓜洗净切块；白果、枸杞洗净；香菇洗净切片备用；热油锅，放入橄榄油爆香姜丝，加入丝瓜、香菇以中火炒约1分钟，加入水30毫升及白果，焖煮至丝瓜熟后，加入枸杞与适量的盐稍煮一下即可。

【功效】祛痰湿，通气血。是很好的降脂药膳，适用于高血压患者延缓动脉硬化、预防心脑血管病发展。

 桂圆

【性味归经】甘，温。归心、脾经。质滋润，性平和，不滋腻，不壅气，为滋补良药，亦为药食两用之品。

【功效主治】补心脾，安神，益气血。

桂圆主要含糖类、酸类、蛋白质、腺嘌呤，胆碱脂肪及多种维生素等，能促进生长、强壮体质、延长常压耐缺氧存活时间。

含有非常丰富的铁质，常用于补血食疗。除此之外，还含有大量丰富的维生素A、维生素B及葡萄糖、蔗糖等，对于健忘、心悸、神经衰弱等都有很好的治疗作用。适用于高血压伴有健忘、失眠等神经症状的患者。

【用法】生食，绞汁，浸酒，煎汤。煎汤10～15克，熬膏服10～15克，大剂量20～30克，或浸酒饮服。

【饮食宜忌】湿阻中焦、心肺火盛、痰火停饮及气膈郁结者，均忌用。

药膳推荐

桂圆薏苡仁粥

【原料】桂圆肉20克，薏苡仁50克，粳米80克，冰糖、葱花各适量。

【制法】将桂圆肉去核（也可不去核），与冰糖共同放入瓷杯中，然后放温开水中；薏苡仁去掉外壳，洗净后放清水中浸发；粳米淘净，放入砂锅中，加入适量清水和薏苡仁，武火煮至七成熟，即入桂圆冰糖液，文火煮至粥状

时，放入葱花即可。

【功效】补虚益气，安神利尿。适用于阴阳两虚、肾精不足以及老年高血压患者。

桂圆糟青鱼

【原料】桂圆肉30克，青鱼中段500克，笋片、香糟各100克，熟猪油、黄酒、精盐、味精各适量。

【制法】将青鱼中段洗净后，切成5厘米长、2厘米宽的块，盛入碗内，加精盐拌匀，腌约1小时；将香糟放入碗内，加黄酒、清水调稀后，将青鱼块拌和，糟4小时左右取出，即成糟青鱼；将桂圆去核留肉，切碎，待用；将锅烧热，加汤750毫升、笋片、鱼块、桂圆肉丝、精盐；先用旺火烧沸，撇去浮沫，加入味精，再转小火滚5分钟左右，即可盛起装碗食用。佐餐食用。

【功效】补血宁心，养益脾胃，利水化湿。适宜用于高血压日久贫血、健忘、失眠等症。

龙眼山楂茶

【原料】桂圆肉（龙眼肉）30克，山楂20克。

【制法】桂圆肉洗净；山楂洗净，去核，切片，待用；把桂圆肉、山楂片放入炖杯内，加清水250毫升；将炖杯置武火上烧沸，再用文火煮15分钟即成。代茶饮用。

【功效】宁心安神，降脂降压。适合于高血压证属阳虚型失眠患者。

龙眼淮药糕

【原料】淮山药500克，白砂糖200克，熟面粉100克，熟莲子、蜜饯青梅、龙眼肉、花蛋糕、白瓜子仁各25克，猪油、蜂蜜、蜜饯、樱桃各适量。

【制法】将淮山药研粉，熟面粉、白砂糖加水揉成圆形，放平盘内，按成圆饼；用莲子、樱桃、桂圆肉、花蛋糕（切成菱形片）、瓜子仁，从外沿向内，分别摆上5圈，青梅（切成柳叶片）在当中摆成花叶形，余下花蛋糕切成小丁备用；用一张大绵纸盖于淮山药面饼上，上笼蒸约15分钟，取出去纸，洒上花蛋糕丁做花；再于锅内放适量清水，加蜂蜜，大火烧沸，撇去浮沫，入淀粉勾芡，加猪油后浇于饼上。空腹服食，每天1次。

【功效】补益心脾，养血安神。适宜用于高血压血虚心悸、健忘失眠、脾虚泄泻、病后体虚、年老体弱、神经衰弱等症。

西洋参龙眼饮

【原料】西洋参6克，龙眼肉30克，白糖3克。

【制法】三味共置带盖碗中，在饭锅内隔水反复蒸成膏状即成。每晚服1匙。

【功效】甘平补心，养血安神，养阴生津。适宜用于高血压肝郁脾虚，心神受扰而出现纳差、体弱、失眠多梦、心神不宁等症状者。

桂圆莲子粥

【原料】桂圆肉30克，菊花、山楂片各15克，莲子心0.5克。

【制法】各味入炖杯中，加水250毫升，先用武火烧沸，再用文火煮15分钟即可。每天1剂，代茶频饮。

【功效】宁心安神。适用于心脾两虚的高血压患者。

 葡萄

【性味归经】甘、微酸，平。归肾、肝、胃经。

【功效主治】补肝肾，益气血，生津液，利小便。主治肝肾不足，腰脊酸痛；气血不足，心悸神疲，盗汗，烦渴口干，小便短赤。

据科学研究发现，葡萄能降低人体血清胆固醇水平，降低血小板的凝聚力，对预防心脑血管病有一定作用；葡萄汁对体弱的病人、血管硬化和肾炎病人的康复有辅助疗效，适宜高血压患者食用。

葡萄中含的类黄酮是一种强力抗氧化剂，可以强化血管，起到抗衰老，清除体内自由基的作用。

【用法】生食，绞汁，浸酒，煎汤。

【饮食宜忌】阴虚内热，腹泻者少食。

药膳推荐

葡萄五味粥

【原料】葡萄干15克，五味子15克，粳米50克。

【制法】五味子加水300毫升，煮开，改文火10分钟；去五味子，留汁；

粳米淘净，加入五味子汁，再适量加水上火熬粥。粥熟后加入葡萄干，关火。

【功效】养阴敛气，健脾柔肝。适用于肝肾阴虚、肝阳上亢型高血压。

鲜葡萄汁

【原料】新鲜葡萄100克，白糖适量。

【制法】将葡萄洗净去梗，用清洁纱布包扎后挤汁；取汁，加白糖调匀即成。1日分3次服完。

【功效】和中健胃，增进食欲。

 荔枝

【性味归经】甘、微酸，凉。归肺、胃经。

【功效主治】生津止渴，补脾气，益血。主治胃阴不足，烦渴口干，脾胃虚弱，呕逆少食，腹泻，血虚心悸，头昏。

荔枝果肉中含糖量高达20%，每100毫升果汁中，维生素C含量最高可达70毫克，此外还含有蛋白质、脂肪、柠檬酸、果酸、磷、钙、铁等成分。其含有的维生素C和蛋白质，有助于增强机体免疫功能，提高抗病能力；天然葡萄糖可促进微细血管的血液循环，对血液循环有特殊的促进作用。

【用法】生食，煎汤，煮粥。

【饮食宜忌】阴虚火旺者不宜。

药膳推荐

山药桂圆粥

【原料】鲜山药100克，荔枝肉3个，桂圆肉15克。

【制法】将生山药去皮切成薄片，与桂圆、荔枝肉同煮，煮好后即可食用。

【功效】补中益气，化湿祛痰。适用于脾肾阳虚型高血压。

 桑椹

【性味归经】甘，寒。归肝、肾经。

【功效主治】滋阴补血，生津润肠。

桑椹果实中含有丰富的活性蛋白、维生素、氨基酸、胡萝卜素、矿物质等成分，常吃能显著提高人体免疫力，具有延缓衰老，美容养颜的功效。

桑椹对脾有增重作用，对溶血性反应有增强作用，可防止人体动脉硬化、骨骼关节硬化，促进新陈代谢。

桑椹可促进血红细胞的生长，防止白细胞减少，并对治疗糖尿病、高血压、高血脂、冠心病、神经衰弱等病症具有辅助功效。

【用法】生食，煎汤，煮粥。

【饮食宜忌】水煎内服，10～15克；熬膏，15～30克，温开冲服；可生食、浸酒；外用，浸水洗；便溏忌用。

药膳推荐

山楂桑椹粥

【原料】山楂30克，桑椹15克，粳米30克。

【制法】将山楂、桑椹、粳米洗净；把全部用料一齐放入锅内，加清水适量，文火煮成粥，调味即可，随量食用。

【功效】补肝益肾，健脾和胃。适用于高血压肝肾阴虚患者，以及高血压肝脾不和、高血压兼有肝病患者等。

桑椹枸杞茶

【原料】桑椹、枸杞各15克，陈皮6克，白糖20克。

【制法】将桑椹去杂质，洗净；枸杞子去杂质；陈皮润透，切丝；桑椹、枸杞子、陈皮放入炖杯内，加水250毫升；炖杯置大火上烧沸，再用小火煎煮25分钟，去药渣，加入白糖，搅匀即成。代茶饮用。

【功效】疏肝解郁，健脾益肾。适用于高血压脾肾阳虚型患者。

 李子

【性味归经】甘、酸，凉。归肝、胃经。

【功效主治】清肝热，生津液，利水。主治肝虚有热，虚劳骨蒸，胃阴不足，口渴咽干。

李子核仁中含苦杏仁苷和大量的脂肪油，有显著的利水降压作用；新鲜李肉中含有多种氨基酸，如谷酰胺、丝氨酸等，生食对于治疗肝硬化腹水有益。李子能促进胃酸和胃消化酶的分泌，有增加肠胃蠕动的作用，因而食李子能促进消化、增进食欲，为胃酸缺乏、食后饱胀、大便秘结者的食疗良品，对老年人常见的便秘有很好的缓解作用。

【用法】生食，绞汁饮，浸酒，或做果脯、蜜饯。

【饮食宜忌】多食伤脾胃，易致腹泻。

药膳推荐

李子蜜茶

【原料】鲜李子 100 克，蜂蜜 25 克，绿茶 2 克。

【制法】鲜李子剖开，加水 1 杯煮沸 3 分钟，加入绿茶、蜂蜜即可。弃李子，代茶饮。

【功效】舒肝止痛，健脾生津。适宜用于肝硬化兼有高血压者，症状有脘闷，厌食，胁痛，口渴，乏力等。

养肝降压露

【原料】李子 2 个，葡萄 200 克，苹果 1/2 个，柠檬 1/4 个。

【制法】四种水果洗净，李子去核、不必削皮，将其切成 4 块；柠檬削皮、果肉切块；材料分别放入果汁机中打成汁，搅拌均匀后，室温下饮用或依个人喜好冷藏后饮用。

【功效】滋肝补阴，清热生津，凉血降压。

 杨梅

【性味归经】甘、酸、温。归胃、大肠经。

【功效主治】生津止渴，和胃止呕，涩肠止泻。

杨梅含有多种有机酸和维生素 C，可以增强毛细血管的通透性，而且还有降血脂、控制血压，阻止癌细胞在体内生成的功效。

杨梅果肉中的纤维素可刺激肠管蠕动，有利于体内有害物质的排泄，有排毒养颜的作用；杨梅所含有的花青素及维生素 C 有很好的抗氧化功能，有提高免疫力、抗自由基、预防衰老、抑制癌症的作用；杨梅所含果酸能阻止体内的糖向脂肪转化的功能，有助于减肥。

【用法】生食，煎汤，煮粥。

【饮食宜忌】适量，生食、煎汤、碾粉、腌制；血热火者，不宜多食，多食损齿伤筋，令人发热、发疮、致痰。

药膳推荐

杨梅蕉糖

【原料】香蕉250克，杨梅100克，白砂糖150克。

【制法】将香蕉去皮，切成1厘米见方的小丁；将锅洗净，放火上，添入清水，下入白糖，糖化水沸时，撇去浮沫；加上杨梅，放入香蕉丁，待丁漂起，起锅盛入汤盆内即成。

【功效】生津润燥，降气和胃。适用于肝阳上亢型高血压，尤其伴有肝胃不和症状者。

青梅粥

【原料】青梅肉15克，粳米50克。

【制法】梅肉捣泥，粳米洗净，二者用清水浸泡1小时；上火煮为粥。

【功效】生津止渴祛燥，柔肝健脾养胃。适用于肝阳上亢型高血压。

梅花饼

【原料】青梅8颗，面粉150克，鸡汤300毫升，檀香粉适量，精盐适量。

【制法】青梅洗净取汁，放入檀香粉，加清水，同浸1小时；用此水和面擀成薄饼，用刀切成梅花状，放入鸡汤中煮熟食用。

【功效】补气健脾，柔肝和胃。适宜用于高血压及肝病，症见胃纳不佳、泄泻、乏力等。

荸荠

【性味归经】甘，寒。归胃、肺、肝经。

【功效主治】清热生津，化痰，凉血，消积，明目。

荸荠水煎汤汁能利尿排淋，对于小便淋沥涩痛者有一定治疗作用，可作为尿路感染患者的食疗佳品。且利尿作用，有助于血压的降低。

荸荠质嫩多津，可疗热病津伤口渴之症，对糖尿病尿多者有一定的辅助治疗作用。近年研究发现荸荠含有一种抗病毒物质，可抑制流脑、流感病毒，能用于预防流行感冒的传播。

【用法】生食，绞汁，煎汤，浸酒，研末等。

【饮食宜忌】脾胃虚寒者不宜。

药膳推荐

马蹄牛肉

【原料】荸荠300克，芸豆75克，牛肉50克，料酒、葱姜汁各13克，精盐3克，味精1克，湿淀粉12克，植物油15克。

【制法】荸荠切片、芸豆切段、牛肉切片，用料酒、葱姜汁各3克和精盐0.5克拌匀腌渍入味，再用湿淀粉2克拌匀上浆；锅内放油烧热，下入肉片用小火炒至变色，入芸豆段，炒匀，烹入余下的料酒、葱姜汁，加水烧至微熟；入荸荠片、余下的精盐，炒匀至熟，加味精，用余下的湿淀粉勾芡，出锅装盘即成。

【功效】滋补肝肾。适用于肝肾阴虚、肝阳上亢型高血压。

荸荠蒸鸡蛋

【原料】荸荠100克，鸡蛋100克，精盐、葱各5克。

【制法】将荸荠洗净，去皮，切颗粒状；葱切花待用；鸡蛋打入碗中，加入50毫升水，放入盐、葱花，用筷子搅散；加入荸荠碎，再拌匀，待用；将盛有鸡蛋荸荠碎的碗放入蒸笼内，用大火、大汽蒸15分钟即成。每天1次，佐餐食用。

【功效】补肝肾，利水湿。用于肝肾阴虚型高血压。

红枣五味炖兔肉

【原料】红枣50克，黑豆150克，五味子10克，兔肉200克，荸荠100克，姜、葱、蒜、精盐各5克。

【制法】将红枣洗净，去核；黑豆洗净，去杂质，发透；五味子洗净，去杂质；兔肉洗净，切4厘米见方的块；荸荠去皮，一切两半；姜切片，葱切段；将兔肉、红枣、黑豆、五味子、荸荠、姜、葱、蒜、精盐，同放炖锅内，注入上汤或清水 500 毫升；将炖锅置大火上烧沸，打去浮沫，用小火煲 50 分钟至黑豆熟透即成。每天 1 次，每次吃兔肉 50 克，随意吃豆喝汤。

【功效】补益肝肾，生津养血。适宜用于高血压患者气血亏损，见失眠、心悸、体虚无力。

五汁饮

【原料】梨、荸荠、藕、鲜芦根各 100 克，麦门冬 50 克。

【制法】将上述 5 种原料用清水洗净，切碎分别绞碎成泥，用纱布挤压成汁，混合搅匀。上下午分服。

【功效】清热解毒，生津止渴。适用于肝阳上亢者出现比较明显的热燥症状。

洋参荸荠饮

【原料】西洋参 10 克，荸荠 50 克，白糖 30 克。

【制法】将西洋参润透切片；荸荠洗净，去皮，切碎；西洋参、荸荠，放入炖杯内加水 250 毫升；加水白糖，置大火烧沸，再用小火炖煮 25 分钟即成。每天 2 次，每次 100 毫升。

【功效】生津止渴，利湿除热。适宜用于肝肾阴虚、肝阳上亢者出现比较明显的热燥症状。

 西瓜

【性味归经】甘，寒。归胃、心、膀胱经。

【功效主治】清热解暑，除烦止渴，利小便。主治暑热或温热病，热盛伤津，心烦口渴，心火上炎，口舌生疮，湿热蕴结，小便短赤。

西瓜果肉中含有的瓜氨酸、精氨酸，有利尿作用。西瓜子中含有一种皂苷，有降血压作用，还有缓解急性膀胱炎症状的功效。

西瓜皮营养十分丰富，含葡萄糖、苹果酸、枸杞碱、果糖、蔗糖酶、精氨酸、西瓜氨基酸、番茄素及丰富的维生素 C 等，有消炎降压、促进新陈代谢、减少胆固醇沉积、软化及扩张血管等功效，能提高人体抗病能力，及预防心血管疾病的发生。

【用法】生食，绞汁，煎汤服。

【饮食宜忌】脾胃虚寒者不宜。

药膳推荐

四果桂花饮

【原料】西瓜、菠萝、荔枝各60克，白糖60克，桂花3克，橘子瓣60克。

【制法】将西瓜洗净，在1/4处将顶端切下，挖出瓜瓤，在瓜皮上刻成花纹；将西瓜瓤去籽、切丁，菠萝、荔枝也切丁；铝锅上火，放入清水，加入白糖煮开，撇去浮沫，下入桂花，晾凉，放入冰箱，略冰片刻；将西瓜丁、菠萝丁、橘子瓣、荔枝丁装在西瓜壳内浇上冰好的白糖水，最后将西瓜壳放在刻好的西瓜座上即可。

【功效】清热理气。适用于肝阳上亢的高血压。

三鲜汁

【原料】西瓜、番茄、黄瓜各500克，白糖30克。

【制法】将西瓜切开，取瓤，去籽；番茄用水洗净，去皮；黄瓜去皮、子洗净，切丝；共装入纱布袋内，绞取汁液，待用；把汁液内加入白糖拌匀即成。代茶饮用。

【功效】清热利湿，生津止渴。适宜用于肝炎兼高血压患者。

西瓜皮绿豆小米粥

【原料】西瓜皮100克，绿豆10克，小米20克。

【制法】西瓜皮切丁。锅加水，下绿豆，煮开，泼冷水，再煮开，放西瓜皮和小米，一同煮成粥。

【功效】清热，利水，祛湿。适用于高血压患者阴虚生热，虚热上蒸导致晕眩头痛等。

 柚子

【性味归经】甘、酸，凉。归胃、肺经。

【功效主治】生津止渴，开胃下气，化痰止咳。主治胃阴不足，口渴心烦，饮酒过度。胃气不和，呕逆少食，痰气咳嗽。

柚子含有糖类、维生素 B$_1$、维生素 B$_2$、维生素 C、维生素 P、胡萝卜素、钾、磷、枸橼酸等营养成分。其中含有的钾对高血压患者非常有益。

柚肉中含有非常丰富的维生素 C 以及类胰岛素等成分，故有降血糖、降血脂、减肥、美肤养颜等功效。此外，柚子含有生理活性物质皮苷，可降低血液的黏滞度，减少血栓的形成，故而对脑血管疾病，如脑血栓、中风等也有较好的预防作用。

【用法】生食，绞汁，煎汤，熬膏。

据报道，食用柚子可能与一些药物发生不良作用。当前认为不能与柚子同服的药物有：①免疫抑制剂，如环孢素；②他汀类药物，如洛伐他汀、血脂康、辛伐他汀、立普妥；③钙拮抗剂，如硝苯地平、尼莫地平、尼索地平、费乐地平；④安定类药，如艾司唑仑、阿普唑仑；⑤抗组胺药，如特非那丁。

药膳推荐

柚汁饮

【原料】柚子 1 只，陈皮 9 克，红糖适量。

【制法】柚子去皮核绞汁，加陈皮、红糖，水煎饮服。每天 1 杯。

【功效】补中缓肝，理气消食，活血化瘀。适宜用于高血压肝脾不和，症状脘闷痞满、食少口臭等。

柚汁蜜膏

【原料】柚子 5~8 只，蜂蜜 500 毫升，冰糖 100 克，姜汁 10 毫升。

【制法】将柚子去皮核绞取其汁，用文火煎浓稠后，加入蜂蜜、冰糖和姜汁，同熬成膏状，冷却后装瓶备用。每次 1 汤匙，沸开水冲服，每日 2 次。

【功效】疏肝理气，和胃止呕。适用于高血压恶心呕吐、胃脘疼痛不适等。

柚子肉炖鸡

【原料】柚子 1 只（隔年越冬者佳），雄鸡 1 只（500 克左右）。

【制法】先将鸡宰杀，按常法洗净；再将柚子去皮取肉，放入鸡肚内，加清水适量，隔水蒸熟，饮汤吃鸡。

【功效】温中益气，下气消痰。

橄榄

【性味归经】甘、酸，凉。归肺、胃经。

【功效主治】清肺利咽，生津止渴，解毒。主治肺胃热盛，咽喉肿痛，胃热口渴，饮酒过度，胃肠不和，呕逆腹泻，菌痢，癫痫。

橄榄含有多种维生素，而且所含的不饱和脂肪酸占 80% 左右，亚油酸也很丰富，人体消化吸收率达 99% 左右。橄榄油在降低血液中的胆固醇，特别是在预防动脉硬化、冠心病方面具有一定疗效，并有促进青少年骨骼发育的作用。橄榄还具有抗癌作用，因为橄榄富含维生素 C，能阻断 N - 亚硝基化合物的合成，因此常吃橄榄对防癌有益。

【用法】嚼含，绞汁，煎汤，熬膏。外用：烧存性研末调敷。

【饮食宜忌】橄榄味酸涩，不宜一次大量食用。胃溃疡病人慎食，胃寒痛、虚痛患者忌食。

药膳推荐

橄榄炖猪肚

【原料】猪肚 1 个，新鲜橄榄 15 个，陈皮 20 克。

【制法】陈皮、橄榄分别洗净，橄榄打碎；猪肚先用盐、后用醋揉洗，剥除肚内的内膜，去除腥味；将橄榄、陈皮放入猪肚，缝合、扎紧；放入砂锅炖软 2 小时，然后取出猪肚切片，再放回锅中继续炖半小时左右；然后，关火，起锅，加调味品。

【功效】疏肝理气，行气活血。

芥菜橄榄滚鱼头

【原料】芥菜 480 克，鲢鱼头 400 克，橄榄 50 克，姜 5 克，盐 5 克。

【制法】芥菜用水洗净；拣鲜活大鱼头，用水洗净，去鳃，洗去血污，斩件；橄榄，生姜用水洗净；生姜去皮，切 1 片；橄榄拍烂；加适量水，猛火煲滚；放入生姜，芥菜和橄榄；滚至芥菜熟；放下鱼头滚至熟透。以盐调味，即可饮用。

【功效】疏肝理气，健脾补中。

萝卜橄榄鲍鱼汤

【原料】萝卜640克，鲍鱼150克，猪瘦肉150克，橄榄50克，甜杏仁20克，苦杏仁15克，陈皮10克，姜5克，盐4克。

【制法】取出鲍鱼肉，去掉粘连部分，用水洗净，切片；萝卜去皮，用水洗净，切片；甜杏仁、苦杏仁去衣，用水洗净；橄榄、陈皮、猪瘦肉和生姜用水洗净；橄榄拍烂；生姜去皮，切一片；用适量水，用猛火煲滚；放入全部材料，待水滚起，用中火续煲3小时；加细盐调味，即可饮用。

【功效】滋阴益中，降气疏肝。

橄榄百合汤

【原料】鲜橄榄30克，鲜百合30克（干者15克），麦门冬15克，胖大海10克，冰糖适量。

【制法】橄榄洗净打碎；胖大海先泡发；砂锅内放清水，与百合、玉竹、胖大海同煮半小时；去滓，加入冰糖，煮沸即可。

【功效】清热解毒，滋阴利咽。适宜于高血压肝肾阴虚患者，以及其他类型高血压有口腔、咽喉溃烂、口干、声音嘶哑、舌红少苔等症状。

山楂

【性味归经】酸、甘，温，归脾、胃、肝经。

【功效主治】消食活血，驱绦虫，降压，降脂。主治肉积，食积，癥瘕，痰饮，痞满，泻痢，肠风，腰痛，疝气。

山楂所含的成分可消除冠状动脉的脂质沉积，预防弹性纤维断裂、缺损，预防溃疡及血栓的形成，因而对高血脂、高血压有一定的辅助治疗作用。食山楂后能增加胃中酶类物质，促进消化。

【用法】煎汤，入丸、散。外用，煎水洗，捣敷。

【饮食宜忌】脾胃虚弱者慎服。

药膳推荐

苹果山楂花生仁羹

【原料】苹果2个，山楂30克，花生仁粉30克。

【制法】将苹果外表皮反复洗净，连皮切碎，放入搅拌机中，搅打 1 分钟，使成苹果浆汁，备用；将山楂、花生仁洗净，切片，晒干或烘干，研成细末，放入砂锅，加入清水适量，搅匀；大火煮沸，改用小火煨煮成稀糊状，调入苹果浆汁，煨煮 5 分钟，用湿淀粉勾调成羹即可。早、晚分服。

【功效】养血益气。适用于脾肾两虚和心脾两虚型高血压。

山楂肉片

【原料】山楂片 100 克，猪后腿肉 250 克，荸荠 50 克，黄酒、葱花、生姜末、精盐、味精、植物油、鸡蛋清、淀粉各适量。

【制法】将山楂片洗净，加水浓煎 3 次，每次 40 分钟，合并 2 次煎液，小心浓缩药汁约 100 克；猪肉洗净，切成薄片，以鸡蛋清、淀粉调成的白糊拌匀；荸荠洗净，去外皮后切片；炒锅置火上，放油烧至六成熟，将肉片糊下锅炸至浮起，呈黄白色时，捞出滤油；锅留底油。加荸荠片熘炒，加山楂浓缩汁及肉片、黄酒、生姜片，翻炒出香味，加精盐、味精各少许，略炒数次即成。

【功效】健脾益阴。适用于心脾两虚型和肝肾阴虚型高血压；高血压阴虚阳亢者，可以此辅助治疗。

山楂兔肉

【原料】兔肉 250 克，山楂 30 克，枸杞子 30 克，生姜、精盐、酱油、醋、麻油各适量。

【制法】将兔肉冲洗干净，切成大块，放入锅内；加入山楂、枸杞子、生姜片、酱油、醋、精盐和清水，炒锅置旺火上，烧开后转用小火慢炖，炖至兔肉熟烂，淋上麻油即成。

【功效】健脾益阴。适用于心脾两虚型和肝肾阴虚型高血压。

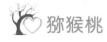

猕猴桃

【性味归经】甘、酸，寒。归肾、胃、膀胱经。

【功效主治】清热止渴，用于热病烦渴，或胃热口渴；和胃降逆；清热利湿，用于湿热蕴结之黄疸，生食或绞汁饮。

常吃猕猴桃可以促进体内钠离子排出，可以帮助高血压患者控盐。猕猴桃富含精氨酸，能有效地改善血液流动，阻止血栓形成，对降低冠心病、高血压、心肌梗死、动脉硬化等心血管疾病的发病率有效。猕猴桃含有优良的膳食纤维和丰富的抗氧化物质，能够起到清热降火、润燥通便的作用，可以有效预防和治疗便秘和痔疮。

【用法】生食，煎汤，煮粥。

【饮食宜忌】适量，或 30 ~ 60 克，生食、绞汁、水煎；不宜与番茄、黄瓜、肝脏同食。脾胃虚寒者不宜用。

药膳推荐

生煎奇异果

【原料】猕猴桃 500 克，面粉 200 克，白糖 100 克，鸡蛋 2 个，花生油 50 毫升。

【制法】猕猴桃去毛洗净，对半切开；鸡蛋磕于碗内，抽打起泡，加面粉，调成蛋面糊；炒锅放火上，倒入花生油，烧至七成热，将猕猴桃逐片挂面糊下锅，炸至金黄色，捞起装盘；原锅放火上，锅里留油约 10 毫升，加入清水、白糖，溶成糖液，将糖液淋于炸好的猕猴桃片上即成。

【功效】益气养元，活血滋阴。适用于肝肾阴虚的高血压患者。

猕猴桃炖肉

【原料】鲜猕猴桃 100 克，猪瘦肉 200 克。

【制法】两者在砂锅内加水同煮，炖熟，佐餐食用。

【功效】清热，活血，滋阴。适宜用于肝肾阴虚型高血压。

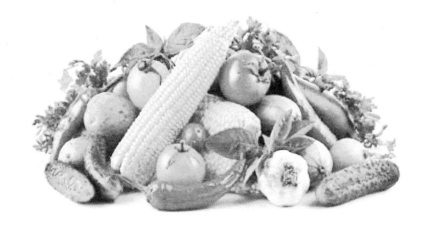

第六章

小元素影响高血压

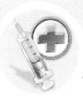

食物中含有能被人体消化、吸收的成分，并有一定生理功能者被称为营养素。营养素物质有 6 大类，即蛋白质、脂肪、糖类与食物纤维、维生素、矿物质和微量元素、水等。这些营养素各自都有独特的营养生理功能，在代谢过程中又相互密切联系，共同参与和调节生命活动。

影响血压的矿物质

矿物质，又叫无机盐。其中在体内含量较多，每天需要量在 100 毫克以上的钙、镁、钾、钠、磷、硫、氯 7 种元素，在营养学上称为常量元素；常量元素是构成机体组织的重要成分，参与维持机体酸碱平衡、渗透压、细胞膜通透性及兴奋性。每日需要量低于此限的铁、碘、铜、锌、硒、锰、钴、铬、钼、镍、钒、锡、氟、硅 14 种元素，在营养学上称为微量元素或痕量元素；微量元素是合成某些激素的重要原料，是许多酶系统的活化剂或辅助因子。

矿物质是构成机体组织的重要组成成分，维持机体的生理功能。因此在食品中强化某些矿物质，可提高食品的营养价值；很多微量元素成为食品中的重要营养强化剂。这些矿物质当中，有些和血压具有极其密切的关系，因此应当受到高血压患者的关注。其中有些要注意通过饮食补充，以免缺乏；另一些，则应注意控制摄入量，避免体内数量超标，引起血压的不良变化。本章节就选择其中最直接、最关键的几种，分析介绍。

钙

重要的功能

是构成骨骼和牙齿的主要成分；参与血凝过程，帮助血液凝结；维持心脏的正常收缩；维持体内的酸碱平衡；降低毛细血管和细胞膜的通透性及神经肌肉的兴奋性；对多种酶有激活作用；促进铁代谢。

老年人往往面临钙流失加快，而补充不足的情况。一方面容易发生骨质疏松，同时也会影响血压和心脏功能。因此应注意补充钙质，尤其是老年高血压患者，还有运动较少的中青年患者。

每天补多少

中国营养学会推荐每日膳食中钙的供给量：婴儿初生至 6 个月 400 毫克，7 ~ 12 个月 600 毫克；儿童 1 ~ 2 岁 600 毫克，3 ~ 9 岁 800 毫克；10 ~ 12 岁 1000 毫克；少年 13 ~ 15 岁 1200 毫克，16 ~ 17 岁 1000 毫克；18 岁以后成年人 800 毫克，孕妇 4 ~ 6 个月 1000 毫克，7 ~ 9 个月和乳母为 1500 毫克；45 岁以后老年前期和 80 岁以上的老年人均为 800 毫克。

哪些食物提供钙

每 100 克所含毫克数如下：

含量最丰富的食物：虾皮、婴儿奶粉，991 ~ 998 毫克；奶酪、卤干、发菜，731 ~ 875 毫克；苋菜、奶豆腐、乳粉、海米，555 ~ 687 毫克。

含量比较丰富的食物：豆腐干、素鸡、金针菜、红萝卜缨、干海带、河蚌、白米虾、河虾、塘虾，306 ~ 403 毫克。

具有有一定含量，能够起到补充作用的食物：麸皮、豆腐丝、黑大豆、雪里红、木耳、紫菜、奶片、泥鳅、鲜海参，206 ~ 299 毫克；豌豆、黄豆、豆腐、燕麦片，接近 200 毫克。

磷

重要的功能

是组成各种酶的主要成分；帮助葡萄糖、脂肪、蛋白质的代谢——这些代谢活动都需要通过含磷的中间产物；参与构成三磷酸苷（ATP）等能量转换的中心物质；磷酸盐可组成体内的缓冲系统，维持机体酸碱平衡。

磷缺乏将导致机体能量代谢异常，常见的症状有食欲不振等。一旦不能及时补充，可能造成饮食方面的障碍，形成恶性循环。因此高血压患者，尤其是肝郁脾虚，饮食和消化状况不够好的患者，应当注意监控和适当补充。

每天补多少

目前中国没有官方统一的推荐量。美国提出的标准是：膳食中每日摄入量，婴幼儿为 300 ~ 500 毫克，儿童为 800 毫克，青少年为 1200 毫克，成人为

800 毫克，孕妇为 1200 毫克，哺乳妇女为 1200 毫克。

磷的吸收需要钙的耦合，依赖维生素 D 的存在，所以补充磷需要和补钙关联。磷的吸收率为膳食磷的 43% ~ 46%。

哪些食物提供磷

磷广泛分布于各种动植物食品中。在人类膳食中，含蛋白质丰富的食物，如畜肉、禽肉、鱼肉、蛋、奶、大豆等，是磷的主要来源。早产儿如仅喂养母乳，因人奶含磷量不足以适应这类婴儿骨骼矿化的速度，需外添磷质，以避免发生低磷性维生素 D 缺乏病。

镁

重要的功能

维持心脏、脑、肾、肝、肌肉、神经的正常功能；维持机体的酸碱平衡；参与体内蛋白质的合成，肌肉收缩与体温调节；能激活体内多种酶；能维持核酸结构的稳定性；能抑制神经的兴奋性。

高血压患者的某些血压变化，和一些神经、精神方面的变化，可能与镁元素有关。例如心动过速，心律不齐；烦躁不安，容易激动；眩晕倦怠，食欲减退；神经反射亢进或减退，甚至肌肉震颤、手足抽搐等。因此，高血压患者出现类似症状时，应当考虑道是否与镁元素异常有关。如果是镁缺乏，则应及时补充。

每天补多少

在膳食中每日的供给量：成年男性为 350 毫克，女性为 280 毫克，孕妇、乳母为 350 毫克；6 个月以内的婴幼儿为 40 毫克，6 ~ 12 个月为 60 毫克；1 ~ 15 岁每千克体重为 6 毫克，15 ~ 18 岁男性为 400 毫克，女性为 300 毫克。

哪些食物提供镁

镁在天然食物中广泛存在，人体平时摄入的三分之二来自粮食和蔬菜，其余来自肉、蛋、乳类。未碾磨的粗粮、豆类、坚果类食物含镁较高，每 100 克中含量：生松子、干榛子，502 ~ 567 毫克；麸皮、炒南瓜子、干山核桃，306 ~ 382 毫克；荞麦、黑大豆、生葵花籽、干莲子、虾米、虾皮，236 ~ 264 毫克；大麦、糯米、燕麦片、黄豆、眉豆、口磨、木耳、生落花生、鲜海参，

150 毫克左右。

钠

重要的功能

钠离子调节渗透压、酸碱平衡、细胞膜电位，维持体内的水平衡；加强肌肉的兴奋性；维持神经、肌肉的应激性；为维持适宜的细胞内环境，钠与钾离子进行生理性交换，因此钠离子和钾离子的补充、限制有连带关系。

在高血压患者当中，通常面临的问题不是钠离子缺乏。其他一些矿物质需要注意补充，而对于钠离子，则多数高血压患者应当注意限制摄入量，避免摄入过多。

另一方面，如果限制过度，导致钠离子缺乏，也应及时补充。钠离子缺乏是一般会出现如下一些症状：大量出汗，严重腹泻，呕吐，肾上腺皮质功能减退，会发生钠缺乏症；出现食欲减退，恶心腹泻；肢体倦怠，头晕目眩；心率加快，脉搏细弱；血压下降，肌肉痉挛；脱水，体重下降；严重时发生虚脱，昏迷。高血压患者控盐过程中出现上述症状，应当考虑可能是钠盐补充不足导致的。

每天补多少

成年人每日摄入量 4～9 克，高血压患者 3～4 克。哺乳期妇女应在正常成人基础上增加钠 135 毫克。

几乎所有食物都含钠，平时应用的食盐、酱油、咸菜（泡菜）、腌肉、咸鱼、卤肉等，是钠的主要来源。

钾

重要的功能

为细胞内液中主要阳离子；参与维持细胞内的渗透压；为胰岛素分泌、肌酸磷酸化作用所必需；参与调节机体酸碱平衡；维持神经、肌肉的正常兴奋性；维持心跳规律；参与蛋白质、糖类和热量代谢。

人们的通常饮食都能够满足钾离子需求，只有遇到腹泻等时会出现缺乏等离子水平失衡。但是，高血压伴有糖尿病的患者，还是应当注意相关的钠、钾等元素的水平。

每天补多少

正常膳食中所含的钾，足以满足机体需要。正常成年人钾的供给量约为3克。如果钾缺乏，可能出现倦怠、嗜睡、肌肉无力、腹泻、呕吐、大量出汗、心跳不规律等症状，甚至糖尿病酸中毒。

哪些食物提供钾

钾广泛分布于各类食物中，畜肉、禽肉、鱼肉，各种水果，蔬菜类食物，都是钾的良好来源。

硫

重要的功能

是三种重要含硫氨基酸（蛋氨酸、胱氨酸、半胱氨酸）的组成成分；角蛋白、皮肤、指甲和毛发的硬蛋白中均含硫，硫对胶原的合成是必需的物质；作为生物素的成分，参与脂肪代谢；作为维生素 B_1 和胰岛素的成分，参与糖类的代谢；作为辅酶 A 成分，参与能量代谢；具有解毒功能，可使酚或甲酚类物质转化为无毒形式。

高血压患者维持体内硫元素的正常，是保持机体状况总体稳定的必需条件。而高血压同时伴有糖尿病的患者，更应当注意。

怎样补充硫

由于人体很少能利用无机硫，故硫的食物供给，主要是蛋白质中的含硫氨基酸，即蛋氨酸、胱氨酸、半胱氨酸。

哪些食物提供硫

硫的优质食物来源是干酪，蛋类，鱼肉，谷类，豆类，肉类，坚果类和家禽类食品。每 100 克粗蛋白中所含蛋氨酸较多的食物：鸡蛋、牛奶，3.0～3.4 克；小米、猪瘦肉，2.7～2.9 克；籼米，粳米、高粱米、玉米、甘薯，1.5～1.9 克。

铁

重要的功能

是构成血红蛋白、肌红蛋白、细胞色素的主要成分；是酶系统的合成因子；主要参与氧的转运、交换和组织呼吸过程。

如果铁缺乏，会出现食欲减退、疲乏倦怠、头晕心悸、面色苍白等症状。血长时间严重缺铁，可致心脏扩大，或收缩期杂音；有时出现口角炎、舌溃疡、萎缩性胃炎、指甲凹陷等。

每天补多少

营养学会推荐每日膳食中铁的供给量：婴儿和 1～9 岁儿童为 10 毫克；10～12 岁儿童、成年男性、老年前期和老年人均为 12 毫克；13～16 岁少年，男 15 克，女 20 克；18 岁以后的成年女性为 18 毫克，孕妇和乳母 28 毫克。

哪些食物提供铁

铁广泛存在于各种动、植物食品中，肉类、禽蛋、蔬菜、谷粮类，都是膳食中铁的主要来源。每 100 克中的铁含量：苔菜 283.7 毫克；香菇片、口蘑 137.5 毫克；红蘑 235.1 毫克；发菜、木耳，97.4～99.3 毫克；松蘑 86.0 毫克；紫菜、蚌鱼，50～54.9 毫克；鸭血、豆腐皮，30.5～30.8 毫克；藕粉 41.8 毫克；黑芝麻、地衣、黄蘑、猪肝、鸭肝、鸡血、鲍鱼、蛤蜊，21.1～25.0 毫克。

锌

重要的功能

体内 75%～85% 的锌分布于红细胞中，主要存在于碳酸酐酶中，参与二氧化碳运输；是含锌金属酶的成分；参与核酸和蛋白质和代谢作用；是胰岛素的组成成分。

如果锌缺乏，会出现胶原蛋白合成不足，因此伤口愈合不良；青年男女均有性腺机能减退；味觉降低；血液内视黄醇结合蛋白的浓度降低，影响组织对维生素 A 的利用，使人的暗适应能力下降，视力出现异常；还会使机体免疫系统受到损害。此外，锌缺乏会导致人体葡萄糖耐量下降，高血压患者注意锌元素水平，也有助于预防合并糖尿病。

每天补多少

锌在小肠吸收，吸收率为 20% ~ 30%。营养学会推荐每日膳食中锌的供给量：婴儿初生至 6 个月，3 毫克；7 ~ 12 个月，5 毫克；儿童 1 ~ 9 岁 10 毫克，10 ~ 12 岁 15 毫克；少年、成年、老年人均为 15 毫克；孕妇、乳母 20 毫克。

哪些食物提供锌

锌的来源非常丰富，几乎存在于各种食物中；动物性食品含锌量一般高于植物性食品。人体对锌有较高的吸收率，牛肉、猪肉等红色肉类及内脏；某些海产品，含锌量特别丰富；坚果、豆类含锌量虽较高，但其中常含较多植酸，妨碍人体对锌的吸收；粮谷类含锌较丰富，大部分锌在胚芽和麦麸中，粮食加工常被损失；水果、蔬菜、脂肪的锌源较差。

每 100 克中锌含量：生蚝 71.2 毫克，海蛎肉 47.05 毫克；马肉、螺蛳、口蘑，9.04 ~ 12.26 毫克；蚌鱼、鲤鱼、南瓜子、干奶酪、黑芝麻、蚕蛹、羊肉、松蘑、葵花籽，6.03 ~ 8.5 毫克；麸皮、西瓜子、猪肝、牛肝、章鱼、棱子蟹、黄蘑、地衣，5 ~ 5.98 毫克；干蚕豆 4.76 毫克。

铜

重要的功能

为各种含铜金属酶如血浆铜蓝蛋白、细胞色素氧化酶、单胺氧化酶等的组成成分；为含铜蛋白质如血铜蛋白、肝铜蛋白、脑铜蛋白的主要成分；催化血红蛋白的合成；维持神经纤维的健康；为神经系统代谢、骨骼和结缔组织构造着重要的作用；促进机体对铁的吸收利用。

如果铜缺乏，会影响脂代谢，出现单不饱和脂肪酸与饱和脂肪酸的比值下降，血浆胆固醇、磷脂和三酰甘油的水平升高；影响心肌细胞的氧化代谢、激素分泌和防御功能。高血压患者的血压增高，一方面和年龄造成的动脉硬化等因素有关，另一方面则往往和血脂水平异常有关。在控制血脂水平方面，铜元素是非常重要的。

每天补多少

营养学会推荐成年人每日铜的安全适宜摄入量为 2 ~ 3 毫克。

哪些食物提供铜

铜的食物来源广泛，谷粮类、豆类、坚果类、贝类及动物肝、肾的铜含量均较高，牛奶、砂糖、蜜糖含铜量很低。谷物加工铜有大量损失。

硒

重要的功能

是构成谷胱甘肽过氧化物酶的成分；是维护健康，防治某些疾病所必需的微量元素；硒与维生素 E 有协同效果，都能发挥抗氧化的作用，以保护细胞膜；促进免疫球蛋白的生成、保护吞噬细胞的完整，并能在体内使有毒金属失活。

如果体内硒元素缺乏，会加速人体衰老，导致免疫功能降低，影响机体抗氧化能力。还会导致脂质过氧化酶反应增强与生化代谢紊乱，引起心肌纤维坏死、心肌小动脉和毛细血管损伤；动脉内皮细胞易于损伤，从而形成动脉硬化的早期细胞病理学改变。这些反应，和血压异常变化息息相关。

每天补多少

推荐每日膳食中硒的供给量：儿童 1～3 岁 20 微克，4～6 岁 40 微克，7 岁以上及成人 50 微克。硒在小肠吸收，食物硒吸收率为 60%～80%。

哪些食物提供硒

食物含硒量随地域和加工方式的不同而异，植物性食物更易受产地土壤含硒量的影响。硒的良好食物来源是海产品，肉类、肝、肾，整粒谷类。而水果、蔬菜中含硒量较低。

锰

锰，是人体必需的微量元素。成人体内含锰量恒定，广泛分布于各种组织和体液中，以肝、胰、肾、骨、脑下垂体中含锰量较高。大脑中的锰以大脑皮质、脑干及神经核中含量为高。

重要的功能

参与骨结构、生殖系统和神经系统的活动；促进正常成骨作用；促进生长；作为多糖聚合酶、半乳糖转移酶、丙酮酸脱羧酶、超氧化物歧化酶等酶类的成分或活化剂，可促进黏多糖合成、胆固醇合成及脂质代谢；为葡萄糖、脂肪的氧化磷酸化所必需。

锰缺乏，直接影响葡萄糖合成，机体胰岛素合成与分泌量降低；影响脑功能，出现神经衰弱，智能下降，癫痫，思维、情感、行为异常，可能与缺锰引起多巴胺的代谢异常有关；影响脂类代谢。

高血压患者预防糖尿病、心脑血管疾病的进一步恶化，神经精神病变，都和锰有密切关系。

每天补多少

中国营养学会推荐每日膳食中锰的供给量：初生 ~6 个月婴儿为 0.5 ~ 0.7 毫克，7 ~12 个月婴儿为 0.7 ~ 1.0 毫克；儿童 1 岁以上为 1.0 ~ 1.5 毫克，4 岁以上为 1.5 ~ 2.0 毫克，7 岁以上为 2.0 ~ 3.0 毫克；11 岁以上的青少年和成年人均为 2.5 ~ 5 毫克。

美国推荐成人每日摄入量为 2 ~ 9 毫克。

哪些食物提供锰

锰主要存在于植物性食品中，含锰较多的食物有坚果类、粮谷类、叶菜类、豆类、茶叶等。以炒榛子、干榛子含量最丰富，为 14.94 ~ 18.47 毫克；红尖辣椒、干辣椒、麸皮、生松子，10.35 ~ 11.70 毫克；芥菜、木耳、干莲子、干核桃仁，8.16 ~ 9.33 毫克。而肉类、禽蛋、奶类中的锰含量较低。

铬

重要的功能

铬缺乏，引起机体脂质代谢异常，表现血清胆固醇升高，主动脉的脂质沉积和斑块形成增加，动脉粥样硬化、高血压的发病率明显升高。此外，铬缺乏还会导致机体产生葡萄糖耐量降低，而补充铬可改善胰岛素依赖型糖尿病患者的状况，亦能纠正低血糖；这表明铬对维持机体正常的糖代谢是双向性的。

铬在核蛋白中的浓度较高，对核蛋白的代谢有一定作用；铬具有高度生物活性，是葡萄糖耐量因子（GTF）的组成成分，在葡萄糖的利用过程中起到十分重要的作用，是维持正常葡萄糖代谢所需要的物质；作为体内某些代谢酶类的活化剂；是核酸（RNA 和 DNA）的稳定剂；能促进胆固醇和脂肪酸生成，有平衡血清胆固醇的作用；可激活与促进胰岛素的功能；能促进蛋白质的代谢和生长发育，在核酸代谢中亦有重要作用。

每天补多少

我国尚未规定供给标准，美国成人的每天供给量标准为 0.05 ~ 0.2 毫克。但铬有毒性，长期大量摄入可引起肝、肾病变，生长停滞。长期吸入铬酸盐粉尘，可诱发肺癌。

哪些食物提供铬

每 100 克中铬含量：海带、黑木耳、绿豆，1073 ~ 1653 微克；黄花菜、赤小豆、黑枣、红枣，745 ~ 998 微克；紫菜、银耳、花生米、莲子、海参含铬不多，为 453 ~ 665 微克。但许多食物精制后含铬量降低，精制后的面粉，铬含量只有精制前的 35% ~ 44%；红糖、白糖精制后，只分别剩余 24% 和 8%。

钒

重要的功能

钒与脂肪代谢有关，可调节血脂水平。钒是氧化还原反应中的催化剂，可能在骨骼、牙齿形成过程中起作用。

钒缺乏，骨骼细胞会发生病变；血清中三酰甘油和胆固醇，含量增多。而在临床上，医疗则使用含钒药物作降血脂剂。高血压合并高脂血症的患者，应当注意钒的元素水平。而普通高血压患者，注意钒元素的摄入，也有助于预防血脂异常，进而预防高血脂造成的动脉粥样硬化，以及心脑血管的更严重的病变。

每天补多少

在每日膳食中，成年人只提供 15 微克即可，需要量 10 微克可以满足。

哪些食物提供钒

含钒丰富的食物有牡蛎、蘑菇、黑胡椒和一些加工食物；饮料、脂肪、油类、水果、蔬菜中含钒量很少，小于 1 ~ 5 毫克/克。

影响血压的有机物

营养素可以分为两大类，一类是前面介绍的矿物质，属于无机物；另一类则是有机物，包括蛋白质、脂肪、糖类与食物纤维、维生素等。

蛋白质、脂肪、糖类，由于这三种营养素能向机体提供能量，故又称为产能营养素。主要功能是供给热量，维持体温，满足生理活动及从事生产劳动的需要。

各种植物性食物的可食部分中，有一些纤维物质，即食物纤维，又称膳食纤维。食物纤维虽不能被机体吸收，但为维护身体健康所必需，具有多种防治疾病的作用。

维生素的种类很多，生理需要量极微，但大多数不能在体内合成，或合成数量不足，不能满足机体需要，必须从食物中摄取。维生素分为两类：脂溶性维生素，包括维生素 A、D、E、K；水溶性维生素，包括维生素 B 族（维生素 B_1、B_2、B_5、B_6、PP、B_{12}、叶酸、泛酸、生物素）和维生素 C。

但在补充维生素的时候，需要注意：

1. 脂溶性维生素在食物中常与脂类共同存在，在人体肠道内的吸收往往与食物中脂类吸收的关系密切，即凡能影响脂肪吸收的因素，同样会影响脂溶性维生素的吸收。由于脂溶性维生素在体内排泄效率较低，如果摄入过多，可在体内蓄积，从而产生毒害作用。

2. 水溶性维生素在体内排泄率较高，组织达到饱和后，多余的随尿排出，所以不在体内蓄积，即便大量摄入，一般不会产生毒性反应。但膳食供给不足时极易出现缺乏，故在营养上特别重要。

蛋白质

高血压患者为了缓解动脉粥样硬化，需要严格控制能量摄入，所以在日常饮食中提倡"高营养，低热量"的食物。产能营养素是每餐食物当中比例最高的部分，所谓"高营养"，通常指蛋白质、维生素等含量要高；所谓"低热量"，通常指同样重量的一份食物，要选择消化之后变成自己的"赘肉"比较少的那种。所以，在三大类产能营养素当中，对于高血压患者，推荐膳食比例为：蛋白质最多，糖类其次，脂肪再次。而在蛋白质当中，则首选完全蛋白质；其余两种作为搭配食用。

蛋白质是人体中含氮元素的唯一来源，是其他营养素所不能代替的。食物蛋白质可分为完全蛋白质、半完全蛋白质和不完全蛋白质三类。

"完全蛋白质"是一种优质蛋白质，含必需氨基酸种类齐全，数量充足，比例适当。如奶类中的酪蛋白、乳蛋白，蛋类中的卵白蛋白、卵黄磷蛋白，肉类中的白蛋白、肌蛋白，大豆中的球蛋白，均属完全蛋白质。

"半完全蛋白质"，含各种必需氨基酸，但含量多少不均，比例不合适。若在膳食中作为唯一来源时，只可维持生命，但不能促进生长发育。如小麦和大麦的中麦胶蛋白，均属半完全蛋白质。

"不完全蛋白质"，所含必需氨基酸种类不全，如用做饮食蛋白质唯一来源时，不能维持生命和促进生长发育。如玉米中的胶蛋白，豌豆中的球蛋白，动物皮、骨中的胶质蛋白，均属不完全蛋白质，营养价值低。

蛋白质的热加工

热加工的蛋白质可以杀菌，消灭引起食品败坏的酶，有利于蛋白酶的作用，从而提高蛋白质的消化率和营养价值，可破坏食品中某些毒性物质、酶抑制剂，如破坏大豆中的抑肽酶和植物凝血素等，有利于蛋白质的营养作用。故适当的热加工，可有许多有益作用。但过度加热，则有许多不良影响。加热和氧化，均可破坏氨基酸，从而降低蛋白质的营养价值。

应当摄入多少蛋白质

中国营养学会 1988 年推荐的每日膳食中蛋白质的供给量：初生～12 个月的婴儿，不分性别，每千克体重 2～4 克；1～12 岁儿童，不分性别，每千克体重 35～75 克；13～16 岁的少年，男 80～90 克，女 80 克；18～44 岁成年人，男 70～110 克，女 65～90 克（孕妇 4～6 个月加 15 克，7～9 个月加 25 克，乳母加 25 克）；45～59 岁老年前期，男 70～90 克，女 65～75 克；60～69 岁老年人，男 70～80 克，女 60～70 克；70～80 岁以上的老年人，男 65～90 克，女 55 克。在供应足够蛋白质的同时，必须充分供给热量，才能发挥蛋白质的作用。

哪些食物提供蛋白质

动物性食物的来源有各种瘦肉，包括猪瘦肉、牛瘦肉、羊瘦肉，鸡肉、鸭肉，鱼肉及其制品。其蛋白质含量一般为 16% ~ 23%，都是优质蛋白质。全鸡蛋、全鸭蛋为 13% ~ 14.7%；牛奶为 3.3%，蛋白质含量虽较低，但营养价值很高；全牛奶粉为 26.2%。

植物性食物的蛋白质虽不如动物性蛋白质好，但却是人类蛋白质的重要来源。大米、小米、高粱米、玉米粉、标准面粉的蛋白质含量，一般为 7.8% ~ 10%；花生仁 26.2%。豆类植物不仅蛋白质含量高，且质量好，绿豆 23.8%，赤小豆 21.7%；大豆最为突出，为 36.3%，是人类植物蛋白质的良好来源。水果、蔬菜含蛋白质很少，一般都在 3% 以下。

脂肪

高血压和高脂血症患者往往谈脂色变，似乎每顿饭一滴油星不沾才能够保持健康。其实这是误区，重要的脂肪摄入，对于高血压和高血脂人同样是必不可少的。而且，人体不能自身合成脂肪，必须由食物提供。

脂类分子常与其他化合物结合在一起，构成脂蛋白、糖脂等，如血浆中含有以类脂、脂肪、蛋白质组成的血浆脂蛋白及同白蛋白结合的游离脂肪酸。脂肪氧化可供给机体能量，各种类脂是细胞的组成成分，是机体内某些活性物质如性激素、维生素 D、肾上腺皮质激素的前身，这些都是身体必需的。

人体器官和组织的各种细胞的细胞壁，也是由类脂物质和蛋白质结合而成的；人体需要的维生素 A、D、E、K 和胡萝卜素等脂溶性维生素，必须经过脂肪的溶解后，才能被人体所吸收和应用，故脂肪是促进脂溶性维生素吸收利用的重要物质。

植物油、荤油、类脂

日常食用的动物、植物油，主要成分是脂肪。含饱和脂肪酸（软脂酸、硬脂酸）较多的，则熔点较高，室温下多为固体形态，常称为"脂"，如猪脂、牛脂、羊脂等动物脂肪，俗称荤油。含不饱和脂肪酸（油酸、亚油酸、亚麻油酸、花生四烯酸）较多的，其熔点较低，室温下多为液体形态，常称为"油"，如豆油、花生油、菜籽油、芝麻油、茶子油和能降低血脂的玉米油等植物脂肪，俗称"植物油"。

严格地说，脂肪还应包括类似脂肪物质的类脂。类脂包括磷脂（卵磷脂、脑磷脂、神经磷脂）和固醇类（胆固醇、植物固醇、酵母固醇）两类比较重要的化合物。脂肪和类脂合称为脂类。

健康价值

不饱和脂肪酸（必需脂肪酸），能促进生长发育，维持皮肤和毛细血管的健康，减轻及迅速恢复因放射线造成的皮肤损伤。膳食中若供给多量的必需脂肪酸，可降低血中胆固醇含量，防止动脉粥样硬化。有利于高血压患者的血压控制和治疗，也有利于预防或治疗心脑血管并发症。

类脂中的胆固醇，在体内可转化为性激素、肾上腺皮质激素和维生素 D_3，对调节人体生理功能具有重要作用。没有胆固醇转化，性激素无法合成；没有胆固醇合成的胆汁酸做原料，脂肪的消化吸收就会发生障碍；就会出现多种机能失调，导致心脑血管及多脏器的病理变化，不利于高血压的调控，甚至引发严重的并发症恶化。

高密度脂蛋白（HDL）因密度大，颗粒小，运动活泼，能移除组织细胞内或血浆中及血管壁上沉积的自由胆固醇及磷脂，充当"清道工"，清除动脉粥样硬化斑块；具有疏通血管，抗动脉粥样硬化的作用。虽然也属于脂肪，但无疑是高血压和高脂血症、心血管、脑血管疾病患者最欢迎的能治病的"好脂肪"。

血胆固醇含量正常，有一定抗癌功能；白细胞中嗜异变白细胞，能识别并能杀伤异常细胞或癌细胞，使癌细胞失去活力，并可防止癌细胞转移；增加饱腹感和改善食品的感官性状。

应当摄入多少脂肪

食物中的脂肪供给量，易受饮食习惯、季节和气候的影响，变动范围较大，一般每日有 50 克脂肪即能满足需要；或占总热量的 25% ~ 30%。应适当控制食物中脂肪的含量，特别是动物性脂肪要严格控制。

按世界卫生组织（WHO）推荐的最佳配比，应是饱和脂肪酸（多为动物性脂肪，含软脂酸、硬脂酸、月桂酸、花生酸、肉豆蔻酸）、单不饱和脂肪酸（植物油含量较多，如油酸）、多不饱和脂肪酸（有亚油酸、亚麻酸、花生四烯酸）各占 33% 左右，通常植物性油脂比动物性油脂好。

哪些食物提供脂肪

动物性食物主要是猪油、牛脂、羊脂、肥肉，各种畜肉、禽肉、鱼肉，蛋类、乳类及其制品。植物性食物主要是各种油料作物的种子，含油甚多；如菜籽油、芝麻油、花生油、大豆油等是人类膳食的主要来源。还有核桃仁、瓜子仁也含较多油脂。谷类食物含油较少。某些食品如瘦肉中也含有一定量的脂肪，对于食品中不可见的脂肪，常称为"隐藏"的脂肪。

糖类

糖类，不是平常人们所吃的糖果。这里所说的糖类，是很广泛的一个概念，包括日常饭食当中的米、面、杂粮、水果、干果等。这些食物进入人体，消化之后，多以葡萄糖的形式被身体吸收，给人体提供能量，因此称之为糖类。所以，有些高血压患者认为，为了控制血脂、血压，糖类是不能吃的，这是错误的观念。

必需的糖类食物，还是要定量摄入的。当然，能够在糖类食品中选择恰当的，达到"高营养，低热量"的要求，最好不过了。

糖类的特性

各种糖类在人体内被消化，主要以葡萄糖形式被吸收，葡萄糖能迅速氧化，为机体提供热量。

另一部分多糖如纤维素、半纤维素、木质素、果胶、琼脂等，是人体很难或不能被消化、吸收和利用的。这些食物纤维虽不能被机体吸收进入新陈代谢，但为维持身体健康所必需。可促进肠道蠕动，特别是果胶在吸水浸胀后，增加粪便体积，利于粪便排出；稀释肠内致癌物质的浓度，缩短肠内容物通过肠道的时间；增加胆固醇及其他代谢产物排出，减少体胆固醇含量；降低葡萄糖在肠道中的吸收速率，使餐后血糖缓慢上升。这些食物有利于减肥、降脂、通便、排毒，对于高血压患者是很有价值的。

哪些食物提供糖类

糖类的供给量以占机体膳食中总热量的 60% ~ 70% 为宜。

主要来源是粮谷类的米、面、杂粮，含淀粉达 70% ~ 80%；鲜根茎类含淀粉 15% ~ 25%；各种豆类含 21% ~ 60%；水果含 10% ~ 20%；干果可达

50%~70%。这些食物除含大量淀粉、多糖外，还含一定量的单糖、双糖等。

各种粮食、薯类及其加工制品米饭、面包、饼干、糕点，除含丰富的淀粉外，还含蛋白质、维生素、矿物质等，尤其是各种粗粮及其制品还含有一定量的食物纤维，它们是糖类的来源。

食物纤维

人体消化液对食物纤维（也叫膳食纤维）不起消化作用，这类物质不被分解吸收。包括纤维素、半纤维素、木质素、果胶和琼脂等。食物纤维虽不能被机体吸收，但为维护身体健康所必需，具有多种防治疾病的作用。

食物纤维能增加胆固醇及其他代谢产物排出，减少体内胆固醇含量，抑制胆固醇吸收，有利于预防动脉粥样硬化。进而达到控制血脂上升，减缓动脉病理改变，从而稳定血压，并预防高血压患者的心脑血管合并症。

食物纤维促进肠道蠕动，增加粪便的体积和重量，稀释肠内致癌物质多环芳烃、真菌毒素、亚硝胺等的浓度，缩短在肠内停留时间，有助于预防肠癌。同时，由于食物纤维不能被机体吸收，因此只消耗人体能量，而不产生能量累计；提高饮食中膳食纤维的比例，是减肥降脂的极其有效的途径。这样就改善了导致高血压的最重要的病因——肥胖和高血脂。

另外，膳食纤维能降低葡萄糖在肠道中的吸收速率，使餐后血糖缓慢上升，有利于糖尿病的治疗。对于高血压合并糖尿病的患者，或者需要预防糖尿病的高血压患者，尤其是老年患者，是非常有利的。

维生素 A

又名视黄醇、甲种维生素、抗干眼病维生素。

维生素 A 缺乏，主要是眼睛损伤，出现结膜干燥、变厚，角膜软化、混浊，暗适应时间延长，夜盲症，眼眶下色素沉着、毕脱斑。此外还对传染病的抵抗力降低；缺乏时，致癌物在体内毒性作用增强，补充后可使已癌变细胞恢复正常。

健康价值

促进眼球内视紫的合成与再生，维持正常视力，防治夜盲症。对于高血压患者伴有视物模糊、夜盲等症状的，有治疗价值。对于一般的高血压患者和心脑血管患者，恰当的补充维生素 A 也有利于预防相关的合并症。

维生素 A 还可以维持呼吸道、消化道、泌尿道、性腺及其他腺体的上皮细胞组织的健康；维生素 A 醇与维生素 A 醛在体内可以相互转化，并具有上述全部作用。维生素 A 醛还可进一步氧化成维生素 A 酸，能增加对传染病的抵抗力。

高温失活

维生素 A 只存在于动物性食品中，植物性食品中的胡萝卜素（叶黄素）可在体内转化为有生理活性的维生素 A。其能溶于脂肪或脂肪溶剂，不溶于水；烹调或烘干不受热的影响；在高温时容易被氧化，其活性完全丧失。

应当摄入多少

根据中国营养学会 1988 年推荐的每日膳食中视黄醇当量微克数，不分性别，婴儿为 200 微克；儿童 1～4 岁为 300～500 微克，5～12 岁为 750 微克；少年、成年、老年前期与老年人均为 800 微克；孕妇、乳母为 1000 微克——因怀孕期使用大剂量维生素 A，胎儿可发生多种畸形，故临床使用较大剂量维生素 A 时，应在医生的指导下进行。

哪些食物提供维生素 A

由于维生素 A 只存在于动物性食品中，最好的来源是各种动物的肝、肾，蛋黄、鱼子、鱼肝油、奶油、黄油、全奶、禽蛋。胡萝卜素最好的来源是有色蔬菜（深绿色、黄色、红色），如胡萝卜、红心甜薯、菠菜、豌豆苗、辣椒、冬苋菜、苜蓿、柿子、杏子，玉米、高粱米、小米等。

维生素 D

又称胆钙化醇、抗佝偻病维生素。促进钙、磷在小肠内的吸收；促进牙齿和骨骼的正常生长发育；为调节钙、磷的正常代谢所必需；促进机体生长。

钙、磷对于高血压患者的价值，前面章节已经讲解过。所以，在与这些调节血压的矿物质相关的生理过程中，维生素 D 发挥着必不可少的作用。

太阳维生素

具有维生素 D 活性的主要是维生素 D_2（麦角钙化醇），是由低等植物和酵母中的麦角固醇经紫外光照射后转变而成；还有维生素 D_3（胆钙化醇），是人体和许多动物皮肤内的 7 - 脱氢胆固醇，经紫外光照射后转变而成，故又称太阳维生素。维生素 D 能溶于脂肪及脂溶剂，在中性或碱性溶液中能耐高温及氧化，在酸性溶液中容易分解——因此饮食中考虑到食醋对其营养成分的破坏。对光敏感，易受紫外线照射而被破坏。

应摄入多少

1988 年中国营养学会推荐；供给婴幼儿、儿童、少年，孕妇、乳母，老年人均为 10 微克；成年人和老年前期均为 5 微克，这两类人因在户外活动的时间多，接受日光照射的时间较长，故供给 5 微克是适宜的。

主要来源

多晒太阳，特别是冬天的太阳，通过紫外线照射获得。海水鱼的肝脏最为丰富，牲畜、禽类的肝脏，蛋黄、鱼肝油、鱼油、黄油、牛奶亦是重要来源。

维生素 E

能保护细胞结构的完整性；具有抗氧化作用，可保护维生素 A、C 和不饱和脂肪酸免受氧化；维持正常生殖机能，防止肌肉萎缩；可维持心肌、骨骼肌、平滑肌及外周血管的构造与功能；具有延缓老年化进程，防止脑软化症的作用。

对高血压患者，尤其是老年患者的健康调节，起到间接但非常重要的作用。

抗氧化剂

不溶于水，溶于脂肪和脂溶剂。对热及酸稳定，在酸败的脂肪中容易被破坏。维生素 E 在化学上是一种抗氧化剂，即通过捕捉超氧化自由基而防止不饱和脂肪酸被氧化。对碱和紫外线较敏感。

应当摄入多少

中国营养学会推荐每日膳食中维生素 E 的供给量：初生至 6 个月婴儿为 3 毫克，7 个月~3 岁婴幼儿为 4 毫克，4~6 岁儿童 6 毫克，7~10 岁儿童 7 毫克，11~12 岁儿童 8 毫克；少年、成年人 10 毫克；孕妇、乳母、老年前期及老年人均为 12 毫克。

哪些食物提供维生素 E

广泛分布在动、植物性食品中，如麦胚油、棉籽油、玉米油、花生油、芝麻油是最好的来源；莴笋叶、柑橘皮及所有绿叶植物；肌肉、奶油、奶类、蛋类等食物中。

维生素 K

又称凝血维生素。促进肝脏生成凝血酶原，从而具有促进凝血的作用；参与体内氧化原过程，增加肠道蠕动与分泌。维生素 K 缺乏，凝血时间延长，发生皮下、肌肉及胃肠道出血。人体通常很少出现有缺乏维生素 K 的现象，仅在胆道梗塞、腹泻等疾病引起消化不良、或长期服用抗生素、抑制肠道细菌生长时可有缺乏。

高血压患者出现鼻衄、齿衄或其他出血症状，应当考虑是否与此有关。

广泛存在

维生素 K 广泛存在于自然界中，常见的有维生素 K_1 和维生素 K_2。均有耐热性，对空气、水分都很稳定。对光和碱敏感，容易被光和碱破坏。在一般食品加工中很少损失。溶于脂肪和脂溶剂，不溶于水。

应当摄入多少

成人每日供给量，男性为 80 微克，女性 65 微克，妊娠、乳母不需另加；6 个月以前的婴幼儿每日 5 微克，6 个月~1 岁每天 10 微克；儿童每千克体重每天 1 微克。

哪些食物提供维生素 K

在食物中分布很广泛，以绿叶蔬菜如菠菜、白菜、苜蓿中含量最为丰富，菠菜每 100 克可含维生素 600 微克，绿茶含 712 微克，萝卜绿叶含 650 微克；番茄、猪肝、牛肝、蛋黄、豆油亦是维生素 K 的良好来源。

维生素 B_1

维生素 B_1，又名硫胺素、抗脚气病维生素。

能促进糖的氧化，维护神经、消化和循环系统的正常功能；增进食欲，促进生长；是构成脱羧辅酶的主要成分，为身体充分利用糖类所必需；防止神经炎和脚气病（软脚病）；防止因组织中聚集丙酮酸而引起中毒。

长期食用精米、精面和生食的人，容易缺乏；还可在嗜酒者中发现缺乏。缺乏时神经组织损伤，出现多发性神经炎，脚气病（且是一种复合维生素缺乏病）；心脏损伤，出现心脏扩大，心跳减慢，心律不齐，头痛失眠，神志紊乱；肌肉组织损伤，出现肌肉萎缩，眼肌麻痹，水肿；食欲不振，消化不良，呕吐，腹痛，便秘；体重减轻。

迅速吸收

维生素 B_1 可溶于水、酒精和多种酸中，酸性条件下极其稳定，在中性和碱性溶液中遇热极不稳定，容易破坏。对氧稳定，较耐热。

应当摄入多少

全国推荐每日膳食中的供给量为：婴幼儿 0.4 毫克；儿童 0.6～1.3 毫克；青少年男性 1.6～1.8 毫克，女性 1.5～1.6 毫克；成年男性根据劳动的不同强度 1.2～2.0 毫克，女性 1.1～1.6 毫克；孕妇 1.8 毫克，乳母 2.1 毫克；老年人 1～1.5 毫克。摄入过量的硫胺素，容易被肾脏清除，从小便排泄。

哪些食物提供维生素 B_1

普遍存在于各类食物中，含量丰富的有粮谷、米糠、黄豆、花生仁、小麦标准粉、小米、猪瘦肉、猪肝、羊心、酵母、粗米、粗面等，还有燕麦片、黄玉米含量亦多。

维生素 B_2

这是一种必需维生素，是构成脱氢酶的主要成分，为活细胞中氧化作用所必需；参与蛋白质、脂肪和糖类三大营养素代谢中许多复杂的过程，为生长发育、维持健康所必需；而且可防止皮肤、口腔和眼睛发生病变。

怕光的牛奶

溶于水和酒精，不溶于油脂溶剂；遇热较稳定，在中性或酸性环境中短期高压加热，不被破坏；但在碱性溶液中容易被破坏；因食品加工或烹调流失，或日光照射而发生损失。

牛奶中 40%～80% 的维生素 B_2 为游离型，对光敏感，在日光下直接照射

2小时，维生素 B_2 损失50%，即使在阴天也要损失20%。当牛奶装在透明的玻璃瓶中销售时，它不仅可使牛奶的营养价值受损，且产生"日光异味"，影响可口性。在改用纸或塑料等不透明的容器包装时便可以避免。不过，其他食物中维生素 B_2 多为结合型，对光比较稳定。

应当摄入多少

全国推荐每日膳食中的供给量为：婴幼儿0.4毫克，儿童0.6～1.3毫克；青少年男性1.6～1.8毫克，女性1.5～1.6毫克；成年男性根据劳动的不同强度，男性1.2～2.0毫克，女性1.1～1.6毫克；孕妇1.8毫克，乳母2.1毫克；老年人1～1.5毫克。

哪些食物提供维生素 B_2

广泛存在于各类食品中，动物性食品比植物性食品含量丰富。动物性食品中以肝、肾、心、乳类，蛋类，鳝鱼、螃蟹最为丰富；植物性食品以绿叶蔬菜中的含量高于根茎类和瓜果类，豆类及其制品的含量也较丰富。但米粮淘洗过度，蔬菜切碎后又泡洗，饮食种类单调，长期偏食，烹煮时间过久，食量减少等易引起缺乏。

维生素 B_6

又名吡哆醇、抗皮炎维生素。

人体缺乏维生素 B_6，可患低色素性贫血，铁剂治疗无效，用维生素 B_6 有一定效果；缺乏时引起神经功能紊乱，出现急躁、精神抑郁，或有感觉性周围神经病变，相继发生运动神经功能欠佳，或患者脑电图异常；在眼睛、鼻子和嘴唇周围皮肤出现脂溢性皮炎，随后扩展到身体其他部位。同时伴有舌炎、口腔炎——这些表现与维生素 B_2、烟酸缺乏难以区别。

肥胖的高血压患者，因为减肥的需要，会出现营养摄入不足，或营养元素摄入比例失调。尤其一些富含维生素 B_6 的食物，例如乳、蛋、肉、奶、干果等，会出现摄入不足。如果出现以上病症，那么应当考虑是否与维生素 B_6 缺乏相关。

不耐热的维生素

易溶于水和酒精，微溶于脂肪溶剂，不耐热，高温下迅速破坏。对光敏感，在碱性条件下对紫外线敏感，易被碱和紫外线分解。当牛奶快速消毒时，维生素 B_6 损失很小，在瓶中杀菌时其损失可高达84%。

应当摄入多少

膳食中每日供给量，成年男性为2.0毫克，女性为1.9毫克；妊娠期增加0.6毫克，哺乳期增加0.5毫克。婴儿为0.3毫克，较大幼儿为0.6毫克，儿童为1.1毫克。但异烟肼、青霉胺、左旋多巴及口服避孕药，是维生素 B_6 的拮抗剂，应用这些药物时，应注意补充维生素 B_6，放疗患者更应补充。

哪些食物提供维生素 B_6

含量丰富的食物，每100克所含微克数：牛肝840，猪肝650，牛肾430，比目鱼430，金枪鱼罐头425，核桃仁730，黄豆粉724，香蕉510，花生仁400，脱脂奶粉360，乳粉、蛋黄各300，土豆250，鸡肉325。长期高蛋白质饮食的人群，或长期食欲低下，摄食量降低的患者，都需适当补充维生素 B_6，以防出现缺乏症。

维生素 PP

维生素 PP 又称烟酸、烟酸、抗癞皮病维生素、烟酰胺、尼克酰胺。

维生素 PP 经小肠吸收，在体内构成脱氢酶辅酶，主要是辅酶 I 和辅酶 II 的组成部分，为细胞内的呼吸作用所必需；维持皮肤和神经的健康；促进消化系统的功能；可扩张末梢血管，降低血胆固醇，临床上常用大剂量治疗内耳眩晕症，外周血管病，严重头痛和偏头痛，高胆固醇血症，动脉粥样硬化症，缺血性心脏病（冠心病），视神经萎缩，精神分裂症等。

最稳定维生素

溶于水和酒精，耐光、耐热、耐酸、耐碱，性质比较稳定，不易被热、酸、碱破坏，是最稳定的维生素。不容易氧化、破坏。在食品加工中相当稳定，但在蔬菜、水果中经整理、烫漂和沥滤时可有损失，肉类加工本身不损失维生素 PP。

应当摄入多少

中国营养学会推荐每日膳食中的供给量：每100克中的毫克量，不分性别的婴儿为0.4毫克，1～12岁的儿童为6～13毫克；13～16岁的少年，男性

16～18毫克，女性15～16毫克；18岁以后的成年人，男12～20毫克，女11～16毫克；孕妇18毫克，乳母21毫克；45岁以后的老年前期为12～15毫克；60岁的老年12～13毫克，70～80岁以上为10～12毫克。

哪些食物提供维生素PP

来源丰富的有瘦肉、羊肝、猪肝、牛肝、牛心，鸡肉，鲐鱼，口蘑、冬菇，绿叶蔬菜，粗粮、酵母。我国营养学家证实，玉米所含烟酸多为结合型，约占64%～73%不能被人体吸收利用，它在碱性溶液中可以分解、游离出来，被机体吸收利用，故需用碱处理玉米，将结合型水解为游离型，才能达到利用目的；且玉米中色氨酸含量也低，因色氨酸在体内可转变为维生素PP，人体所需的维生素PP，部分由色氨酸转变而来，平均60毫克的色氨酸可转变成1毫克维生素PP。在小肠被吸收利用。

生物素

自然界存在的两种生物素中，α–生物素存在于蛋黄中，β–生物素存在于肝脏中，其生理作用基本相同；生物素是糖类、脂肪和蛋白质代谢辅酶的成分；参与体内二氧化碳的固定和转羧基作用；在物质代谢中有非常重要的作用。

缺乏的特征是厌食，恶心呕吐，面色苍白，精神抑郁，脱发，干屑性皮炎，血清胆固醇和胆色素增高。幼儿的脂溢性皮炎系生物素缺乏所致，大约每日5微克的生物素能改善其症状。

含硫维生素

生物素是B族维生素之一，是包括人在内的多种生物必需的含硫维生素。溶于热水，不溶于乙醇、乙醚及氯仿。常温下稳定，纯生物素对热、光、空气、中等程度的酸和中性条件下都稳定。食品加工和家庭烹调，对生物素不会产生影响。

应当摄入多少

推荐每日膳食中摄入量：成年人为30～100微克；婴儿10～15微克；1～3岁20微克，4～6岁25微克，7～10岁30微克，11岁以上与成分一样。肠道微生物可以合成生物素。

哪些食物提供生物素

其来源每 100 克所含微克量为：肝脏、酵母 100～200 微克，黄豆粉 60～70 微克，蛋黄 50 微克，谷物 3～30 微克，水果和肉类含量较少，每 100 克仅含生物素 0.6～2.3 微克。

维生素 C

维生素 C，又名抗坏血酸，是一种水溶性抗氧化剂。

可促进胆固醇排出，防止胆固醇在动脉内壁沉积，亦可使已沉积的粥样斑块溶解，防止动脉粥样硬化；有改善和保护心功能的作用。因此起到预防和治疗高血压、冠心病的效果。

此外能避免重金属离子与体内含巯基的酶相结合而使酶失去活性，从而使机体避免中毒；可使有机药物或毒物发生羟化而起到解毒作用；通过阻断亚硝胺合成而具有抗癌作用；能提高应激能力，预防感冒；增强对疾病和传染病的抵抗力；促进外伤的愈合。

维生素 C 还参与体内氧化还原过程，促进组织中胶原和某些神经介质的合成；促进铁的吸收和叶酸的利用；防治维生素 C 缺乏病，保护细胞膜，治疗贫血；治疗巨幼红细胞性贫血时，在供给叶酸的同时，还应给予足够的维生素 C。

易损失的维生素

有 D 型及 C 型两种光学异构体，自然界存在的多是具有生理活性的 C 型。有酸味，易溶于水，不溶于脂肪和脂溶剂，具有很强的还原性，故极不稳定，易为热或氧化所破坏，在中性或碱性液中尤甚——所以在饮食加工过程中，如果有意特别摄入维生素 C，则应注意加工方法，以防破坏营养素。

光、金属离子，或荧光物质，也能促进其氧化分解。在酸性条件下稳定，糖和盐等物质可提高维生素 C 稳定性的作用。食品加工可使维生素 C 受到损失，因易溶于水，在水果、蔬菜用沸水烫漂、沥滤时损失很大。

应当摄入多少

中国营养学会推荐每日膳食中维生素 C 的供给量，每 100 克所含毫克数。不分性别，初生至 12 个月的婴儿为 30 毫克；1～12 岁的儿童为 30～50 毫克；

13～16 岁的少年为 50 毫克；18 岁以后的成年人为 60 毫克，孕妇 80 毫克，乳母为 100 毫克；老年前期、老年期均为 60 毫克。

哪些食物提供维生素 C

广泛分布于水果、蔬菜中，含量丰富的（每 100 克所含毫克数）有酸枣 830～1170 毫克，甜椒 846 毫克，蒜苗 590 毫克，大枣 248～338 毫克；刺梨、山楂、沙棘、猕猴桃，柚子、油菜、苜蓿、金针菜为 105～176 毫克；菠菜、青蒜、芥菜、苦瓜、香菜、莲藕、卷心菜、苋菜、石榴均在 71～96 毫克。

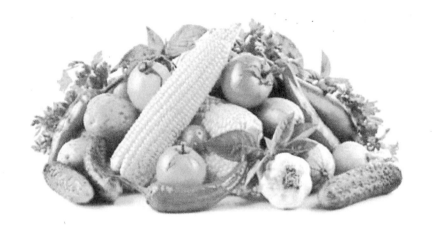

第七章
高血压合并症的饮食药膳

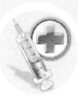

高血压合并症的饮食原则

高血压并发心衰

高血压发展到严重程度就会影响心脏的功能，出现气急、咳嗽、咯血、发绀、水肿、肝大等一系列心力衰竭的症状。此时，饮食就不应同于普通的高血压患者，而要按照心力衰竭的营养要求来调配饮食，以减轻心脏的负荷，改善营养状况，促进患者的康复。

1. 少食多餐。食物宜细软，易咀嚼，易消化，忌胀气。不宜食辛辣刺激性食物。

2. 较低的能量摄入。患者这时一般以卧床休息为主，能量消耗不大。所以，能量以满足需要为宜，因为能量过高会增加心脏的负担，不利于心功能恢复。

3. 限制钠盐摄入。心力衰竭患者一般并存水钠潴留，盐会加重水肿和心力衰竭。所以每日盐的摄取量为 1～2 克。

4. 适量补充蛋白质。蛋白质的量不宜过多或过少，应适量给予鱼、蛋、瘦肉等食物，但应切碎煮烂，方便食用。

5. 多摄入一些含钾丰富的蔬菜和水果，以补给钾的不足，同时有利于保持大便通畅。

6. 如果水肿明显，还要避免摄入过量的液体食物和水分。

高血压合并糖尿病

高血压合并糖尿病患者假如能在饮食方面多加注意，能够有效缓解病情。

1. 多食富含纤维的食物。多吃纤维多的食品，如海带、紫菜等。食物纤维不被小肠消化吸收，但能带来饱食感，有利于减食，并能使糖和脂肪的吸收变缓。可溶性食物纤维（谷物、麦片、豆类中含量较多）能吸附肠道内的胆固醇，有利于降低血糖和胆固醇水平。

2. 选择低糖水果。如果血糖控制不佳，可能造成水溶性维生素及矿物质的过量流失，因此需要补给新鲜的含糖量低的水果蔬菜，如草莓、西红柿、黄瓜等。一般可在两餐之间或睡前 1 小时食用，也可选在饥饿时或体力活动之后。为了避免餐后血糖增高，一般不提倡正餐前后吃水果。

3. 选择优质蛋白。应控制蛋白质摄入量，血尿素氮升高者更需注意；蛋白的来源需以牛奶、瘦肉、鸡蛋、海产品等优质的动物蛋白为主。

4. 少食多餐。每顿少吃，多吃几顿，总量不变。这样的方法可控制餐后血糖不会升得太高。

5. 注意晚餐时间。如果晚餐吃得太晚，饭后又缺乏适量的运动，食物中的热量来不及消耗就会转化成脂肪储备起来。所以，最好把晚饭时间安排在下午 6 时～7 时，这样就有时间在晚饭后进行适当的锻炼。

高血压合并高血脂

科学的饮食对预防高血压合并高血脂有着十分重要的意义。因此，高血压合并高血脂患者在饮食上要管好嘴，遵循以下饮食原则：

1. 食物巧配合。多吃降压食物如芹菜、胡萝卜、番茄、荸荠、黄瓜、木耳、海带、香蕉等；多吃降脂食物如山楂、香菇、大蒜、洋葱、海鱼、绿豆等；而草菇、平菇、蘑菇、黑木耳、银耳等蕈类食物营养丰富，味道鲜美，这些对防治高血压、高血脂、脑血栓具有一定作用。

2. 补充合理的蛋白质。蛋白质代谢物可引起血压波动，故应控制食物蛋白质的质量和数量，选用高生物优质蛋白，按每日每千克 1 克，其中植物蛋白质可占 50%，动物蛋白选用鱼、鸡、牛肉、鸡蛋白、牛奶、猪瘦肉等。大豆蛋白可防止脑卒中的发生。

3. 降低食盐量。每人每天的标准食用盐量为 6 克，这里所指的食盐量包括烹调用盐及其他食物中所含钠折合成食盐的总量。临床试验显示，对高血压患者每天食盐量由原来的 10.5 克降低到 4.7～5.8 克，可使收缩压平均降低 4～6 毫米汞柱。

4. 限制胆固醇的摄入。一天的膳食胆固醇供给量一般在 300 毫克，对高胆固醇患者来讲，宜采用低胆固醇的膳食，每日胆固醇应少于 200 毫克，富含胆固醇的食物有蛋黄、奶油、动物脑、鱼子、动物内脏。

高血压合并冠心病

高血压是冠心病发病的独立危险因素。冠心病的发病及其并发症所造成的死亡，是随着血压的上升而增加的。血压升高不但加速了动脉粥样硬化，也加速了小动脉硬化。因此，高度重视高血压，尽早把升高的血压控制在标准范围，对预防冠心病的发生和发展有着十分重要的意义。

当高血压合并冠心病时，除科学地用药治疗外，还有一个关键的环节就是饮食，饮食不节极容易引起血压的升高。所以应尽量控制食量和盐的摄入，以清润可口的菜品为最佳。另外，高血压合并冠心病在饮食上还应注意以下几点：

1. 限制总热量，避免肥胖。肥胖是高血压的危险因素之一，而肥胖的主要原因是饮食摄取总热量过多，超出人体的消耗，必然会以脂肪的形式储存于体内。所以，中国营养学会曾提出全国平均膳食热量，每人每日 2400 千卡，冠心患者则应控制在 2000 千卡左右。通常主食每日 350～400 克，最多不要超过 500 克，避免过多。晚饭的量宜少，少食甜食。

2. 控制饮食中能引起血压升高的物质。高血压是引起冠心病的关键危险因素。所以，控制饮食中高血压发病的危险因素，实际上就是预防冠心病。研究证明，钠摄入量与血压升高呈正相关，即盐吃得越多，高血压越明显，而钾与血压升高是负相关；研究还指出缺钙可以加重高脂引起的血压上升。钾的主要来源是新鲜蔬菜、水果；钙的主要来源是蛋类、动物性食物及牛奶。所以，冠心病患者饮食宜清淡，改变不良的饮食习惯。提倡多吃新鲜蔬菜、水果、牛奶、蛋类，以增加膳食中钾、钙及纤维素的含量。

3. 控制饮食中总脂肪量及饱和脂肪酸。美国心脏病学会指出：饮食中总脂肪量应小于总热量的 30%，饱和脂肪酸应小于总热量的 10%，胆固醇应小于每日 300 毫克。所以，烹调菜肴时。应尽量不用猪油、黄油、骨髓油等动物油，最好用香油、花生油、豆油、菜籽油等植物油。应尽量减少肥肉、动物内脏及蛋类的摄入；增加不饱和脂肪酸含量较多的海鱼、豆类的摄入。可适量吃一些瘦肉、鸡肉。

4. 多吃富含维生素 C 的食物。多吃大量富含维生素 C 的食物，如蔬菜、水果。最近的研究发现，在老年高血压患者中，血液中维生素 C 含量最高者，其血压最低。维生素 C 具有保护动脉血管内皮细胞免遭体内有害物质损伤的作用。

高血压合并肥胖症

超重和肥胖是高血压的危险因素。超重和肥胖的人必须使体重降下来。降体重的方法主要是管好嘴，迈开腿，即要控制能量的摄入和加大能量的消耗。但是这种控制必须在医生和营养师的指导下有计划地进行。

1. 控制每日总的能量。主要是减少主食量、甜食和油脂，使摄取的能量比消耗的少。

2. 改善进食习惯。餐前可先吃一点瓜果，而后再进食。进食的速度要放慢。这样能够防止进食速度过快而吃进过多的能量；或者在总能量不变的情况下，改为增加餐次以避免饥饿不适。

3. 多吃蔬菜、豆制品以增加饱腹感。

4. 低脂奶、鱼、瘦肉、禽类食物要适量。每天蛋白质总量不能太低，以预防免疫功能下降。烹调要清淡。

高血压合并肾功能减退

高血压与肾脏的关系十分紧密，肾脏既是一个排泄器官，也是一个具有内分泌功能的脏器。肾脏疾病如果得不到控制，能引起高血压。而高血压如果控制不好，也可以引起肾脏的损伤。当肾功能受损时，常会出现血中的尿素氮、肌酐升高，尿内生肌酐的清除能力下降，并可伴有水肿和蛋白尿。人们每天从食物中摄入的蛋白质经消化吸收代谢后会产生一些含氮的产物，这些都需要经肾脏排出体外。当肾功能受损时，就不能正常代谢，这些代谢产物在体内累积，会产生严重的后果，甚至可引起尿毒症。科学的饮食可以减轻肾脏的负担，提供患者所需的营养，提高患者的生活质量，促进患者的身体康复。

高血压合并高尿酸血症

尿酸是蛋白质的代谢产物。在我们平时食用的含有蛋白质的食物中，尤其是含嘌呤量较高的食物，其代谢所产生的尿酸也较多。人体内的尿酸来源有两个方面：一是内源性的代谢产物，为尿酸的主要来源；另一个是外源性的代谢产物，即来自含嘌呤高的食物。在通常情况下，人体能够自我调节，把过多的尿酸排出体外，但当肾功能受伤或摄取的食物中嘌呤过高时，血液中的尿酸就会升高，从而引起高尿酸血症或引起痛风。高血压患者也是高尿酸血症的高发人群。假如发现尿酸轻度升高，可以通过调配饮食来减少嘌呤的摄入量从而使尿酸降低。尿酸中重度升高的患者就需要控制饮食和采取药物治疗。假如饮食合理，利于缓解症状，防止复发；饮食不当，就会加重病情，甚至引发急性发作。因此，高血压伴高尿酸血症者应注意自己的饮食，以控制病情。

1. 体重要控制。超重和肥胖是高尿酸血症和痛风的危险因素，特别肥胖者要从控制能量和增加活动使体重达到或接近标准体重。

2. 嘌呤要限量。食物中的嘌呤是产生外源性尿酸的基础。尿酸高的人每日饮食中应多选用奶、蔬菜等食物。拒绝动物内脏、蟹黄、沙丁鱼等含嘌呤多的食物，适量选择瘦肉、豆类等嘌呤含量中等的食物。

3. 少食油盐。油脂不但能量高，而且过多的脂肪能量还不利于尿酸的排出。因此，饮食中不应食用肥肉、肥禽及一切脂肪含量高的食物并限量使用烹调油。每日盐的摄入应低于5克。

4. 烟酒要免除。吸烟有害健康。酒精是一种高能量物质，每克酒精能产生7千卡能量，比蛋白质和碳水化合物高很多。酒精可引起体内乳酸累积而抑制尿酸的排出，增加体内尿酸盐的沉积。酗酒可诱发痛风急性发作。

5. 蔬菜要多食。大多数蔬菜、水果为碱性。多吃蔬菜、水果可使尿液碱化，有益于尿酸的排出并防止尿酸结石的形成。高尿酸血症患者每日应摄入500克以上的蔬菜及适量的鲜果。

6. 肉禽要限量。各种肉类、鱼虾、禽类中的蛋白含量较高，而尿酸是嘌呤代谢的产物，所以痛风患者避免进食过多的肉禽，每天的进食量应该参照医生和营养师的指导。

7. 多补充水分。水分有利于稀释尿酸浓度，也有益于尿酸排出。日常饮食中宜选用含水分较多和有利尿作用的食物并加大饮水量，每日的饮水量应不少于2000毫升。

8. 海鲜要少吃。有研究表明海鲜可增加痛风危险因素51%，高于禽肉类，所以应尽可能少吃。

高血压合并症的药膳食谱

高血压并发心衰

九月鸡片

【原料】鲜菊花 30 克，鸡脯肉 300 克，鸡蛋 3 个，鸡汤 200 毫升，盐 5 克，白糖 5 克，绍酒 10 毫升，胡椒粉 2 克，芝麻油 3 克，葱 10 克，姜 5 克，水豆粉（茨粉）30 克，干豆粉 20 克，植物油 1000 克（实耗 60 克）。

【制法】将鸡脯肉去皮，切薄片；菊花用清水轻轻洗净，葱、姜洗净切片，葱切段；将鸡片放入碗内打入蛋清，加盐、绍酒、胡椒粉、干豆粉，调匀上浆；另用小碗加入盐、白糖、鸡汤、胡椒粉、水豆粉、芝麻油，调成茨汁；将炒锅烧热，放入植物油，烧至六成热时，放入鸡片滑透后用漏勺捞起，留油 50 克，烧油至六成热时，下葱、姜爆香，再将鸡片回锅，加入绍酒；把调好的茨汁搅匀倒入锅内，先翻炒几下，接着把菊花瓣倒入锅内，翻炒均匀即可食用。

【功效】补养五脏，祛风明目，降压止痛。肝阳上亢型高血压患者食用。方中菊花能扩张血管，调节血管运动中枢，对抗肾上腺素，扩张冠状动脉。

川芎楂七饮

【原料】川芎 30 克，生山楂 15 克，三七粉 3 克。

【制法】川芎、生山楂、三七粉用沸水冲泡半小时。

【功效】行气开郁，活血止痛。适用于冠心病气滞血瘀较重，心胸疼痛较甚，部位固定不移，舌质紫暗。现代研究表明，川芎含挥发油、生物碱、酚性成分、内脂类、阿魏酸等，有明显的降压和扩张血管作用；山楂有扩血管、降血压、降低胆固醇和强心作用。

清蒸人参鸡

【原料】人参 10 克，子母鸡 1 只，香菇 15 克，玉兰片 10 克，火腿 10 克，调料适量。

【制法】将鸡宰杀去内脏去皮洗净，将火腿、香菇、玉兰片、葱、姜均切成片；将人参切碎用温水泡，单上笼蒸 30 分钟；将鸡、配料、调料一齐放入盆中，加水适量，蒸后的人参连汤倒入；上笼，蒸至鸡肉烂熟即可食用。

【功效】补气养心。适用于高血压患者并发心衰，见心胸隐痛、胸闷气短、动则喘息、心悸汗出、乏力懒言、舌淡苔白、脉缓无力心气虚者。方中人参大补元气，与鸡肉、香菇等相配，更增养心益气之力。心气旺盛、推动心血有力，心血运行通畅，通则不痛，是治本之法。现代研究表明：人参含人参皂苷，有强心作用，对血压还有双向调节作用。

枸杞子叶茶

【原料】鲜枸杞子叶 15 克。

【制法】将枸杞子叶泡入茶缸中代茶饮。

【功效】降血脂，减肥降血压，适用于心肌梗死后高血压、高脂血症、肥胖患者常饮。

参桂红糖汤

【原料】党参 20 克，肉桂 6 克，益母草 30 克，红糖 15 克。

【制法】将前 3 味药水煎 2 次，去渣，取 2 次滤液，加红糖化开即可食用。每日 1 剂，分 3 次用，可连用 1 周以上。

【功效】补心温肾，活血利水。适用于心肾阳虚兼瘀血者。症见心悸，喘息不能平卧，全身水肿，形寒肢冷，舌质淡胖，苔白润，脉沉弱。现代研究表明：肉桂含桂皮醛等成分，有强心增强血液循环的作用；党参含皂苷、维生素 B 等成分，能扩张周围血管，并有一定的强心作用；益母草含益母草碱，有明显扩张血管和利尿作用。

苦参蜂蜜饮

【原料】苦参 25 克，竹沥 15 克，蜂蜜 20 克。

【制法】将苦参水煎 2 次，取煎液约 200 毫升，加入鲜竹沥、蜂蜜搅匀即可食用。每日 1 剂，分多次当饮料饮用。

【功效】苦参清热燥湿利尿，配竹沥清热化痰，使湿、痰、热从小便而去；蜂蜜养心宁神，滋养心阴；三味药物相配，共奏清热化痰、宁神定悸之功。

生地黄粥

【原料】鲜生地黄 150 克，粳米 50 克，冰糖适量。

【制法】将鲜生地黄洗净，用木棍捣烂，用纱布包裹，挤汁约 20 ~ 30 毫升。将粳米、冰糖同入砂锅中，加水 500 毫升，煮成稠粥后，将生地黄汁加入，改用小火，再煮一沸即可食用。

【功效】清热凉血，滋阴生津。用于高血压并发心衰，症见心悸怔忡、头晕耳鸣、少寐多梦、舌质红、脉细数。

虫草糯米粥

【原料】糯米 50 克，冬虫夏草（研粉）6 克，冰糖 30 克。

【制法】糯米加水煮粥至熟，入冬虫夏草粉煮至粥沸 15 分钟后，焖 5 分钟。

【功效】健脾补肾。据药理分析，虫草浸液对结核杆菌有明显抑制作用，并能扩张支气管，对心血管系统有显著的益处，能使心跳减慢，增加心输出量，降低血压，加强肾上腺素等作用，还可提高人体免疫功能。糯米补气健脾，二者合用明显提高机体抵抗力。适合正气亏虚，尤伴有期前收缩者食用。

养心茶

【原料】人参 3 克，陈皮 3 克，酸枣仁 15 克，茯神 3 克。

【制法】人参加入适量水，加盖隔水蒸，另 3 味药共煎汤，去渣，掺入参汤。

【功效】代茶频饮，可常服。益气养心，安神定志。适用于心气不足者长期服用。

玉竹粥

【原料】玉竹 15 克，粳米 100 克，冰糖适量。

【制法】玉竹洗净煎取浓汁，去渣，加粳米及适量水煮成稀粥，加冰糖待溶即可食用。

【功效】滋阴、除烦、强心、降压。玉竹含铃兰苷和铃兰苦苷，具有良好的强心作用。

归芪蒸鸭

【原料】当归 6 克，黄芪 20 克，瘦肉型鸭肉块 250 克，调料适量。

【制法】当归、黄芪洗净与鸭块置容器中，加酒、盐、葱、姜调料后隔水蒸，待肉质酥烂即可食用。

【功效】补虚扶正，降压强心。

高血压合并糖尿病

熏鸡拌芹菜

【原料】熏鸡肉（或八宝鸡肉）50克，芹菜200克，酱油、醋、花椒面适量。

【制法】将鸡肉切下，放入盘中，置蒸笼中蒸熟，取出放凉后，切成细肉丝；芹菜洗净，切成斜丝，用开水烫后，沥去水分入盘，上面摆放鸡丝。食时拌匀佐料。

【功效】热量为313.8千焦（75千卡）。鸡肉温中、益气、补精、填髓；芹菜富含维生素，有降血压作用。适用于高血压合并糖尿病，虚劳羸瘦、中虚胃呆食少。

香菇烧排骨

【原料】鲜香菇300克，猪排骨200克，特级酱油20克，碘盐2克，姜片15克，葱段20克，水豆粉20克，鲜汤500克。

【制法】拣去鲜香菇泥沙杂质，剪去柄根后用清水洗净，沥干备用；猪排骨用清水洗净后，剁成单骨寸段备用；炒锅置旺火上，可放入少量猪油，下猪排骨煸干水汽，再下碘盐、姜片、葱段，再煸几下，掺进鲜汤后下香菇，烧开后改文火慢烧，烧烂后下水豆粉，收浓汁后即成。

【功效】热量为1255千焦（约300千卡）。长期适量食用本方，有降脂作用、免疫调节或增强作用，适用于高血压患者。同时起到滋阴润燥作用，治糖尿病热病伤津、消渴羸瘦、燥咳便秘、劳热骨蒸。

患有动脉粥样硬化、高血脂、高血压的糖尿病患者，长期食用香菇菜肴，可有效降低患者的三酰甘油、磷脂、总脂及非酯型脂肪酸，尚有促进胃肠溃疡愈合的作用。猪排骨肉能滋阴润燥，可治热病伤津，消渴羸瘦，燥咳便秘。排骨浓汁有强健作用，能补阴益髓，治骨蒸劳热、消渴、疮疡。

芹菜拌毛肚

【原料】芹菜300克，毛肚300克，香油30克，盐2克，味精1克，红泡椒2根，蒜泥10克。

【制法】将去掉根须和黄叶和芹菜洗净、切段，下沸水锅稍余脆熟（1分钟以内）；将毛肚洗净，切成宽条，下沸水锅稍余脆熟（一般毛肚刚卷起）起锅装盘；将红泡椒剁细，放入蒜泥、香油、味精拌匀，淋在刚脆熟的芹菜、毛肚上，拌匀食用。此菜色香味俱佳。

【功效】热量为 1540 千焦（368 千卡）。芹菜富含膳食纤维和多种营养素，有利尿降压和促进胃肠蠕动作用；羊毛肚补虚、健脾胃；二者合菜，适宜糖尿病伴高血压、虚劳羸瘦、不思饮食、消渴、盗汗、尿频者佐餐服食。

玉米须炖蚌肉

【原料】玉米须 100 克，蚌肉 350 克，食盐 5 克，生姜 10 克，葱白 10 克，料酒 10 克，胡椒粉 2 克，味精 1 克。

【制法】将玉米须洗净，用白纱布包裹扎紧待用；蚌肉洗净切片，放入砂锅内；加入玉米须袋包，入食盐、生姜、葱、料酒和水适量。将砂锅置大火上烧沸，再用文火炖至蚌肉烂熟；去纱布包，加入胡椒粉、味精即成。

【功效】热量为 1289 千焦（308 千卡）。利水通便，平肝泄热，清热滋阴，明目解毒。用于糖尿病合并高血压、肾炎水肿、尿路感染，症见面浮肢肿、口舌干燥、尿频尿黄、头晕乏力者。

玉米须炖乌龟

【原料】玉米须 100 克，活乌龟 1 只（约 200 克），生姜 10 克，葱白 10 克，食盐 3 克，料酒 10 克。

【制法】将乌龟放入温热水中，使其排尽尿液，再放入开水中烫死，除去内脏，连同烫龟的上清液一起转入砂锅中；玉米须洗净，用白纱布包裹两层、扎紧，与生姜、葱、食盐、料酒和清水适量，一起倒入锅内；将砂锅置大火上浇沸，改用小火炖熬至龟烂熟，弃玉米须包和龟甲，加入少许胡椒粉和味精调味。

【功效】热量为 879 千焦（210 千卡）。养阴补血，治消渴，降血压，补肾健骨，利尿泄热，平肝利胆。适用于糖尿病合并高血压，证属阴血亏虚，症见口渴神倦、头晕目眩、心烦失眠者。

天麻杜仲炖猪脑

【原料】天麻 15 克，猪脑 1 具（约 100 克），杜仲 15 克，姜片 10 克，葱段 10 克，味精 0.5 克，食盐 2 克。

【制法】天麻用清水洗净，温开水浸润后切成薄片；猪脑洗净，放入砂锅中，加入姜片、葱段、味精、食盐；杜仲清水洗净后，加水适量，大火煎沸，小火维持半小时；弃杜仲，将杜仲汤注入盛天麻和猪脑的砂锅中，大火烧沸，小火维持沸腾10分钟即成。

【功效】热量约2092千焦（500千卡）。平肝息风，开窍通脉；补肝肾，强筋骨，降血压；辅助性控制血糖。用于糖尿病合并高血压，证属肝肾不足、肝阳上亢，症见口舌干燥、头痛头晕、心烦失眠、半身麻木者。

天麻芎苓鲤鱼

【原料】天麻50克（1个），川芎10克，茯苓10克，鲤鱼1000克（1尾），香油20克，水豆粉20克，葱段20克，姜片20克，食盐10克，酱油20克，味精1克，骨肉汤适量。

【制法】将活鲤鱼宰杀后去鳞、鳃、内脏，洗净后在两肋外划菱形口数条，用少许盐、姜末、味精、水豆粉调成的芡汁腌制15分钟；将川芎、茯苓切成片，用第二次米泔水浸泡，再加入天麻泡约5小时，捞出天麻入蒸笼蒸熟，放凉切成薄片待用；将天麻片依次放入鱼头和鱼腹中，置盆内，然后放入葱、生姜，加入适量肉骨汤，上笼蒸约30分钟；取水豆粉、肉骨汤、盐、味精等，香油烧至八成熟时勾成芡汁，浇在刚蒸熟的天麻鱼上。

【功效】热量约4811.6千焦（1150千卡）。平肝息风，行气活血，降血压，辅助性控制血糖水平。用于糖尿病合并高血压，证属肝肾不足，肝阳上亢，气滞血瘀，症见口干舌燥、头痛头晕、心烦失眠、口渴、肢体麻木、两眼干涩者。

山楂肉干

【原料】山楂200克，猪瘦肉1000克，生姜50克，葱50克，酱油100毫升，花椒面2克，胡椒粉0.5克，味精1克，料酒20毫升，菜油适量，芝麻油5毫升，盐适量。

【制法】山楂用清水洗净，去果核，沥干；新鲜山楂亦应切成薄圆片（去籽）。生姜切成片，葱切寸节待用；备好酱油、花椒面、胡椒粉、料酒、味精、油、盐等待用。将鲜猪瘦肉剔去筋、膜，用清水洗净沥干；将山楂加水刚好淹没药面，烧沸后加猪肉且翻动几次，共煮至六成熟，捞出猪肉稍晾后切成5厘米左右长的粗条，加葱节、姜末、酱油、盐、花椒、胡椒、料酒、味精等，将肉条拌匀腌渍1小时，再沥去腌汁；锅中山楂继续煮沸一会，捞出山楂沥干；药汁盛碗中用于送服山楂肉片；油锅中放菜油适量（约1000毫升），烧八成热时，分别投入肉条、山楂片，炸干水分，待色微黄时捞出沥油，放凉后再炸 1~2 次，至酥而不焦，入口酥脆时为佳。炸好的肉条可淋入芝麻油且盛盘中央，山楂片摆放在肉条的周围。

【功效】热量为 13798.8 千焦（3298 千卡）。滋阴润燥，化食消积。用于糖尿病合并高血压、高血脂、冠心病，证属脾虚积滞，症见神疲乏力、胃脘胀满、纳谷不馨、心悸胸闷、四肢困重者。

麦麸玉竹茶

【原料】麦麸 50 克，玉竹 10 克，甘草 2 克。

【制法】先将玉竹洗净后，晒干或烘干，研为细末，与麦麸、甘草粗粉充分混匀，一分为二，放入绵纸袋中，挂线封口备用；每天 2 次，每次 1 袋，放入杯中，用刚煮沸的开水冲泡，加盖，闷 15 分钟后即可饮用，一般每袋可连续冲泡 3~5 次。当天用完。

【功效】补虚健脾，生津止渴，降血糖。中老年糖尿病患者及高血压患者、高脂血症患者、动脉粥样硬化患者坚持长期服用，有较好的治疗效果。

南瓜麦麸粥

【原料】青嫩南瓜 250 克，麦麸 50 克，小米 50 克。

【制法】将南瓜洗净，切成小方块，入锅加水煮至六成熟时，再入小米，煮熟后，加麦麸，充分拌和均匀，煮熟即成。早晚 2 次分食，也可一日三餐食用，当天吃完。

【功效】滋阴补肾，健脾止渴，降血压，降血糖。对高血压合并糖尿病、高脂血症、肥胖症、动脉粥样硬化有较好的防治效果。

粉葛鲮鱼汤

【原料】鲮鱼 500 克，葛根 500 克，蜜枣 30 克，姜 5 克，盐 5 克。

【制法】将粉葛洗净，去皮，切大块；蜜枣去核，略洗；鲮鱼去鳞、鳃、肠杂，洗净沥干水；起油锅，爆香姜，下鲮鱼煎至表面微黄，取出；把粉葛、鲮鱼、姜、枣一齐放入砂锅内，加清水适量，武火煮沸后，文火煲 3 小时，汤成调味即可。

【功效】清热解毒，去除湿火。适合于高血压、动脉粥样硬化证属湿火伤筋者，症见关节酸痛、颈项强痛、肢体倦怠、口渴微热、小便短黄、苔黄、脉滑数。亦可用治糖尿病、落枕等。肝肾两虚之高血压不宜饮用本汤。

高血压合并高血脂

荞麦粥

【原料】荞麦粉 150 克，精盐少许。

【制法】锅中放入清水烧开，倒入荞麦粉搅匀，煮沸后改用小火略煮，再以精盐调味成。做主食。

【功效】开胃宽肠，下气消积，除湿祛风，降低血脂。适用于肠胃积滞、腹痛泄泻、痢疾，高血压患者尤宜，常服可预防高血压引起的脑出血。

麦麸陈皮粟米粥

【原料】麦麸 30 克，陈皮 10 克，粟米 100 克。

【制法】将麦麸、陈皮拣去杂质，晒干或烘干，研成极细末，待用；将粟米淘洗干净，放入砂锅，加水适量，大火煮沸，改用小火煨煮 30 分钟，调入麦麸、陈皮细末，拌和均匀，继续用小火煨煮至粟米酥烂、粥稠即可。

【功效】健脾理气，和血降脂。适用于脾气虚弱型脂肪肝、气血亏虚型高血压。

麦麸玉竹茶

【原料】麦麸 50 克，玉竹 10 克，甘草 2 克。

【制法】先将玉竹洗净后，晒干或烘干，研为细末，与麦麸、甘草粗粉充分混匀，一分为二，放入绵纸袋中，挂线封口备用；每天 2 次，每次 1 袋，放入杯中，用刚煮沸的开水冲泡，加盖，闷 15 分钟后即可饮用，一般每袋可连续冲泡 3 ~ 5 次。当天用完。

【功效】补虚健脾，生津止渴，降血糖。中老年糖尿病患者及高血压患者、高脂血症患者、动脉粥样硬化患者坚持长期服用，有较好的治疗效果。

南瓜麦麸粥

【原料】青嫩南瓜 250 克，麦麸 50 克，小米 50 克。

【制法】将南瓜洗净，切成小方块，入锅加水煮至六成熟时，再入小米，煮熟后，加麦麸，充分拌和均匀，煮熟即成。早晚 2 次分食，也可一日三餐食用，当天吃完。

【功效】滋阴补肾，健脾止渴，降血压，降血糖。对高血压合并糖尿病、高脂血症、肥胖症、动脉粥样硬化有较好的防治效果。

小米蒲菜粥

【原料】小米100克，蒲菜150克，盐2克。

【制法】将蒲菜去掉老皮，冲洗干净，放入沸水锅内汆透后捞出，过凉后切细；小米淘洗干净，用冷水浸泡半小时后捞出，沥干水分；取锅放入冷水、小米，旺火煮沸后，加入蒲菜，再改用小火续煮至粥成，然后加入盐调味即可。

【功效】调节血压、血脂，养胃。

燕麦米饭

【原料】香米50克，燕麦50克。

【制法】将燕麦、香米分别淘洗干净，将燕麦及香米一同置于高压锅中，加入适量清水，按常规方法煮成米饭即成。

【功效】降低人体血液胆固醇、脂蛋白和三酰甘油均有显著效果。可预防和治疗高血压、动脉硬化、糖尿病、高脂血症、脂肪肝等。

奶香麦片粥

【原料】粳米100克，牛奶250毫升，燕麦片30克，白砂糖10克，高汤600毫升。

【制法】粳米洗净，用冷水浸泡半小时，捞出，沥干水分；坐锅点火，加入粳米高汤煮沸后，再转入小火熬煮成粥；在粥中冲入鲜牛奶，用中火煮沸；加入麦片及白糖，搅拌均匀，出锅，装碗即可。

【功效】降压，降脂。

高血压合并冠心病

菊花粥

【原料】菊花20克，粳米100克。

【制法】于秋季霜降前采菊花去蒂，烘干或阴干后磨成粉，备用；另将淘净的粳米放入砂锅内，加水约1000毫升，用旺火烧沸后再改为文火煮成稀粥；待粥将成时再调入菊花末，稍煮即成；每天1剂，分数次食用。

【功效】散风热，清肝火，降血压。适用于冠心病，高脂血症、高血压病人食用。

西红柿粥

【原料】西红柿 250 克，粳米 120 克，白糖适量。

【制法】用刀在洗净的西红柿皮上划成十字，入沸水中烫一下，撕去外皮，切成小丁；将粳米洗净放入清水中浸至透胀；然后与西红柿丁和适量白糖一起放入沸水锅中煨煮成粥。随量食用。

【功效】清热解毒，凉血平肝。适用于高脂血症、高血压、冠心病病人食用。

淡菜粳米粥

【原料】淡菜 60 克，粳米 120 克。

【制法】将淡菜用温水泡发后洗净，再加水适量煮沸去杂；将粳米淘洗干净，加水适量，放入砂锅内与淡菜一起煮成粥即可。早餐或者晚餐食用。

【功效】通血脉，补钙降压。适用于动脉粥样硬化、冠心病、高血压病人食用。

茄子粥

【原料】紫茄 250 克，肉末 50 克，粳米 120 克。

【制法】将优质无籽紫茄洗干净，切成丝，用沸水焯一下，沥去水分备用；将炒锅置火上，加适量植物油，当油烧至七成热时，再加葱花、姜末，煸炒出香，再加入肉末，料酒、熘炒至肉将熟时，再加入茄丝翻炒片刻，离火待用；将粳米淘净，放入砂锅内，加水适量，煨煮成稠粥，待粥将成时，拌入茄丝、肉末，加精盐、味精，再煮至沸即成；每天早、晚餐温热服用。

【功效】清热利尿，活血降压。适用于冠心病、动脉粥样硬化、高血压病人食用。

菊花荠菜兔肉汤

【原料】菊花 35 克，兔肉 180 克，鲜荠菜 250 克，生姜 6 片，调料适量。

【制法】将兔肉洗净切块，去油脂，用沸水焯去血水，将菊花洗净；将荠菜去根，去杂质，洗净；把兔肉与生姜一起放入锅内，加水适量，用文火煮至兔肉熟烂，再加入菊花、荠菜、再煮半小时，调味即可。吃肉喝汤，不拘量。

【功效】平肝降压，清肝利水。适应于高血压、冠心病、高脂血症、动脉粥样硬化病人饮食治疗。

鲜蘑大枣汤

【原料】鲜蘑菇60克，大枣30克。

【制法】将上述2味一起加水煮汤，每天1剂，吃枣、蘑菇，喝汤。

【功效】益气补阴，降脂降压。适用于治疗冠心病合并高血压，证属气阴两虚者。

鲍鱼芦笋汤

【原料】鲍鱼100克，芦笋120克，青豆50克，精盐3克，味精2克，鸡油5克，高汤适量。

【制法】先将鲍鱼发好，洗净切成片；芦笋择洗干净，切成小段；将炒锅置火上，当锅烧热后，放入高汤，再放入鲍鱼、芦笋、青豆、精盐；烧开后撇去浮沫，放入味精，淋入鸡油出锅即可食用。

【功效】减肥，降血脂，降血压。适用于高脂血症、高血压、冠心病病人食用。

蟹肉烧豆腐

【原料】蟹60克，豆腐250克，植物油、料酒、精盐、酱油、湿淀粉、葱花、姜末各适量。

【制法】将蟹蒸熟，取蟹肉待用；将豆腐洗净，切成小块；将炒锅置旺火上，加植物油烧至六成热，投入生姜末、葱花煸香，放入豆腐块翻炒后再加熟蟹肉、料酒、酱油、精盐翻炒，加少许水煨1～2分钟，待入味后用湿淀粉勾芡，调匀即可。佐餐食用。

【功效】强身健体，补钙降压。适宜于冠心病、高血压病人食用，既能强身，又能补钙。

肉片炒扁豆

【原料】猪瘦肉50克，扁豆120克，葱、姜、盐、酱油、植物油、淀粉、料酒各适量。

【制法】将猪肉切成片，用淀粉、酱油、料酒调汁拌好；将炒锅置火上，油热后先煸炒姜、葱，再煸炒肉片；煸好肉片后盛在盘子里，用剩余的植物油加盐煸炒扁豆，待扁豆熟后再将炒好的肉片放入炒锅内，与扁豆相混合，再翻炒几下即成。

【功效】健脾和胃，益气养血。适用于冠心病合并高血压，证属气阴两虚型病人食用。

绿豆芽炒兔肉丝

【原料】绿豆芽300克，兔肉120克，姜丝、芝麻油各少许。

【制法】先将兔肉洗净切丝，并用精盐、白糖、酒、生粉腌制；将绿豆芽去头尾洗净；将炒锅置火上，放入植物油适量，当油烧热时，放入生姜丝、绿豆芽、盐、煸炒至七成熟时，倒入兔肉丝，一起再炒3~5分钟，加盐、味精调味，淋上芝麻油即可。佐餐食用。

【功效】补中益气，清热解毒。适宜于高血压、冠心病、动脉粥样硬化病人食用。

鸽蛋烧海参

【原料】鸽蛋20个，水发海参300克。食盐、料酒、味精、大葱、生姜、胡椒粉、清汤、芝麻油、熟猪油各适量。

【制法】将海参洗净，沿纵向切成3条，入沸水锅内焯透，捞出放入凉水中；将鸽蛋煮熟捞出，用冷水过凉，剥去蛋壳；在炒锅内放入猪油烧热，再放入大葱、生姜、料酒、酱油、清汤、加入鸽蛋、海参烧沸，拣去葱、姜，加入味精、胡椒粉、芝麻油炒匀即成。

【功效】补气养心，强身健脑。适用于高血压、冠心病、动脉粥样硬化的病人食用。

香炸茄卷

【原料】紫茄子350克，虾仁、猪肉、料酒、葱、姜、味精、鸡蛋、面粉、面包渣各适量。

【制法】先将茄子洗净，去蒂后切成6厘米长，4厘米宽，0.5厘米厚的长方形，用开水略烫，控净水分，拍上干淀粉；取虾仁、猪瘦肉分别剁成糜蓉，加料酒、葱、姜汁、味精、鸡蛋清搅匀，放在茄片上卷成卷，接口处用鸡蛋黄、面粉、清水调制成的蛋黄糊粘合；茄卷放入糊中拖一下，蘸上面包渣或麦片，放入六成热油锅中炸至金黄色而成。佐餐食用。

【功效】活血消肿，降低血压。适用于治疗动脉硬化、冠心病、高血压等。

高血压合并肥胖症

首乌玉米饼

【原料】玉米面 100 克，糯米粉 60 克，何首乌粉 30 克，葛根粉 30 克，红糖 20 克，粟米粉 60 克，葱花、姜末、精盐、味精、植物油各适量。

【制法】把以上 5 种面粉混匀，加入红糖，加温水揉成 8 个差不多大的面团，做 8 个面饼；做面饼时加植物油、葱花、姜末、精盐、味精等调料；底煎锅上火，加植物油，用小火煎烤面饼，酥香松软时即可。

【功效】滋阴养血，补虚降脂。对高血压合并动脉硬化症、单纯性肥胖症、高脂血症、脂肪肝均有疗效。

醋黄豆

【原料】食醋、黄豆各适量。

【制法】黄豆炒熟，装入瓶中占 1/3，倒入食醋，加盖，1 周即成。每天 1 匙饮服，腹泻减量。

【功效】主治高血压、糖尿病、肩周炎，还能减肥。

鲜汁春笋

【原料】嫩春笋尖 500 克，干虾仁、精盐、味精、料酒、植物油、鲜汤、葱姜汁、湿淀粉皆各适量。

【制法】把春笋尖切成两片，用刀面拍松。炒锅上火，放油烧至四成熟，下笋片炸熟，捞出后控油。炒锅里留些油，放入鲜汤、虾仁、葱姜汁、精盐、料酒、笋片，烧入味，添加味精，颠炒几下，用湿淀粉勾芡，盛到盘里即可。

【功效】清热化痰，益气和胃，减肥。适合于高血压患者日常保健食用。

竹笋西瓜皮鲤鱼汤

【原料】鲤鱼 1 条（约 750 克），鲜竹笋 500 克，西瓜皮 500 克，眉豆 60 克，生姜、大枣适量，调味品适量。

【制法】竹笋削去硬壳，再削老皮，切片，水浸 1 天；鱼去鳃、内脏（不去鳞）洗净；眉豆、西瓜皮、生姜、大枣（去核）洗净；全部材料放入开水锅内，武火煮沸后，文火煲 2 小时，调味供用。

【功效】祛湿降浊，健脾利水。适用于湿浊内盛型高血压以及高脂血症、湿性脚气病、多发性神经炎、血管神经性水肿、特发性水肿、慢性肾炎、单纯性肥胖等。

荷兰芹银耳

【原料】芹菜250克，银耳（干）150克，盐2克，味精2克，花生酱3克，酱油3毫升，胡椒粉2克，醋3毫升，香油10毫升。

【制法】荷兰芹（芹菜）洗净摘去老梗，取嫩头；发银耳去根蒂洗净；锅放入清水烧沸，投入荷兰芹略氽，捞出沥干，放碗中，加精盐、味精、麻油拌匀，平摊盘中；耳入沸水略氽捞起，盛入碗中；取碗1只，放花生酱，加少许冷开水调成糊状，加入酱油、味精、胡椒粉、米醋、麻油调匀，倒入银耳中拌匀，然后放在荷兰芹上即可。

【功效】滋阴降压，降脂。适合于肥胖型的高血压患者食用。

咖喱魔芋豌豆

【原料】豌豆100克，魔芋200克，洋葱（白皮）50克，姜5克，大蒜（白皮）5克，咖喱3克，植物油15毫升，盐3克，味精2克。

【制法】将豌豆洗净，用水煮酥软；魔芋洗净，切块，焯水；葱、生姜、大蒜洗净，切成细末；锅烧热，倒入植物油，倒入洋葱、生姜、大蒜煸炒，再加咖喱粉煸炒片刻；入豌豆、魔芋急火快炒，加入少许鸡汤、精盐、味精拌匀即可食用。

【功效】降血脂，降血压，减肥。

清炒魔芋丝

【原料】魔芋350克，火腿10克，植物油15毫升，大葱5克，姜5克，盐3克，味精1克，白砂糖2克，淀粉（玉米）5克。

【制法】魔芋洗净，切丝；火腿切丝；姜洗净，分别切段、丝备用；内倒油烧热，放入姜丝、葱段、火腿炒香；后加入魔芋丝、盐、味精、白糖炒入味，用水淀粉勾芡即可。

【功效】降血脂，降血压，减肥。

水煮魔芋

【原料】魔芋200克，竹笋50克，蒜苗30克，芹菜30克，干红辣椒5克，花椒5克，淀粉（豌豆）5克，盐5克，味精2克，豆瓣40克，植物油75毫升。

【制法】魔芋洗净，切成 6 厘米长、3 厘米宽、3 毫米厚的片，放入开水中多煮几次，去掉碱味后捞出；辣椒切成 1 厘米长的段；苗、芹菜切成 6 厘米长的段；笋（青笋）尖切成 10 厘米长的片；淀粉加水适量调匀成湿淀粉备用；放在旺火上，倒入菜油至六成热时，放入青笋尖、芹菜、蒜苗、少许精盐，炒至断生时倒入大碗中垫底；锅内重新倒入适量的油，加入剁细的豆瓣炒香至油呈红色；加入清汤、魔芋片、精盐、味精，调好口味，烧至魔芋入味时，用湿淀粉勾芡，收汁后起锅，盖在垫底的蔬菜上面；锅洗净，重新倒入菜油烧至七成热时，放入干辣椒、花椒炸香，炸至棕红色时，全部倒在魔芋上即成。

【功效】降血脂，降血压，减肥，通便。

山楂汁拌黄瓜

【原料】嫩黄瓜 5 条，山楂 30 克，白糖 50 克。

【制法】先将黄瓜去皮、心及两头，洗净切成条状。山楂洗净，入锅中加水 200 毫升，煮约 15 分钟，取汁液 100 毫升。黄瓜条入锅中加水煮熟，捞出。山楂汁中放入白糖，在文火上慢熬，待糖融化，投入已控干水的黄瓜条拌匀即成。

【功效】清热降脂，减肥消积。适合于肥胖症、高血压、咽喉肿痛者食用。

红烧腐竹

【原料】腐竹 200 克，水发木耳 100 克，胡萝卜 50 克，植物油 25 毫升，酱油 15 毫升，盐 1 克，白砂糖 5 克，味精 1 克，大葱 6 克，姜 3 克，料酒适量。

【制法】用热水泡发腐竹，待完全涨发后，上火用清水煮软，离火晾凉，切成斜刀片备用；木耳用清水张发后洗去杂质，挤干水分，掰成小朵；胡萝卜切成斜刀片；葱、姜切末；炒锅上火，放入油烧热，用葱、姜炝锅爆香后放入腐竹、木耳、胡萝卜炒匀；烹入料酒，加酱油、白糖、盐和水；待开后改用小火。烧至汁浓后放入味精和香油，翻炒均匀后出锅装盘即可。

【功效】降脂。适用于减肥的高血压、高脂血症患者。

高血压合并肾功能减退

凉拌芹菜

【原料】新鲜芹菜 250 克，杏仁 25 克。

【制法】将芹菜洗净，切段，杏仁去皮、尖，同放入沸水中煮沸 2 分钟，捞出后在凉水中冲一下，淋干水分，加盐、糖、味精、麻油，凉拌即成。

【功效】清热凉肝。适用于肾盂肾炎伴血尿、高血压等症，证属于肝郁气滞者。

昆布排骨汤

【原料】昆布（海带）200 克、猪排骨 1000 克、植物油、黄酒、细盐各适量。

【制法】将昆布浸泡在冷水中，大约 2 小时，海带发胀后，洗净，切成粗丝；排骨洗净，切成小块；起油锅放植物油 2 匙，用中火烧热油后，先倒入排骨，随即翻炒 5 分钟，后再加黄酒 3 匙，水少许，再焖烧 5 分钟；烧至出香味时，盛入大砂锅内；将海带倒入砂锅内，加冷水浸没，与排骨同煨。先用旺火烧开，加黄酒 1 匙，后改用小火慢炖 2 小时，加细盐 1 匙。再煨半个小时，至排骨海带均已酥软，离火，加味精调味即成。

【功效】益气养血，软坚通脉，利水。主治肾病综合征，水肿、少尿，高血压，高脂血症及低蛋白血症。

陈皮醋煮花生

【原料】连壳花生 1000 克，陈皮 50 克，米醋 150 克，细盐、茴香少许。

【制法】将花生连壳洗净，滤干；将陈皮、花生倒入大砂锅内，加水适量；用中火烧开 15 分钟后，加米醋、细盐一匙，茴香 4 只，再改用小火慢煮约 1 小时，至水快烧干，花生肉已酥烂时，离火；如汁水快干，而花生米烂，可加水再烧，直至煮烂，弃陈皮渣，连壳花生须经几次烘、晒，至花生干透，始可储存。

【功效】本方能健脾和胃，利尿降压，降低胆固醇。适用于肾病综合征，水肿、高血压、高胆固醇血症、食欲不振、腹胀等。

巴戟苁蓉鸡肠汤

【原料】鸡肠 100 克，巴戟天 12 克，肉苁蓉 15 克，生姜适量。

【制法】将鸡肠搓洗干净，切段；将巴戟天、肉苁蓉分别洗净；装入纱布袋内，扎紧袋口，与鸡肠同放砂煲内，加清水适量和姜片、精盐，武火煮沸后，改用文火煮 1 小时，捞出药袋，调味即成。

【功效】温肾固摄。适用于高血压合并肾病综合征，见腰酸肢冷、阳痿、早泄、遗尿、夜尿多、气短喘促等，属于肾阳衰败者。

仙人粥

【原料】制何首乌 30~60 克，山药 40 克，粳米 100 克，红枣 3~5 枚，红糖适量。

【制法】将制首乌、山药煎取浓汁，去渣；同粳米、红枣同入砂锅内煮粥，粥将成时，放入红糖少许以调味，再煮 1~2 沸即可。

【功效】补气血，益肝肾。适用于肝肾阴虚之肾性高血压，血虚心悸、头晕耳鸣、腰膝酸软、大便干结等症。

核桃栗子粥

【原料】核桃 50 克，栗子 50 克，粳米 50 克，白糖适量。

【制法】将核桃仁及栗子去皮后切碎，与粳米一同入锅，加水适量煮粥，将熟时放入白糖稍煮即可。

【功效】健脾补肾，利水降压。适用于脾肾阳虚型的肾脏病，见耳鸣、耳聋、疲乏、动辄气短、腰膝酸软、高血压、高血脂等。

西瓜翠衣加草决明汤

【原料】西瓜翠衣（西瓜皮肉）200 克，草决明 10 克。

【制法】将西瓜皮洗净，切成小块，同草决明（布包）入锅，加水适量煎煮 20 分钟，去渣取汁即成。

【功效】清热解毒，利尿除烦，降血压。适用于阴虚阳亢之肾性高血压，见水肿明显、少尿、心烦口渴、头昏头痛等症。

玉米蝉蜕汤

【原料】玉米须 6 克，玉米 20 粒，蝉蜕 3 个，蛇蜕一条。

【制法】将以上四味洗净后置锅中，加水适量，于火上煎煮为汤。

【功效】疏风解毒，利水消肿，补胃益脾。可辅助治疗高血压患者合并急性肾炎和肾盂肾炎。

高血压合并高尿酸血症

清炒胡萝卜

【原料】胡萝卜 450 克，香菜梗 6 克，花椒 5 粒，大葱 5 克，生姜 5 克，精盐、黄酒、味精、精制植物油、鲜汤各适量。

【制法】将胡萝卜洗净切成细丝；将生姜、大葱洗净切成丝；将香菜洗净切成段；置炒锅于火上，放油烧至四成热时，放入花椒炸出香味；再加入葱、生姜丝、胡萝卜丝翻炒片刻，再烹入鲜汤，加入黄酒、精盐、味精炒熟，再加入香菜梗翻炒即成。

【功效】补中益气。适用于高血压患者饮食调理，并能辅助治疗痛风。

黄花粥

【原料】黄花菜 10 克，粳米 100 克。

【制法】将黄花菜发开，择净，切细；粳米淘净，放入锅中，加清水适量煮粥，待沸后下黄花菜、食盐等，煮至粥熟服食，每日 1 剂。

【功效】降脂，降压，降尿酸。

百合白米粥

【原料】百合 30 克，粳米 50 克，冰糖适量。

【制法】将百合、粳米淘净，同放锅中，加清水适量，煮至粥熟时，调入捣碎的冰糖，再煮一二沸服食，每日 1 剂。

【功效】清热补中，滋阴益气。适用于高血压伴随尿酸高者。

清朝四季豆

【原料】四季豆适量，葱、椒、盐、油等适量。

【制法】将四季豆洗净，切段；锅中放植物油适量烧热后，下四季豆翻炒片刻，而后加清水适量闷煮待熟时，下葱、椒、盐等调味品，炒至熟服食。

【功效】一直胆固醇吸收，降脂降压，辅助治疗高尿酸血症。

枇杷茶

【原料】枇杷叶。

【制法】新鲜枇杷叶，晾干制成茶叶。平时代茶饮。

【功效】有泄热下气、和胃降逆之功效。枇杷中含有丰富的维生素 P，能够减少血管脆性，降低血管通透性，增强维生素 C 的活性，促进尿酸盐溶解。适用于高血压伴高尿酸血症者。